ドラッグキャリア設計入門

DDSからナノマシンまで

片岡一則・原島秀吉 編

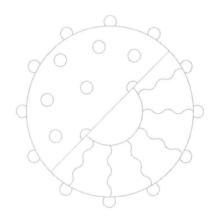

丸善出版

本書の WEB 補遺およびカラーの図版は，丸善出版株式会社のホームページ

https://pub.maruzen.co.jp/space/drugcarrier/

より，下記の ID とパスワードを入力のうえ無償で閲覧することができます．

ID：20190130　　　　　　　　（半角英数）

パスワード：DDScnnom

* 本サービスは予告なく変更・終了する場合がありますのでご了承下さい．

序　文

　21世紀に入り医薬品開発においてはパラダイムシフトが起こり，従来の低分子医薬から抗体医薬などの高分子医薬・バイオ医薬が主役の座を奪った．2014年にはオプジーボ®という日本発の抗体医薬品が登場し，がん治療の領域にがん免疫療法という第四の柱が確立した．2018年にはONPATTRO®という世界初のsiRNA医薬品が登場し，核酸ナノ医薬の時代が到来した．ONPATTRO®は，静脈内投与型のナノDDS製剤で，pH-応答性カチオン性脂質による巧みな細胞内動態制御と，アポリポタンパク質Eを介して効率的に肝臓の実質細胞へ能動的に送達される核酸ナノ医薬品である．

　低分子医薬から高分子医薬へのシフトは，対症療法から根本治療への転換でもあり，疾患の根本原因を治療する戦略に基づいて，疾患細胞の表面あるいは内部へと医薬分子を送達することが要求される．とくに核酸医薬や遺伝子治療においては，疾患細胞の細胞質や核，ミトコンドリアといったオルガネラレベルの薬物動態制御が不可欠となる．このような研究は20世紀末から行われるようになったが，SF映画「ミクロの決死圏」(1966年) で描かれた空想の話であり，現実の科学に基づいた医薬品となるのは遥か遠い日のようにも思われたが，30年を経て現実となり，DDSはナノマシンへと進化しつつある．

　siRNA医薬は，標的細胞内の細胞質中で標的mRNAを特異的に分解することにより遺伝子発現を遮断することで薬効を発現する．生体内で分解されやすいsiRNAをいかにして効率的かつ選択的に作用部位まで送達することができるか，という命題が見事に解決され，革新的医薬品が登場した．今後は，siRNAのみならずmRNAやpDNAなどへ拡張されるであろう．pDNAの場合は，核やミトコンドリアなどのゲノムが存在している場所へ送達しなければ機能することができない．いかにして標的細胞内へ入り，標的オルガネラへ核酸・遺伝子を送達すればよいのか，現在，世界中で研究が行われている．本書では，これらの概念と技術をわかりやすく，かつ，最先端の情報に基づいて解説している．

　ONPATTRO®の標的組織は肝臓であり，静脈内投与型DDS製剤としてはもっとも取り込みやすい組織であるが，今後，DDSの標的組織は肝臓から，がん組織，

脳, 心臓など全身の組織へ拡張されるであろう. DDS により薬物の体内動態をどのように制御すれば DDS の効果を最大限に発揮することができるのか？ がん治療を例に, 薬物速度論的な考え方を DDS に応用して, わかりやすく解説している. 肝臓やがん以外の組織を能動輸送によって組織選択的に標的化する方法についても現状を概説している.

本庶佑らの発見に基づいて開発された免疫チェックポイント阻害薬により, 2018 年にノーベル賞（生理学・医学分野）の受賞に至っている. PD1 や PDL1 の機能が解明され, 抗体医薬として結実するまで長い道のりであったが, 分子免疫学の進歩により免疫サイクルの概念が導入され, がん免疫に基づいた治療戦略が確立しつつある. DDS を活用することにより, より高度な治療戦略が可能となり, 期待が高まっている.

このように, 2018 年は DDS 研究者にとって非常に意義深い年となったが, これと期を一にして本書が企画され, DDS の概念と最新技術に関するエッセンスを一冊の本に集大成することができたのは, 新進気鋭の若手研究者の献身的な努力があったからこそであり, 本書の目的に共鳴して多忙のなか執筆をしてくれた賜物と編者一同心より感謝したい.

2018 年秋

片 岡 一 則
原 島 秀 吉

編者・執筆者一覧

編 者

片岡　一則　　（公財）川崎市産業振興財団ナノ医療イノベーションセンター
　　　　　　　東京大学政策ビジョン研究センター

原島　秀吉　　北海道大学大学院薬学研究院

執筆者

秋田　英万　　千葉大学大学院薬学研究院
（3.2節, 5.5節, 6.1節）

秋吉　一成　　京都大学大学院工学研究科
（3.5節, 5.3節）

長田　健介　　量子科学技術研究開発機構放射線医学総合研究所
（2.2節）

加藤くみ子　　国立医薬品食品衛生研究所薬品部
（7章）

小暮健太朗　　徳島大学大学院医歯薬学研究部
（2.4節, 3.1節）

佐藤　悠介　　北海道大学大学院薬学研究院
（3.1節, 3.3節, 3.4節, 6.1節）

武元　宏泰　　東京工業大学科学技術創成研究院
（2.3節）

長崎　幸夫　　筑波大学数理物質系
（2.4節）

中村　孝司　　北海道大学大学院薬学研究院
（5.1節, 5.2節, 5.4節, 5.6節）

新留　琢郎　　熊本大学大学院先端科学研究部
（4章）

西山　伸宏　　東京工業大学科学技術創成研究院
（1.5節，1.6節，2.1節）

野本　貴大　　東京工業大学科学技術創成研究院
（6.2節）

原島　秀吉　　北海道大学大学院薬学研究院
（1.1～1.4節）

宮田完二郎　　東京大学大学院工学系研究科
（6.1節）

山田　勇磨　　北海道大学大学院薬学研究院
（6.1節）

（五十音順，2018年11月現在）

目　次

1　総　論 …………………………………………………………… 1

1.1　DDS の概念とその基盤 …………………………………………… 1
- 1.1.1　放出の制御 ……………………………………………………… 1
- 1.1.2　吸収の制御 ……………………………………………………… 3
- 1.1.3　標的指向性の制御 ……………………………………………… 4

1.2　DDS の PK/PD-モデリング ………………………………………… 8
- 1.2.1　リポソーム封入 DOX の PK-モデリング …………………… 9
- 1.2.2　抗腫瘍効果の PD-モデリング ……………………………… 12
- 1.2.3　PK/PD-モデリングによるリポソームの動態特性と抗腫瘍効果 … 13
- 1.2.4　ヒトへのスケールアップ …………………………………… 16

1.3　細胞内動態制御法 ………………………………………………… 17
- 1.3.1　細胞への取込 ………………………………………………… 18
- 1.3.2　エンドソーム脱出 …………………………………………… 21
- 1.3.3　核への輸送 …………………………………………………… 21
- 1.3.4　ミトコンドリアへの輸送 …………………………………… 24
- 1.3.5　小胞体・ゴルジ体を介する輸送 …………………………… 24
- 1.3.6　リソソームへの輸送 ………………………………………… 25

1.4　能動的標的化法 …………………………………………………… 27
- 1.4.1　受動的標的化法から能動的標的化法へ …………………… 27
- 1.4.2　トランスサイトーシス ……………………………………… 30
- ［コラム］能動的標的化法による siRNA の世界初の臨床試験 … 34
- ［コラム］GalNAc-siRNA コンジュゲート …………………… 34

1.5　血中濃度と組織分布 ……………………………………………… 35
- 1.5.1　血管および組織の構造 ……………………………………… 35
- 1.5.2　投与経路 ……………………………………………………… 40

　　　　　1.5.3　がん，炎症部位への集積 …………………………………… 40
　　　　　［コラム］EPR効果に種差?! ………………………………………… 44
　　1.6　動物モデルからヒトへの応用 ………………………………………… 45
　　［DDS研究最前線］がん幹細胞のターゲティング ……………………… 48

2　高分子系のキャリア設計 …………………………………… 49

　　2.1　高分子ミセル ……………………………………………………………… 49
　　2.2　高分子ミセル型遺伝子キャリアの設計 …………………………… 54
　　　　　2.2.1　はじめに ……………………………………………………………… 54
　　　　　2.2.2　ポリプレックス ……………………………………………………… 55
　　　　　2.2.3　ポリプレックスの機能化 …………………………………………… 56
　　　　　2.2.4　ポリプレックスミセル ……………………………………………… 59
　　　　　2.2.5　全身投与のためのポリプレックスミセルの機能化 …………… 60
　　　　　2.2.6　pDNAの折りたたみ ………………………………………………… 64
　　　　　2.2.7　おわりに ……………………………………………………………… 67
　　　　　［コラム］PEGのジレンマ ……………………………………………… 67
　　2.3　バイオシグナルに応答する高分子の設計と薬物送達キャリアへの展開 … 68
　　　　　2.3.1　バイオシグナルに応答する高分子 ……………………………… 68
　　　　　2.3.2　細胞内刺激に応答する高分子の設計指針 ……………………… 69
　　　　　2.3.3　細胞外刺激に応答する高分子の設計指針 ……………………… 74
　　　　　2.3.4　バイオシグナルに応答する分子設計の今後の展開 …………… 76
　　2.4　抗酸化作用をもった高分子キャリア ……………………………… 76
　　　　　2.4.1　抗酸化ナノ粒子の設計 ……………………………………………… 76
　　　　　［コラム］DDSキャリアの投与方法 …………………………………… 84
　　　　　［コラム］体内酸素をあやつるキャリア ……………………………… 86
　　［DDS研究最前線］個別化医療とDDS …………………………………… 91

3 脂質系のキャリア設計 ……… 93

3.1 脂質型キャリア ……… 93
- 3.1.1 脂質型キャリアのパッケージング ……… 93
- 3.1.2 コアシェル型 DDS キャリア MEND 構築のコンセプト ……… 96
- 3.1.3 マイクロ流路を用いたリポソームの製造 ……… 101
- 3.1.4 ユニークな脂質型キャリア ……… 102

3.2 環境応答性材料 ……… 103
- 3.2.1 カチオン性材料の問題点 ……… 103
- 3.2.2 中性ナノ粒子への展開 ……… 105
- 3.2.3 コンビナトリアルケミストリーを用いた構造活性相関の探索 ……… 107
- 3.2.4 mRNA 送達への応用 ……… 109

3.3 pH 感受性カチオン性脂質 ……… 109
- 3.3.1 酸解離定数 ……… 110
- 3.3.2 相転移能 ……… 111
- 3.3.3 エンドソーム脱出効率の評価法 ……… 113
- [コラム] コレステロール-siRNA コンジュゲート ……… 115

3.4 粒子サイズ制御 ……… 116
- 3.4.1 粒子サイズが体内動態に及ぼす影響 ……… 116
- 3.4.2 粒子製造法と粒子サイズ ……… 117
- 3.4.3 脂質ナノ粒子のサイズが物性や活性に及ぼす影響 ……… 119

3.5 エクソソーム ……… 119

[DDS 研究最前線] 抗体と DDS ……… 125

4 金属系ナノ粒子設計 ……… 127

4.1 金ナノ粒子 ……… 127
- 4.1.1 さまざまな形状の金ナノ粒子と分光特性 ……… 127

viii　目　次

   4.1.2　フォトサーマル効果による温熱治療 ……………………………… 129
   4.1.3　バイオイメージングのための造影剤 ………………………………… 129
   4.1.4　薬物のコントロールドリリースシステム …………………………… 130
 4.2　銀ナノ粒子 ………………………………………………………………………… 132
   4.2.1　さまざまな形状の銀ナノ粒子 ………………………………………… 132
   4.2.2　銀ナノ粒子の抗菌活性 ………………………………………………… 132
   4.2.3　銀ナノ粒子の細胞傷害性と抗がん活性 ……………………………… 133
   4.2.4　銀ナノ粒子の創傷治癒効果 …………………………………………… 133
   ［コラム］ナノトキシコロジー …………………………………………………… 133
 4.3　マグネタイトナノ粒子 …………………………………………………………… 134
   4.3.1　マグネタイトナノ粒子の調製と生体適合性 ………………………… 134
   4.3.2　マグネタイトナノ粒子への薬物担持 ………………………………… 135
 4.4　蛍光ナノ粒子 ……………………………………………………………………… 137
   4.4.1　量子ドット ……………………………………………………………… 137
   4.4.2　希土類含有セラミックスナノ粒子 …………………………………… 137
 4.5　おわりに …………………………………………………………………………… 138

［DDS 研究最前線］診断を行う DDS ……………………………………………………… 140

5　ワクチンへの応用 ……………………………………………… 141

 5.1　ワクチン，免疫の基礎 …………………………………………………………… 141
   5.1.1　自然免疫と獲得免疫 …………………………………………………… 141
   5.1.2　ワクチンによる生体防御 ……………………………………………… 147
   5.1.3　がん免疫 ………………………………………………………………… 148
 5.2　免疫治療におけるキャリア型 DDS の重要性 ………………………………… 148
 5.3　タンパク質，ペプチド抗原デリバリー ………………………………………… 150
   5.3.1　タンパク質 DDS ナノキャリアの設計 ……………………………… 150
   5.3.2　粘膜ワクチン …………………………………………………………… 151
   5.3.3　がん免疫ワクチン ……………………………………………………… 151

- 5.4 アジュバントデリバリー ... 152
  - 5.4.1 アジュバント ... 152
  - 5.4.2 アジュバントデリバリーにおけるキャリア型DDSの設計戦略 ... 153
  - 5.4.3 TLRアゴニストデリバリー ... 154
  - 5.4.4 細胞質内PRRsアゴニストデリバリー ... 155
- 5.5 DNAワクチン ... 155
- 5.6 今後のワクチン開発におけるDDS技術の位置付け ... 160
  - 5.6.1 感染症ワクチンにおけるDDS開発 ... 160
  - 5.6.2 がん免疫療法におけるDDS開発 ... 161
  - 5.6.3 DNAワクチンにおけるDDS開発 ... 161

[DDS研究最前線] 免疫療法とDDS ... 163

6 DDSを越えるナノ医薬品の世界 ... 165

- 6.1 オルガネラターゲティング ... 165
  - 6.1.1 エンドソーム脱出 ... 166
  - 6.1.2 核輸送 ... 171
  - 6.1.3 ミトコンドリアへの分子送達 ... 174
  - [コラム] 多彩な機能を有するミトコンドリアとさまざまな疾患との関連 ... 176
  - [コラム] MTSを介したミトコンドリアタンパク質輸送機構 ... 178
- 6.2 物理エネルギーを利用したDDS ... 183
  - 6.2.1 ケミカルサージェリー ... 183
  - 6.2.2 光増感剤デリバリー ... 186
  - 6.2.3 中性子捕捉療法（NCT） ... 191
  - 6.2.4 展望 —イメージング技術の重要性— ... 195

[DDS研究最前線] ゲノム編集とDDS ... 200

7 キャリアを利用したDDS製剤のレギュラトリーサイエンス……203

7.1 医薬品開発の流れ……203
- 7.1.1 医薬品とは……203
- 7.1.2 医薬品開発について……204

7.2 革新的DDSキャリア製剤のレギュラトリーサイエンス……205
- 7.2.1 医薬品におけるレギュラトリーサイエンス……205
- 7.2.2 DDSキャリア製剤の開発におけるレギュラトリーサイエンスの役割……205

7.3 DDSキャリア製剤に関連したガイドライン，リフレクションペーパー……206
- 7.3.1 ブロック共重合体ミセル医薬品の開発に関するリフレクションペーパー……207
- 7.3.2 リポソーム製剤の開発に関するガイドライン……209
- 7.3.3 核酸（siRNA）搭載ナノ製剤に関するリフレクションペーパー……210
- 7.3.4 評価試験標準化の動向……211

7.4 DDSキャリア製剤の品質特性解析について……212
- 7.4.1 粒度分布……213
- 7.4.2 形態・構造……213
- 7.4.3 表面電荷……213
- 7.4.4 薬物放出……213

7.5 DDSキャリア製剤の薬物動態測定……214
7.6 DDSキャリア製剤の非臨床安全性評価……214
7.7 おわりに……215

索引……219

1

総 論

1.1 DDSの概念とその基盤

　薬物の体内動態に関する学問体系の確立と著しい科学技術の進歩に対応して，薬物投与の最適化が意識されるようになり，薬物の生体内挙動を合理的に制御しよう，すなわち，"薬物を作用部位へ選択的かつ望ましい薬物濃度―時間パターンのもとに送達する"ことを目的とした新しい投与システム，ドラッグデリバリーシステム（drug delivery system：DDS）という概念が提唱された[1]．

　DDSという言葉は1970年頃から使われはじめ，当初は医薬品の放出制御に主眼がおかれた．その後，DDSの概念は拡張し薬物の投与部位から循環血中への吸収を促進する研究も行われ，現在は，医薬品を作用部位へ選択的に送達する標的指向性を目的としたターゲティングに関する研究を中心に行われている[2]．日本におけるDDS研究もすでに30年が経過し，低分子からタンパク質，核酸，遺伝子へと拡張するとともに，基礎研究から実用開発研究へと発展している[3〜5]．これまでのDDSは，① 放出の制御，② 吸収の制御，③ 標的指向性の制御，の観点から分類できる．

1.1.1 放出の制御

　薬物の放出制御はコントロールドリリースといわれ，製剤からの薬物の放出を制御することで，必要なときに必要な量の薬物を供給するための技術である．この概念は，A. Zaffaroniによって1968年米国で設立されたALZA社において開発された放出制御製剤や経皮吸収型製剤に由来する．ALZA社はKansas大学のT. Higuchiの

協力を得て Oros®,Ocusert®,Transderm-Scop® などの放出制御型製剤を開発した．これらの DDS 製剤により，それまでは 1 日数回投与する必要のあった薬物を，1 日 1 回あるいは 1 週間に 1 回の適用に抑えることができ，治療効率と患者のコンプライアンス（薬を正しく服用すること）を著しく向上させた．

a．経口徐放化製剤

錠剤型の徐放性製剤として，速放性の顆粒と複数の徐放性被膜によってコーティングされた顆粒からなる錠剤のスパスタブ（Spacetabs®，テオドール®錠（テオフィリン）），徐放錠からなるコア（内核）を速放性のシェル（外殻）で囲った有核錠ロンタブ（Lontabs®，アダラート® CR 錠（ニフェジピン）），などがある（® は登録商標を表し商標名と一般名を区別した）．

b．経皮吸収型製剤

経皮投与は，投与が容易であり，非侵襲的で肝臓による初回通過効果[*1]を受けないという優れた点があり，よく用いられている．一方で，角質層が大きなバリアとなるので現時点では低分子かつ脂溶性の薬物に限定されている．経皮投与により循環血液中に薬物を送達するシステムは経皮治療システム（transdermal therapeutic system：TTS）とよばれていたが，第十五改正日本薬局方より経皮吸収型製剤と規定されている．

c．粘膜適用型放出制御製剤

眼内治療システムとして，Ocusert® はコンタクトレンズ状のパッチより緑内障治療薬であるピロカルピン塩酸塩を 1 週間にわたり一定速度（0 次速度）で放出する．DDS 実用化の先駆けとなったシステムである．口腔粘膜付着システムのアフタッチ® は，ヒドロキシプロピルセルロース（HPC）とカルボキシビニルポリマーで構成される口腔粘膜適用製剤で，トリアムシノロンアセトニドを長時間にわたり放出することが可能である．

d．注射型放出制御製剤

製剤の種類としては，水性懸濁液，複合体，プロドラッグ（1.1.2 c.項），マイクロカプセル，マイクロスフェア，ペレット，エマルション，リポソーム，油性溶液，油性懸濁液などがある．リュープロレリン酢酸塩（黄体形成ホルモン放出ホルモン（LH-RH）の誘導体）を乳酸-グリコール酸共重合体（PLGA）で構成される高分子マトリックス微粒子（マイクロスフェア[*2]）に封入したリュープリン®は，皮下注射後生体内で PLGA が徐々に分解されることで 0 次に近い速度でリュープロレリン酢

[*1] 投与された薬物が全身循環血流に入る前に，肝臓により代謝を受け分解されること．
[*2] 粒子径が数 μm 程度の球状製剤．

酸塩を約 1 カ月にわたり持続的に放出する．従来の水溶液注射剤による頻回投与を解消するとともに治療効果を著しく向上させた．

1.1.2 吸収の制御

経口投与された薬物が薬効を発揮するためには，消化管から吸収され，消化管内や肝臓で代謝を受けずに循環血液中に移行することが必要となる．しかしながら，薬物のなかには難吸収性の薬物や消化管や肝臓で速やかに代謝を受け分解される（初回通過効果）薬物も多い．薬物吸収を改善することを目的とした DDS として，吸収促進剤，タンパク質分解酵素阻害剤，プロドラッグ，薬物の剤形修飾などが開発されている．

a．吸収促進剤

難吸収性薬物の吸収を改善するために消化管の粘膜透過性を一過性に上昇させる添加剤は吸収促進剤として知られている．これまでに，界面活性剤（ポリオキシエチレンエーテルなど），胆汁酸塩（グリココール酸など），キレート剤（EDTA），脂肪酸塩（カプリン酸ナトリウム（C_{10}）など），膜透過ペプチド，キトサンオリゴマー，クローディンモジュレーターなどが開発されている．

b．タンパク質分解酵素阻害剤

消化管内で分解されやすいインスリンなどの生理活性ペプチドは，各種消化酵素やタンパク質分解酵素により分解される不安定なものが多い．これらの吸収を促進するために，タンパク質分解酵素阻害剤（グリコール酸ナトリウムなど）が有効である．

c．プロドラッグ

1958 年に A. Albert によってその概念が提唱され，"作用が既知である親化合物の誘導体であり，それ自身の薬効はないか，あるいは親化合物に比べて低く，体内で酵素的あるいは化学的に親化合物に変換されるもの"と定義されている．プロドラッグは，吸収性の改善，作用の持続化，標的組織への選択的移行性，毒性・副作用の軽減，水溶性の増加，安定性の向上，不快な味・臭いのマスキングなどさまざまな目的で使用される．

標的部位における薬効持続性を向上させるプロドラッグのフトラフール®は抗がん剤フルオロウラシル（5-FU）の脂溶性誘導体で良好な消化管吸収性を示し，血中および組織中で長時間にわたり 5-FU を放出する．2015 年抗ウイルス薬ソホスブビル（ソバルディ®）がジェノタイプ 2 の C 型慢性肝炎*の治療薬として登場した．本薬物

---

* C 型肝炎は遺伝型により，1 と 2 に分かれている．

は肝細胞中で活性代謝物ウリジン三リン酸型に変換されるヌクレオチドプロドラッグで, C 型肝炎ウイルス (HCV) の複製に必須の HCV 非構造タンパク質 NS5BRNA 依存 RNA ポリメラーゼを阻害する核酸型ポリメラーゼ阻害薬であり, リバビリンと併用して著効率 (96%) を示す.

1.1.3 標的指向性の制御

19 世紀末に P. Ehrlich が"魔法の弾丸"というコンセプトを提唱した. この概念は薬物の標的親和性を高めることで選択毒性を生み出すものであり, 標的は細菌などの外来微生物であった. 一方で生体内から生まれたがん細胞を正常細胞と区別して殺傷することは難しい. 一般に生体内に投与された薬物のうち作用部位まで到達する割合はごくわずかである. そこで, 標的部位に指向する性質を薬物に与えて, 標的部位に選択的に薬物を送達し薬理効果を発現させよう, という標的指向性 (ターゲティング) が必要となる. 標的指向性を有する運搬体 (キャリア) を開発することができれば, 種々の薬物を搭載することで多用な薬物治療が可能となる. そのようなキャリアをどのように設計するのかが本書の中心課題である. 本項では主要なキャリアについて概観する.

a. 微粒子性キャリア

1 nm〜1 μm の粒子が分散した系をコロイド分散系, その範囲をコロイド次元という. 微粒子性キャリアは, 複数の分子が集合して粒子径数十〜数百 nm の微粒子を形成し, 薬物を内部に搭載している. 以下に代表的な微粒子性キャリアについて概説する (図 1.1).

(i) **エマルション**　分散質・分散媒がともに液体である分散系溶液をエマルションとよぶ (図 1.1 (a)). 外相が水, 内相が油滴であるエマルションを O/W (oil-in-water) 型, その逆を W/O (water-in-oil) 型という. さらに O/W/O 型や W/O/W 型などの多重型エマルションもある. リピッドマイクロスフェア (lipid microspher：LM, 欧米ではリピッドエマルションとよばれる) は, 大豆油をはじめとする植物性油中の主成分である長鎖トリグリセリド (C_{16}〜C_{18}) に各種の薬物を溶解あるいは分散させた O/W 型エマルションであり, 乳化剤としてフォスファチジルコリン (PC), 水相にはグリセリン (グリセロール) が使用される (凝集や変色を防ぐため). 粒子径は 200 nm 程度, 高圧乳化装置が用いられる. 臨床応用例として, リメタゾン® (デキサメタゾンパルミチン酸エステルのエマルション製剤) や, リプル/パルクス® (プロスタグランジン E_1 を封入した LM) などがある.

(ii) **リポソーム**　両親媒性のリン脂質が水系に分散されることによって形成される

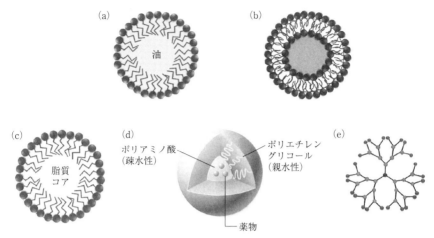

図 1.1 ターゲティングに用いられている主要なナノ粒子の模式図
(a)エマルション，(b)リポソーム，(c)脂質ナノ粒子，(d)高分子ミセル，(e)デンドリマー
[(a)：東京大学ナノバイオ・インテグレーション研究拠点 編，"医薬理工の異分野融合研究から見えたナノバイオの未来"，エクスナレッジ（2010），ナノバイオ 27，(b)〜(e)：M. M. Wen, *et al.*, *J. Controlled Release*, **245**, 98（2017）]

リポソームは，一重あるいは多重の脂質二分子膜よりなる粒径数十 nm〜数 μm の閉鎖小胞である（図 1.1(b)）．1965 年に Bangham により発見されて以降，生体膜のモデル膜として基礎的研究に加え，薬物キャリアとしても開発が進められてきた．リポソームの特色として，疎水性の薬物は脂質膜内に，親水性の薬物は水相に封入することができる．多重膜リポソームを MLV（multilamellar vesicle），直径 50 nm 以下の一重膜リポソームを SUV（small unilamellar vesicle），比較的大きな一重膜リポソームを LUV（large unilamellar vesicle）とよんでいる．1990 年にはアムホテリシン B を封入したアンビソーム®が世界初のリポソーム製剤として上市され，1995 年にはドキソルビシン（doxorubicin：DOX）封入血中滞留性リポソーム Doxil® が米国食品医薬品局（Food and Drug Administration：FDA）によりエイズ患者のカポジ肉腫に対して認可された．これに続いて，DaunoXome®（daunorubicin を封入．以下同様），Myocet®（doxorubicin），Marquibo®（vincristine），Onivyde®（irinotecan）などが上市されている．遺伝子導入試薬としてカチオン性リポソームの開発が進められ，1987 年 DOTMA* が報告され，その後，Lipofectamin® や Oligofectamine® などのさまざまな遺伝子導入試薬へ発展している．

---

* 1,2-dioleoyloxy-3-trimethylammonium propane chloride

(iii) **脂質ナノ粒子**　エマルション・リポソームが進化した形として脂質ナノ粒子（lipid nanoparticle：LNP）とよばれる新しいDDSが開発された（図1.1(c)）．1990年前半に固体脂質ナノ粒子（solid lipid nanoparticle：SLN）がエマルションやリポソームを進化させたナノ粒子として登場した．SLNは常温で固体の脂質をコアにもち，シェルは界面活性剤であるナノ粒子である．リポソームと比べて構造的に安定で調製時に有機溶媒を使用せず，大量調製が容易である．しかしながら薬物の搭載率が悪い，ゲル化しやすいなどの欠点があり，1990年代後半にナノ構造脂質ナノ粒子（nanostructured lipid particle：NLP）が開発され，脂質コアが常温で固体と液体の脂質を含むことで薬物搭載量，物理的安定性が向上した．siRNA（small interfering RNA）などの核酸を搭載した脂質ナノ粒子もLNPに分類される．高機能性のナノ粒子として，pH-応答性のSNALP（stable nucleic acid lipid particles），MEND（multifunctional envelope-type nano device），環境応答性脂質様材料としてssPalm（SS-cleavable and pH-activated lipid-like material）などの開発が進められている．2018年8月10日，SNALPを進化させたDLin-MC3-DMAというpH応答性脂質にsiRNAを搭載した全身投与型脂質ナノ粒子による核酸ナノ医薬品（ONPATTRO®）がFDAにより認可され，核酸ナノ医薬の時代の幕開けとなった．

(iv) **高分子ミセル**　親水性と疎水性のように性質の異なる高分子鎖を連結させたブロック共重合体は熱力学的に安定なミセル構造を形成する（図1.1(d)）．コアとシェルの二層構造をとり粒子径は10〜100 nmであり，リポソームと比較して小さな粒子径の粒子をつくりやすい．外殻に親水性の高いポリエチレングリコールなどの高分子を用いれば高い血中滞留性をもたせることが可能となる．コアは疎水性の高い環境となり，疎水性の薬物のみならず，核酸，タンパク質，金属イオンなどを封入することができる．片岡らが世界に先駆けて開発した高分子ミセルは，パクリタキセル（臨床試験コード番号：NK105），シスプラチン（NC-6004），SN-38（NK102），ダハプラチン（NC-4016），エピルビシン（NC-6300）を含む製剤として臨床試験が国内外で進められている[6]．

(v) **ナノゲル**　架橋された高分子鎖よりなる三次元網目構造を有するナノ微粒子である．ナノゲルはポリマーネットワーク内部に抗がん剤，タンパク質，核酸などさまざまな化合物を安定に内包することができ，温度やpHなどにより薬物の徐放制御が可能である．リポソームや高分子ミセルと比較して，外界との物質のやりとりが可能で，水溶性タンパク質をゲル内に取り込むシャペロン機能をもつ点に特徴がある．CHP（cholesteryl hydrophobized pullulan）は粒子径30 nmで，NE-ESO-1（がん抗原）を搭載したがんワクチンの臨床試験が進められている．

b．高分子キャリア

高分子キャリアは高分子に薬物を結合させ，その体内動態を制御している．

(i) **SMANCS®**　　EPR効果（1.4.1項）による受動ターゲティングを利用した世界初の高分子化医薬として1993年に認可された．親水性の抗がん活性ペプチドのネオカルチノスタチン（NCS）に高分子キャリアのスチレン-マレイン酸交互共重合体（SMA）を結合させたもので，臨床においてはX線造影剤であるリピオドールに懸濁させ肝動脈に注入する．

(ii) **ポリエチレングリコール**　　ポリエチレングリコール（polyethylene glycol：PEG）は水溶性高分子で生体成分との相互作用を抑制する性質があるので，血中半減期の短いタンパク質に結合させると血中滞留性が向上する．2001年にα-インターフェロンをPEG修飾したものがC型肝炎治療薬として認可された．PEG化による立体障害のために血中のプロテアーゼ耐性となり，また，分子量が大きくなるので腎臓で糸球体濾過を受けにくくなる．天然型インターフェロンの半減期は3〜4時間であるのに対し，PEG化により50〜70時間まで延長し，連日投与から週1回皮下注射へ改善された．

(iii) **デンドリマー**　　デンドリマーは中心から規則的に分枝した構造をもつ樹状高分子で，コアとよばれる中心分子とデンドロンとよばれる内部殻，外部殻から構成される．デンドロン部分の分枝回数を世代といい分子サイズを正確に制御することができ，均一性に優れている．デンドリマーは疎水性の化合物をカプセル化することができ，核酸医薬や光増感剤などへの応用が期待されている．

c．医療機器との融合したDDS

(i) **超音波**　　超音波（ultrasound：US）によるイメージングは非侵襲的でマイクロバブル（MB）をプローブとして用いる．第一世代のMBは，粒子径が1〜8μmで内部には空気が封入されていた．第二世代になると構造の安定化をはかるために空気はPFC（perfluorocarbon，たとえばperfluoropropane，perfluorobutane）に変わった．2007年にはSonazoid®が日本と韓国で認可されている．Sonazoid®の殻は水素添加卵黄フォスファチジルセリンを用いており，肝臓のクッパー（Kupffer）細胞には貪食されるので造影できるが，肝臓内の腫瘍には取り込まれないのでアクティブターゲティング型MBとして肝臓がんの診断に応用されている．

(ii) **核磁気共鳴画像**（magnetic resonance imaging：MRI）　　MRIは放射線被曝がなく安全かつ非侵襲的に体内イメージングできるので，臨床で治療や診断に用いられている．ほかの画像診断技術と比較して感度が劣る問題点があるが，磁気造影剤によりこの問題も克服されつつある．

Resovist®：肝臓腫瘍の局在診断として用いられている．Resovist® に含まれる SPIO（super-paramagnetic iron oxide）は静脈内投与により細網内皮系（recticuloendothelial system：RES），主としてクッパー細胞に速やかに取り込まれる．しかしながら，肝臓にできたがん細胞は SPIO をほとんど貪食することができずクッパー細胞もほとんどいないため，SPIO が腫瘍に分布しない．その結果，正常組織とがん組織で MRI 信号にコントラストが生じ，診断に応用されている．

(iii) **近赤外線イメージング**　　金ナノロッドは，形状を制御することにより吸収ピークを 550～1,400 nm の範囲で微調整できる．アスペクト比（長軸長さ/短軸長さ）で吸収波長が決まり，長軸の長い金ナノロッドは近赤外領域に吸収ピークをもち，組織浸透性が高く，バイオイメージングの造影剤やフォトサーマル治療のための光増感剤への応用が進められている．金ナノロッドの表面を PEG 修飾することで EPR 効果を介して腫瘍組織へ金ナノロッドを送達させる診断法も臨床試験が進められている．

(iv) **核医学検査**（PET/SPECT）　　ポジトロン断層法（positron emission tomography：PET）や単一光子放射断層撮影（single photon emission computed tomography：SPECT）などの核医学検査は，イメージングプローブに対する感度が高く，深部組織の抽出能も高い．臨床で使用されている分子イメージングプローブとして ^{18}F-fluorodeoxyglucose は炎症性プラークの同定に用いられている．近年，PET とナノ粒子の融合が進められ，リポソーム，デンドリマー，ポリマー粒子，量子ドット，金粒子，シリカナノ粒子など，さまざまなナノ粒子が放射性同位元素でラベル化され PET のプローブとして用いられている．

1.2　DDS の PK/PD-モデリング

　薬物速度論（pharmacokinetics：PK）に基づいて，生体を一つあるいは複数のコンパートメントとみなすことにより，薬物の体内動態を数学的に近似することができる．その結果，薬物の体内動態をより定量的に評価し，至適な投与量・投与間隔を精度よく計算できるようになり，PK は広く臨床で活用されている．本項では，PK を DDS へ応用し，DOX 封入リポソームをモデル薬物とキャリアとして，体内動態と抗腫瘍効果（PD）をモデル化し，リポソームに関するパラメーター（血中滞留性（血中半減期），薬物放出速度など）とがんに関するパラメーター（増殖速度，薬物感受性など）が薬効へどのような影響を及ぼすか，pharmacokinetic/pharmacodynamic モデリングにより速度論的に解析した[1]．

1.2.1 リポソーム封入 DOX の PK-モデリング

DOX をリポソームに封入したときの体内動態に関して，PK-モデリングの手法を概説する．詳細は文献[2]を参照されたい．

a．キャリア封入型とフリー型の区別

キャリアに封入されている DOX とキャリアから放出されたフリーの DOX 濃度を区別して考える（物質収支式を記述する）．ここで，フリーの DOX は血中タンパク質に結合していないフリー（非結合型）の薬物とは異なるので注意されたい（細胞取込みや薬効は非結合型薬物濃度 C_f に基づいて考えるべきであるが，ここでは簡略化してタンパク質非結合率は 1 とする）．図 1.2 はリポソーム封入型 DOX とフリー型 DOX の PK-モデルを表している．リポソーム封入型は上段の●で表し，フリー型は下段の○で表している．

b．血中動態と腫瘍内動態の連結

図 1.2 のように，血中動態はコンパートメントモデルで記述し，腫瘍内動態は生理学的モデルを構築した．両者を血中濃度と血流速度で連結した．血中動態は左側に，腫瘍内動態は中央に細胞外スペース（ECS），右側にがん細胞を配置した．ECS は，毛細血管（CAP）と細胞間隙（INT）に分かれている．リポソーム型封入 DOX の動態は，$C_{b,lipo}$ で記述し，血中から細網内皮系（RES）に消失速度定数（k_{RES}）に従っ

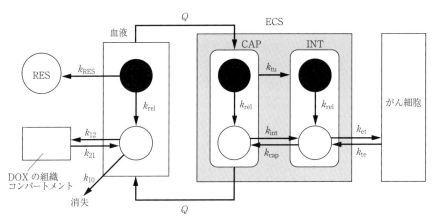

図 1.2 リポソーム封入 DOX の PK-モデル

血中動態はコンパートメントモデルで記述し，腫瘍内動態は生理学的モデルを構築し，血流速度（Q）で連結した．RES：細網内皮系（肝臓，脾臓），ECS：がん組織の細胞外スペース，CAP：がん組織の毛細血管，INT：がん組織の細胞間隙．速度定数の説明は本文参照．

[H. Harashima, *et al.*, *J. Controlled Release*, **61**, 94 (1999)]

て消失し，循環血液中では放出速度定数（k_{rel}）に従って放出される．血中動態と腫瘍内動態を血流で連結し，$C_{b,lipo}$ が CAP コンパートメントに血流速度 Q で流入している．CAP 内では，リポソームのまま血管内皮細胞を越えて INT へ透過する過程と，リポソームから DOX が放出する過程があり，それぞれ k_{tu} と k_{rel} に従う．リポソームの INT から CAP への戻りの過程は無視している（実験データからこの仮定は妥当と考えられている）．INT 内では，リポソームから k_{rel} に従って DOX が放出される．循環血中での放出過程と腫瘍組織内での放出過程が同じか否かは重要な点であるが，本解析では同一と仮定した．フリー型 DOX の動態は C_b で記述し，2-コンパートメントモデルに従い，血中コンパートメントと組織コンパートメントで表される（k_{12}, k_{21}, k_{10}, V_c）．リポソームと同様に血流によって CAP に流入する．CAP と INT 間の DOX の移行過程には瞬間平衡を仮定した（この仮定は疎水性の低分子化合物の場合は妥当と考えられている）．がん細胞への移行は k_{et} と k_{te} に従う．

パラメーターの収集と物質収支式：本解析は，ラットにおける DOX の体内動態，腫瘍移行性，リポソームの体内動態，腫瘍移行性に関する文献値に基づいて各パラメーターを表 1.1 にまとめた．また，腫瘍の全容積は 1.0 mL とし，CAP，INT，がん細胞の合計が 1.0 mL となっている．PK-モデルの各コンパートメントについて微分方程式を記述し，連立微分方程式を数値計算することによりシミュレーションを行った．X は薬物量，C は薬物濃度を表す．

フリー型 DOX とリポソーム封入型 DOX の各コンパートメントにおける物質収支式：

表 1.1 DOX 封入リポソームの PK/PD-モデリング用のパラメーター

(1) フリーの DOX の PK パラメーター

V_c (mL/250 g)	k_{12} (h^{-1})	k_{21} (h^{-1})	k_{te} (h^{-1})	k_{et} (h^{-1})
515	5.13	0.927	1.56	2.27

(2) リポソーム型 DOX の PK パラメーター

$V_{c,lipo}$ (mL/250 g)	k_{tu} (h^{-1})	k_{RES} (h^{-1})	k_{rel} (h^{-1})
16.7	7.17	0.6/0.06/0.006	0.6/0.06/0.006

(3) がん組織の生理学的・薬理学的パラメーター

V_{cap} (mL g^{-1})	V_{int} (mL g^{-1})	V_{tu} (mL g^{-1})	Q (mL h^{-1} g^{-1})	k (mL h^{-1} µg^{-1})
0.0285	0.323	0.648	41.2/9.69	16.2/10.8/5.40/1.69

各パラメーターは文献[7]から引用．k_{RES}, k_{rel}, Q, k, k_s はシミュレーション時に変化させた値を記載．V_c, $V_{c,lipo}$ はそれぞれの分布容積を表し，Q はがん組織 1 g あたりの血流速度を表す．

1) フリー型 DOX
a) 血中
$$V_c \frac{dC_b}{dt} = k_{rel} V_{c,lipo} C_{b,lipo} - k_{12} V_c C_b + k_{21} X + Q C_{ecs} - Q C_b \tag{1}$$

b) 組織
$$\frac{dX}{dt} = k_{12} V_c C_b - k_{21} X \tag{2}$$

c) 細胞外スペース
$$V_{ecs} \frac{dC}{dt} = Q C_b + k_{te} V_{tu} C_{tu} - Q C_{ecs} - k_{et} V_{ecs} C_{ecs} + k_{rel}(V_{cap} C_{cap,lipo} + V_{int} C_{int,lipo}) \tag{3}$$

d)
$$V_{tu} \frac{dC_{tu}}{dt} = k_{et} V_{ecs} C_{ecs} - k_{te} V_{tu} C_{tu} \tag{4}$$

2) リポソーム型 DOX
a) 血中
$$V_{c,lipo} \frac{dC_{b,lipo}}{dt} = Q C_{b,lipo} - (k_{RES} + k_{rel}) V_{c,lipo} C_{b,lipo} \tag{5}$$

b) RES
$$\frac{dX_{RES}}{dt} = k_{RES} V_{c,lipo} C_{b,lipo} \tag{6}$$

c) CAP
$$V_{cap} \frac{dC_{cap,lipo}}{dt} = Q C_{b,lipo} - Q C_{cap,lipo} - (k_{rel} + k_{tu}) V_{cap} C_{cap,lipo} \tag{7}$$

d) INT
$$V_{int} \frac{dC_{int,lipo}}{dt} = k_{tu} V_{cap} C_{cap,lipo} - k_{rel} V_{int} C_{int,lipo} \tag{8}$$

c. k_{RES} と k_{rel} の影響

k_{RES} と k_{rel} について，それぞれ100倍変化させて各コンパートメント中DOX濃度を計算した結果を図1.3に示した．左列から順に k_{rel} を 0.006, 0.06, 0.6 h^{-1} と変化させている．また，上の行から順に k_{RES} を 0.006, 0.06, 0.6 h^{-1} と変化させている．また，$C_{b,lipo}$ と $C_{int,lipo}$ は血中と腫瘍組織の細胞間隙中のリポソーム型DOX濃度を表し，C_b, C_{ecs}, C_{tu} は血中，細胞外スペース，腫瘍細胞中のフリーのDOX濃度を表している．まず，もっとも基本的な動態特性をもつ図1.3(e)に注目すると，$C_{b,lipo}$ は半減期約12時間で血中から単調に減少していくが，$C_{int,lipo}$ は投与11時間後にピークを迎え減少していく．$C_{int,lipo}$ のピーク値は腫瘍組織へ送達されたDOX量を反映していて，主として k_{rel} と k_{RES} に依存して変化することがわかり，血中滞留性

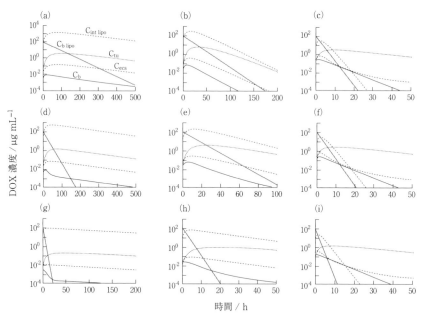

図 1.3　リポソームの血中滞留性と放出速度が各コンパートメント中濃度推移に及ぼす影響
k_{RES} はリポソームの血中滞留性を表すパラメーター（小さいほど血中滞留性は長くなる）で，k_{rel} はリポソームから DOX の放出速度を表すパラメーターである．それぞれ 100 倍変化させたとき，各コンパートメント中の DOX 濃度を計算した．以下（k_{rel}, k_{RES}）:(a):(0.006, 0.006)，(b):(0.06, 0.006)，(c):(0.6, 0.006)，(d):(0.006, 0.06)，(e):(0.06, 0.06)，(f):(0.6, 0.06)，(g):(0.006, 0.6)，(h):(0.06, 0.6)，(i):(0.6, 0.6)．$C_{b,lipo}$：血中のリポソーム型 DOX 濃度，$C_{int,lipo}$：腫瘍組織の細胞間隙中のリポソーム型 DOX 濃度，C_b：血中のフリーの DOX 濃度，C_{ecs}：細胞外スペース中のフリーの DOX 濃度，C_{tu}：がん細胞中のフリーの DOX 濃度．
[H. Harashima, et al., J. Controlled Release, **61**, 98 (1999)]

が高いほど高い値をとり，リポソームからの放出速度が遅いほどピーク値は高くなる．したがって，血中滞留性が大，薬物放出速度が小（図(a)）のとき最大となる．DOX は AUC（血中濃度-時間曲線下面積）依存型の殺細胞特性を有するので，DOX の薬効に直結するのは C_{ecs} の AUC と考えられる．解析結果から，C_{ecs} の AUC は血中滞留性が大，薬物放出速度が小（図(a)）のとき最大となった．今回の解析では，リポソーム型 DOX が RES に取り込まれ，再び循環血液中に逆戻りする過程は考慮していない．

1.2.2　抗腫瘍効果の PD-モデリング

抗がん剤の作用機序は大きく 2 種類に分類することができる[3]．タイプ I は殺細胞

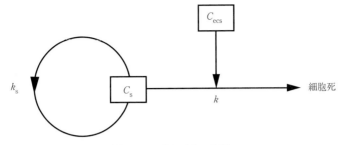

図 1.4　DOX の PD-モデル

DOX の抗腫瘍効果を表す殺細胞速度論モデル. C_s：がん細胞数，C_{ecs}：細胞外中の薬物の濃度，k：抗がん剤による殺細胞速度定数，k_s：細胞増殖速度定数.
[H. Harashima, *et al., J. Controlled Release*, **61**, 96 (1999) を一部改変]

機構が細胞周期に依存しない薬物で，AUC 依存型である．タイプ II は殺細胞機構が細胞周期に依存する薬物で，時間依存型である．DOX は AUC 依存型の抗がん剤に分類され，PD モデルは図 1.4 のように表すことができる．がん細胞はがん細胞数と薬物の濃度に比例して消失し，がん細胞数に比例して増殖する，と記述できる．

$$\frac{dC_s}{dt} = -kf_b C_{ecs} C_s + k_s C_s \tag{9}$$

ここで，C_s はがん細胞数，C_{ecs} は細胞外スペース中の DOX 濃度（*in vitro* の実験系であれば培養液中の抗がん剤の濃度に相当），k_s は細胞増殖速度定数，k は抗がん剤による殺細胞速度定数で，抗がん剤に対する感受性を表す．f_b は DOX の非結合型分率を表している（今回の解析では 1 とする）．PK-モデルと PD-モデルは C_{ecs} で連結し，PK/PD-モデルの各微分方程式を連立して数値積分を行った．

1.2.3　PK/PD-モデリングによるリポソームの動態特性と抗腫瘍効果

リポソームの動態が変化すると抗腫瘍効果がどのように影響されるか，解析した．

a．血中滞留性と薬物放出速度

抗がん剤を封入したリポソームの特性として，血中滞留性，腫瘍への移行過程，薬物放出速度が変動要因となるが，血中滞留性（k_{RES}）と薬物放出速度（k_{rel}）に注目した．抗腫瘍効果は，増殖曲線の底が小さいほど有効として，以下，薬効を比較した．血中滞留性を大（(a)：$k_{RES} = 0.006\,h^{-1}$），中（(b)：$k_{RES} = 0.06\,h^{-1}$），小（(c)：$k_{RES} = 0.6\,h^{-1}$）と変化させたときの抗腫瘍効果を比較した（図 1.5）．血中滞留性のある場合（(a)と(b)）は，効果に及ぼすリポソーム化の効果は顕著で，血中滞留性が大きいほど抗腫瘍効果も大きくなる（(a) > (b)）．血中滞留性がほとんどない場合（(c)）はリポ

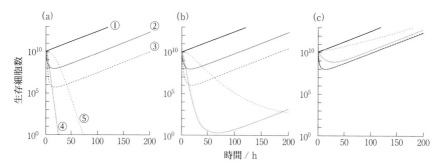

図1.5 リポソームの血中滞留性と放出速度が薬効に及ぼす影響

血中滞留性を大（(a)：$k_{RES} = 0.006\,h^{-1}$），中（(b)：$k_{RES} = 0.06\,h^{-1}$），小（(c)：$k_{RES} = 0.6\,h^{-1}$）と変化させたときの抗腫瘍効果を比較した．①：コントロール，②：フリー型，③：$k_{rel} = 0.6\,h^{-1}$，④：$k_{rel} = 0.06\,h^{-1}$，⑤：$k_{rel} = 0.006\,h^{-1}$

[H. Harashima, *et al*., *J. Controlled Release*, **61**, 99 (1999)]

ソーム化の効果は見られなかった．k_{RES}を固定し，k_{rel}を大，中，小と変化させると，k_{rel}が大（$0.6\,h^{-1}$）のとき，薬効発現は早いが持続力が不十分となり，十分な薬効は得られない．k_{rel}が中（$0.06\,h^{-1}$）のとき，(a)と(b)いずれの血中滞留性においても抗腫瘍効果は最大となった．k_{rel}を小（$0.006\,h^{-1}$）にすると，(a)においては，十分な薬効を得ることはできるが薬効発現が遅くなり，(b)においては薬効発現が遅れるだけでなく，十分な抗腫瘍効果も得られていない．これらの結果から，血中滞留性リポソームにおいては，薬物放出速度（k_{rel}）に最適値が存在することがわかる．

b．がん細胞の増殖速度と感受性

DDSの最適化において，がん細胞の増殖速度（k_s）はk_{rel}にどのような影響を及ぼすであろうか．k_sを0.173，0.0578，0.0193と3段階に変化させ，k_{rel}が薬効に及ぼす影響を比較したところ，いずれの増殖速度においても薬物放出速度定数には$0.06 > 0.006 > 0.6$という関係が見られ，最適値が存在していた．また，がん細胞の感受性（k）についても，kを1.69，5.40，10.8，16.2と10倍変化させたとき，k_{rel}が薬効にどのような影響を及ぼすか比較したところ，いずれの感受性においてもk_{rel}は$0.06 > 0.006 > 0.6$という関係が維持されていた（図1.6）．これらの結果は，タイプIの抗がん剤においては，がん細胞の増殖速度と感受性によらず，リポソームからDOXの放出速度に最適値が存在する，ということを示唆している．

c．DOX封入血中滞留性リポソームの抗腫瘍効果に影響を及ぼすパラメーター

PK/PD-モデリングには，表1.1に示すように多くのパラメーターが用いられている．どのパラメーターが薬効にどのような影響を及ぼすかを知るために，感度解析（sensitivity analysis）を行った[4]．ほかのパラメーターは固定した状態で，対象とな

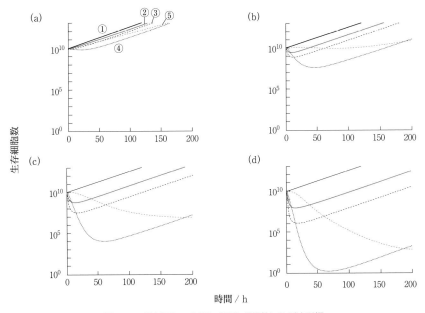

図 1.6　がん細胞の DOX 感受性が薬効に及ぼす影響

がん細胞の DOX 感受性 (k) を (a) $1.69\,\mathrm{h^{-1}}\,(\mu\mathrm{g\,mL^{-1}})^{-1}$, (b) $5.40\,\mathrm{h^{-1}}\,(\mu\mathrm{g\,mL^{-1}})^{-1}$, (c) $10.8\,\mathrm{h^{-1}}\,(\mu\mathrm{g\,mL^{-1}})^{-1}$, (d) $16.2\,\mathrm{h^{-1}}\,(\mu\mathrm{g\,mL^{-1}})^{-1}$ と 4 段階に変化させたとき，k_{rel} が薬効に及ぼす影響を比較した．①：コントロール，②：フリー型，③：$k_{\mathrm{rel}} = 0.6\,\mathrm{h^{-1}}$，④：$k_{\mathrm{rel}} = 0.06\,\mathrm{h^{-1}}$，⑤：$k_{\mathrm{rel}} = 0.006\,\mathrm{h^{-1}}$

[H. Harashima, *et al., J. Controlled Release*, **61**, 100 (1999)]

るパラメーターを 100 倍変化させたとき，薬効がどのように変化するかを解析した（図 1.7）．抗腫瘍効果はコントロールと治療群のがん細胞増殖曲線が囲む面積で評価した．各パラメーターは標準化して 0.1～10 の範囲で変化させた．図 1.7 に示すように，がん細胞の感受性 (k) と腫瘍移行クリアランス ($CL_{\mathrm{tu}} = k_{\mathrm{tu}} \times V_{\mathrm{CAP}}$) は単調に増加した．リポソームの消失速度定数 (k_{RES})，がん細胞の増殖速度定数 (k_{S}) は単調減少した．すなわち，血中滞留性を反映する k_{RES} やがんの増殖速度定数は小さいほど薬効は上昇し，がん細胞の感受性やリポソームの腫瘍血管透過クリアランスは大きいほど薬効は増大した．ベル型で最適値をもったのは DOX の放出速度定数 (k_{rel}) のみであった．それ以外のパラメーターは今回の変動範囲では薬効に影響しなかった．この結果は，タイプ I の抗がん剤を血中滞留性リポソームに搭載するとき，リポソームからの薬物放出速度の最適化が重要であることがわかる．

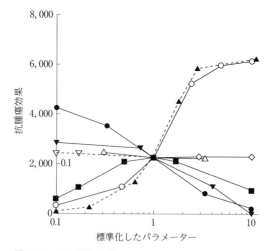

図 1.7 DOX 封入リポソームの PK/PD-モデリングにおける各パラメーターの感度解析
—●—：k_{RES}, —■—：k_{rel}, —○—：CL_{tu}, ---▲---：k,
—▼—：k_s, —△—：Q, ---▽---：V_{int}, —◇—：V_{cap}
[H. Harashima, et al., Adv. Drug Delivery Rev., 40, 53 (1999) より一部改変]

1.2.4 ヒトへのスケールアップ

　PK/PD-モデリングに基づいて，ラットからヒトへアニマルスケールアップを試みた[7]．体内動態に関しては，ヒトにおける DOX と Doxil®（塩酸ドキシルビシン封入 PEG 修飾リポソーム注射剤）の血中濃度推移のデータを解析してパラメーターを得た．腫瘍内動態に関してはヒトの情報がないのでラットの値を用いた．がん細胞の増殖速度（k_s）と DOX に対する感受性（k）を変化させて薬効をシミュレートした（図 1.8）．感受性は左列から右列へ行くにつれと小さくなり，増殖速度は上の行から下の行へと大きくなっている．ヒトにおけるがん細胞の増殖速度は，モデルがんのときよりも小さいこと，また，DOX に対するがん細胞の感受性も小さいことを考慮して結果を比較すると(b), (c), (e), (f)，いずれの場合においても k_{rel} が $0.006\,h^{-1}$ において抗腫瘍効果は最大になり，ヒトにおけるリポソームの薬物放出速度の至適条件はラットの場合と異なっている可能性が示唆された．このシミュレーションは予備的な結果であるが，ヒトと実験動物でリポソームの放出特性を変える必要がある可能性を示唆しており，今後の検討が期待される．

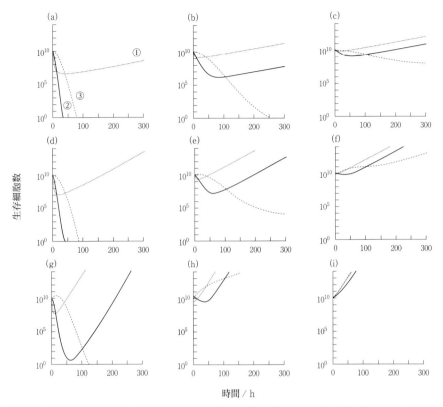

図 1.8 DOX 封入リポソームのヒトにおける薬効の予測：PK/PD-モデルに基づいたヒトへのスケールアップ

PK/PD-モデルをラットからヒトへスケールアップし，DOX に対する感受性と増殖速度を変えたとき，リポソームから DOX の放出速度の影響をシミュレートした．DOX に対するがん細胞の感受性 (k, h^{-1}(μg mL^{-1})$^{-1}$)：(a)列：$k = 16.2$，(b)列：$k = 4.90$，(c)列：$k = 1.62$，増殖速度 (k_s, h^{-1})：(a)行：$k_s = 0.0193$，(d)行：$k_s = 0.0578$，(g)行：$k_s = 0.173$．①：$k_{rel} = 0.6$ h^{-1}，②：$k_{rel} = 0.06$ h^{-1}，③：$k_{rel} = 0.006$ h^{-1}

[H. Harashima, *et al.*, *Adv. Drug Delivery Rev.*, **40**, 57 (1999)]

1.3 細胞内動態制御法

21 世紀になり医薬品開発にパラダイムシフトが起こり，従来の対症療法から根本治療を目指すようになり，近い将来，病気を遺伝子レベルで治療することが可能となる日がくるであろう．遺伝子レベルで治療を行うためには，選択的に遺伝子配列を認識することが必要となり，DNA や RNA 自体を医薬品として使用することになる．

しかしながら，核酸や遺伝子は従来の低分子医薬品と比較して分子量が大きく負電荷を帯びているため，細胞膜やオルガネラ膜が大きなバリアとなる．そこで，核酸や遺伝子を酵素的分解から守り，標的部位（標的細胞の中の細胞質や核/ミトコンドリア内）まで送達することのできるキャリアが薬効発現に必須となっている[1,2]．本節では，ナノ粒子の細胞内動態制御を行うために重要な細胞生物学的知見を概説する[3]．

1.3.1 細胞への取込

　ウイルスは自然界で最適化された高機能遺伝子送達システムともいえる．人工的に設計されたナノ粒子もウイルスも取込機構はほぼ共通で，エンドサイトーシスとよばれる細胞自身が有する高分子取込機構を利用している．エンドサイトーシスには，① クラスリン経路，② カベオラ経路，③ マクロピノサイトーシス，④ トランスサイトーシス，など多数の取込機構が明らかとなっている．マクロファージなどの免疫担当細胞がバクテリアなどの μm のサイズの粒子を取り込むときには，ファゴサイトーシス（食作用）という経路が用いられるが，通常の細胞はファゴサイトーシスすることはできない．以下，主要な経路について概説する[4]．

a．クラスリン経路

　クラスリン経路はコレステロールの細胞内取込機構としてよく知られている．コレステロールは低密度リポタンパク質（low density lipoprotein：LDL）という直径約 22 nm の粒子として LDL 受容体を介したエンドサイトーシスにより細胞内へ取り込まれている．コレステロールは長鎖脂肪酸のエステル体として LDL のコアを形成し，粒子表面はリン脂質とコレステロールの単分子膜で覆われ，アポリポタンパク質 B 1 分子が粒子表面に結合して安定化している．LDL 粒子と LDL 受容体はアポリポタンパク質 B を介して特異的に結合し，細胞に内在化される．細胞内在時に小胞はアダプタータンパク質を介してクラスリン分子によって包まれ，ダイナミン（GTP アーゼの一種）により細胞膜から切断されてクラスリンに被覆された小胞となる．内在化が終了するとクラスリンとアダプタータンパク質は解離する．この小胞は初期エンドソームと融合し，初期エンドソーム内の酸性 pH に応答して LDL は LDL 受容体から解離する．初期エンドソームで選別が起こり，LDL 受容体は初期エンドソームの管状構造に含まれて細胞膜へとリサイクルされ，LDL は液胞に含まれて後期エンドソームへ成熟する．初期エンドソームから後期エンドソームへ成熟する過程で多胞体構造をとり（この構造は膜タンパク質の分解に不可欠である）リソソームと融合し，エンドリソソームとなり，多数の加水分解酵素による分解が行われる（図 1.9）．

1.3 細胞内動態制御法

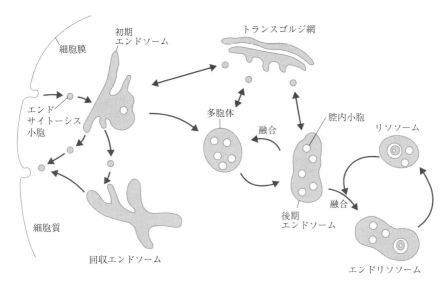

図1.9 エンドサイトーシスの細胞内動態
エンドサイトーシス小胞は，選別の場である初期エンドソームと融合する．初期エンドソームの管状部分は小胞として出芽し，直接または回収エンドソームを介して積み荷を細胞膜へ戻す．初期エンドソームは多胞体を経て後期エンドソームに成熟する．分解される膜タンパク質は腔内小胞に取り込まれる．リソソームと融合して消化が起きる．エンドソーム成熟の各段階はトランスゴルジ網とつながっていて，新たに合成されたリソソームタンパク質が供給される．

b．カベオラ経路

　クラスリンを介さないで内在化するエンドサイトーシスとして，カベオラ（caveolae）が知られている．カベオラはほとんどの細胞の細胞膜に存在し，深く陥入してフラスコ状の凹みである．カベオラは脂質ラフト（lipid raft）からつくられ，カベオリンという膜内在タンパク質が膜の湾曲を安定化している．カベオラは内在化すると初期エンドソームへ，あるいはトランスサイトーシス（後述）することが知られている．SV40というウイルスも一部はカベオラを介して細胞内へ入り，初期エンドソームを経て小胞体内腔へ移行する．ウイルスゲノムは小胞体膜を通過して細胞質に入り，さらに核内へと侵入することが知られている．コレラ毒素もカベオラを介して細胞内に侵入し，ゴルジ体・小胞体から細胞質へ移行することが知られている．

c．マクロピノサイトーシス

　クラスリンを介さないもう一つのエンドサイトーシス機構で，ほぼすべての動物細胞でみられる．マクロピノサイトーシスは，増殖因子やインテグリン，アポトーシスを起こした細胞の残骸や一部のウイルスなどの特異的リガンドなどによる細胞表面受

容体の活性化に応じて誘導される．マクロピノサイトーシスは分解専用の経路で後期エンドソームやエンドリソソームと融合し，リサイクルはしない．

d．トランスサイトーシス

　極性を有する上皮細胞・内皮細胞には，トランスサイトーシスという輸送機構が存在する．新生児が母乳から抗体を取り込むとき，まず小腸上皮細胞の頂側膜側で抗体はFc受容体（抗体のFc部位を認識する受容体）と結合し（管腔内は酸性環境），エンドサイトーシスされ初期エンドソームとなる．その後リソソームを回避して回収エンドソーム（recycling endosome）へ移行し，血管側へトランスサイトーシスされる（図1.10）．

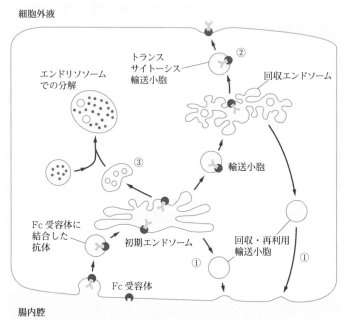

図1.10　Fc受容体を介するトランスサイトーシスの細胞内動態
上皮細胞において，初期エンドソームから三つの経路に分かれている．①回収経路，②トランスサイトーシスによる輸送，③リソソーム分解経路．抗体のFc受容体は小腸上皮細胞においてエンドサイトーシスで細胞内に取り込まれ，初期エンドソーム，回収エンドソームを経て反対側へと輸送される．
[B. Alberts, et al., "Molecular Biology of the Cell, 6th ed.", Garland Science (2014), p.738]

1.3.2 エンドソーム脱出

エンドサイトーシス後の細胞内輸送経路は，① リソソームとの融合，② リサイクリング，③ トランスサイトーシスなどのネットワーク機構で制御されているが，既定路線はリソソームとの融合である．したがって，ウイルスが細胞内へ侵入するときも多くのウイルスがエンドサイトーシス経路を介して侵入したあと，リソソームでの分解を回避する方法を獲得している（図1.11）．インフルエンザウイルスのように膜構造を有するウイルスは，エンドソームの酸性環境を利用して膜融合を起こして細胞質へ脱出する．アデノウイルスのように膜構造をもたないウイルスは膜溶解により脱出している．また，HIV（エイズウイルス）のように細胞膜と直接膜融合することで細胞質へ侵入するウイルスもある．

病原体（バクテリア，菌，原虫など）などもエンドサイトーシスあるいはファゴサイトーシスにより細胞内へ侵入するが，リソソームでの分解を回避する機構として，① 脱出（クルーズトリパノソーマ原虫，リステリア菌，B群赤痢菌など），② 融合阻止（結核菌，レジオネラ，トキソプラズマ原虫など），③ ファゴリソソーム*内で寄生（サルモネラ菌，リーシュマニア原虫，Q熱リケッチアなど）などの機構が知られている（図1.12）．

人工遺伝子デリバリーシステムにおいてもリソソームでの分解を回避するためにエンドソーム脱出は不可欠であり，膜融合，膜破壊などのメカニズムが用いられている．リポソームのように脂質二重層を有する送達システムでは，エンドソーム内の酸性環境に応答して膜融合で脱出する技術が開発されており，高分子ミセルのように脂質二重層をもたないシステムでは，プロトンスポンジ機構などの膜破壊により脱出する技術が開発されている[5]．作用部位にかかわらず，リソソームでの分解を回避することはDDSの性能を決めるもっとも重要な機能の一つとなっており，各論にて詳述する．

1.3.3 核への輸送

遺伝子治療においては，核やミトコンドリアなどのオルガネラ内へ機能性核酸や遺伝子を送達することが必要となる．核膜は二枚の脂質二重層からなり，核膜孔複合体（nuclear pore complexes：NPC）という小孔が貫通していて，外膜は小胞体膜と連続している（図1.13）．核内膜は核ラミナにより裏打ちされている．小分子はNPCを自由に透過することができるが，分子量60,000以上のタンパク質は受動拡散で核

---

* ファゴソームとリソソームが融合したもの．

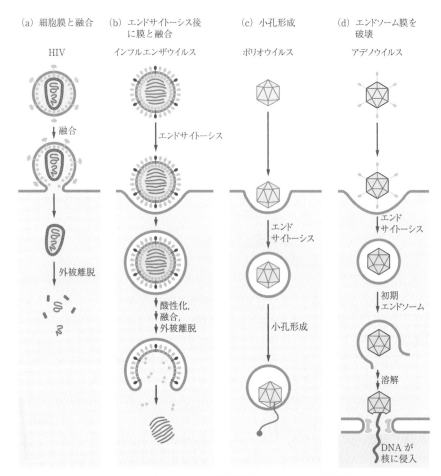

図1.11 ウイルスの細胞内侵入経路とエンドソーム脱出機構
(a) HIVは細胞膜と直接膜融合で細胞質へ侵入する．(b)インフルエンザウイルスは受容体を介したエンドサイトーシスで細胞内に侵入後，エンドソーム内酸性化に反応して膜融合によりRNAゲノムが細胞質へ脱出する．(c)ポリオウイルス（膜なし）はエンドサイトーシスで細胞内に侵入後，エンドソーム膜に小孔を開けてRNAゲノムを細胞質へ放出する．(d)アデノウイルス（膜なし）はエンドサイトーシスで細胞内に侵入後，エンドソーム膜を破壊してキャプシドとDNAゲノムが細胞質へ脱出する．
[B. Alberts, *et al.*, "Molecular Biology of the Cell, 6th ed.", Garland Science (2014), p.1280 をもとに一部改変]

内へ入ることはできない．巨大分子はほかのオルガネラとは異なり，折りたたまれた形（粒子の形）で NPC を透過していて，直径は 40 nm が限界と推定されている．細胞質中で合成されたタンパク質は核移行シグナル（nuclear localization signal：NLS）

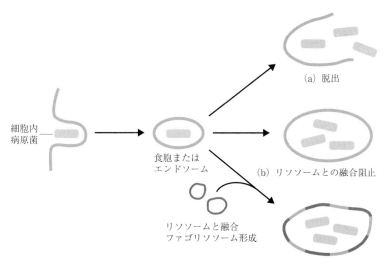

図 1.12 バクテリア，原虫などのリソソームによる分解回避機構
病原体は，エンドサイトーシスあるいはファゴサイトーシスにより細胞内へ侵入し，リソソームでの分解を回避する機構として，(a)脱出，(b)融合阻止，(c)ファゴリソソーム内で寄生の機構が知られている．

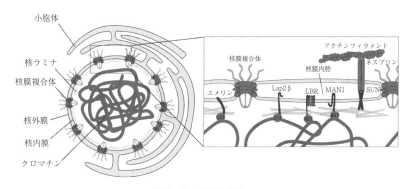

図 1.13 核膜の構造
[P. Magistris, W. Antonin, *Curr. Biol.*, **28**, 487（2018）]

により NPC を通って核内へ能動輸送される．NLS は Pro-Pro-Lys-Lys-Lys-Arg-Lys-Val-のように塩基性アミノ酸を含む場合が多い．NLS は核内輸送受容体（nuclear import receptor）により識別され，タンパク質を NPC を介して核内へ能動輸送する．核内輸送受容体はインポーチンともよばれる．NPC の内側はフェニルアラニン-グリシン反復配列（FG リピート）とよばれ，巨大分子の透過に対して障壁と

なると同時に,核内輸送受容体の結合部位にもなっている.NLS を用いた核送達戦略,核膜との融合戦略などさまざまなアプローチが試みられている[6].

1.3.4 ミトコンドリアへの輸送

ミトコンドリアへのタンパク質の輸送の分子機構は解明が進んでいる.ミトコンドリア移行シグナル(MTS:$^+H_3$N-Met-Leu-Ser-Leu-Arg-Gln-Ser-Ile-Arg-Phe-Phe-Lys-Pro-Ala-Thr-Arg-Thr-Leu-Cys-Ser-Ser-Arg-Tyr-Leu-Leu-)により,ミトコンドリア内の適切な場所(外膜,内膜,マトリックス,膜間腔,クリステ腔)へ誘導される.この輸送を仲介するタンパク質転送装置は,外膜に TOM(translocator of mitochondrial outer membrane)複合体,内膜に TIM(translocator of mitochondrial inner mitochondrial membrane)複合体があり,TOM にはシグナル配列のあるタンパク質を認識する受容体とタンパク透過用のチャネルがある.受容体はシグナル配列そのものを認識するのではなく,シグナル配列を有するタンパク質の α ヘリックス構造を識別すると考えられている.このように,ミトコンドリア内へのタンパク質の輸送は核内への輸送とはそのメカニズムが大きく異なっている.ミトコンドリアへの送達戦略が進められている[7].

1.3.5 小胞体・ゴルジ体を介する輸送

小胞体は枝分かれした管や扁平な袋がつながった網目構造からなり,小胞体膜は核外膜とつながっている.小胞体は,細胞の脂質とタンパク質を合成する工場であり,すべてのタンパク質は細胞質から小胞体に取り込まれる.小胞体では小胞体シグナル配列($^+H_3$N-Met-Met-Ser-Phe-Val-Ser-Leu-Leu-Leu-Val-Gly-Ile-Leu-Phe-Trp-Ala-Thr-Glu-Ala-Glu-Gln-Leu-Thr-Lys-Cys-Glu-Val-Phe-Gln-)をもつタンパク質だけが取り込まれる.親水性のタンパク質は小胞体内腔に入り,膜貫通タンパク質は小胞体膜に固定される.親水性の小胞体常在タンパク質は KDEL 配列(Lys-Asp-Glu-Leu)をもち,KDEL 受容体と結合して小胞体へ回収されている.

トランスゴルジ網からのタンパク質の輸送は3種類あり,① ホルモンや神経伝達物質などの調節性分泌経路で細胞外へ放出,② 常時はたらいている構成性分泌経路(デフォルト経路)で細胞膜への膜タンパク質の輸送,③ リソソームの親水性酵素はシスゴルジ網でマンノース 6-リン酸(M6P)が付加され M6P 受容体に認識されて初期エンドソーム,後期エンドソーム,リソソームと送られる.トランスゴルジ網から細胞膜への輸送は2種類あり,②と,③がある(図 1.14,1.15).

最近,エクソソームが注目されている.エンドソームが成熟するにつれて,その膜

1.3 細胞内動態制御法　25

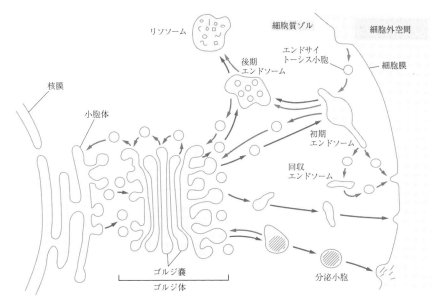

図1.14　ゴルジ体からのタンパク質輸送経路
小胞体で合成されたタンパク質は，ゴルジ体を経て，①細胞外へ放出，②細胞膜，③初期エンドソーム，後期エンドソーム，リソソームへの選別が行われる．
[B. Alberts, et al., "Molecular Biology of the Cell, 6th ed.", Garland Science (2014), p.696]

の一部がエンドソーム内腔へ陥入し，腔内小胞を形成する（多胞体）．多胞体はエンドサイトーシスで取り込んだ膜タンパク質のうち，分解するものを運ぶ．細胞質側でユビキチン標識*が起き，ESCRTタンパク複合体により認識され，内腔小胞への選別が起きる．エクソソームも，多胞体構造を経由し細胞膜と融合することにより細胞外へ放出された小胞がエクソソームである．エクソソーム内には種々のタンパク質，核酸が存在し，細胞間の情報伝達（抗原提示，アポトーシス，血管形成，炎症，凝固など）に重要な役割を果たしていることが明らかになりつつある（3.5節)[8]．

1.3.6　リソソームへの輸送

　リソソームの形態はきわめて不均一であるが，1種類の小器官である．酸性加水分解酵素を高濃度に含み後期エンドソームと融合しエンドリソソームとなり，内容物を消化するとリソソームへ戻る．リソソームの消化酵素は小胞体からゴルジ体，初期エンドソーム，後期エンドソームを経て運ばれる．リソソームで消化される基質は，①

---
　*　ユビキチンというタンパク質がつくことで，タンパク質分解など，さまざまな生命現象と関連している．

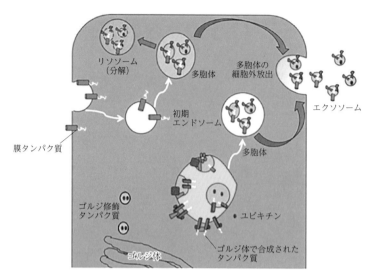

図 1.15　エクソームの細胞内生成と細胞外放出の経路
エクソームの生成経路は，ゴルジ体経由で合成されたタンパク質や，あるいは，エンドサイトーシスで細胞内に取り込まれた細胞膜にあるタンパク質が，多胞体構造を経由し細胞膜と融合することによりエクソームとして細胞外へ放出される．
［L. Barile, G. Vassalli, *Pharmacol. Ther.*, **174**, 65 (2017)］

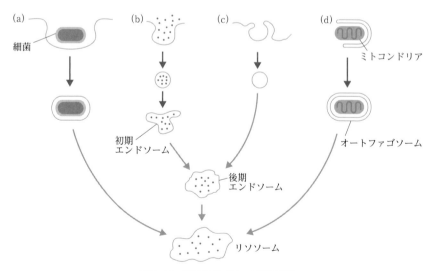

図 1.16　四つのリソソーム送達経路
リソソームへの送達経路は，(a)ファゴサイトーシス，(b)エンドサイトーシス，(c)マクロピノサイトーシス，(d)オートファジーの 4 種類である．

ファゴサイトーシス，② エンドサイトーシス，③ マクロピノサイトーシス，④ オートファジーの4種類の機構で取り込まれる．①〜③は細胞外基質を，④は細胞内基質を運んでいる（図1.16）．

1.4 能動的標的化法

1.4.1 受動的標的化法から能動的標的化法へ

　肝臓や脾臓には常在性のマクロファージがいて異物処理を行っているので（reticuloendothelial system：RES, mononuclear phagocytic system：MPS），循環血液に投与されたナノ粒子は速やかに除去されてしまう．腫瘍組織の毛細血管は透過性が亢進していて，かつリンパ系が未発達なため，高分子や微粒子が血管から容易に漏出し蓄積しやすいことが松村と前田によって発見され，EPR効果（enhanced permeability and retention effect）と命名された[1]．ナノ粒子の粒子径を小さく，かつ，PEGなどで表面修飾することにより血中滞留性を付与すると，EPR効果に基づいて腫瘍への送達が可能となる（図1.17）．この方法は，腫瘍組織の血管特性を受身に利用したということで受動的標的化法（passive targeting）とよばれている．一方で，生体

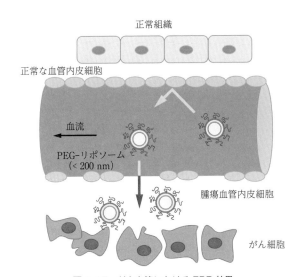

図1.17　がん血管におけるEPR効果
がん組織の血管は脆弱で直径200 nm程度のナノ粒子であっても透過可能である．正常組織の毛細血管においてはナノ粒子は細胞間隙を通過することはできない．

内挙動をより積極的に制御しようとする考えに基づいた送達法は能動的標的化法（active targeting）とよばれる．肝臓，脾臓，がん以外の正常組織の毛細血管においては細胞間隙がナノ粒子よりもはるかに小さいので細胞間隙を透過することはできない．そこで，血管内皮細胞を組織選択的に認識し，かつ，内在化することが必要となる．ナノ粒子の表面に標的化リガンドを修飾して能動的標的化法により組織選択的な送達を行うために多くの研究が行われ，in vivo における成功例が集積しているので，脳，がん，肺，脂肪などを中心に概説する[2,3]．

a. 脳

脳疾患はアンメットニーズ（満たされていない需要）が非常に高いので，脳腫瘍，アルツハイマー病，パーキンソン病，脳卒中について現状をまとめた[4]．

(i) **脳腫瘍** グリオブラストーマはグリア細胞由来の悪性腫瘍で，進行が速く化学療法に耐性となりやすい．血液脳関門も部分的に維持しており，薬物の透過性も悪い．セチルパルチン酸と Tween80（polyoxyethylene sorbitan monooleate）でナノ粒子を安定化しカンプトテシンを搭載した SLN（粒子径：150 nm，ζ電位：-20 mV）をラットに静脈内投与すると，脳への移行性がフリー型の 8 倍も促進した．この SLN は循環血液中でアポリポタンパク質 E が結合することにより LDL 受容体を介してエンドサイトーシスにより脳血管内皮細胞に効率的に取り込まれる．標的化リガンドをもたないが，血中に投与されると能動的に脳へ送達可能となる．環状 RGD ペプチド（cRGD）[*1] で表面修飾した粒子径 30 nm の高分子ミセルは，インテグリン[*2] を介してトランスサイトーシスにより素早く脳血管を透過してグリオブラストーマに取り込まれ，顕著な抗腫瘍効果を発揮した[5]．

(ii) **虚血性脳梗塞** 脳内の血管が血栓などにより塞がれると局所的に脳梗塞が生じる．モノステアリン酸，トリグリセリド，PEG モノステアリン酸で調製した脂質ナノ粒子（PLN）に Fas リガンド[*3] に対する抗体を PEG の先端に結合させ，ブチルフタリド（NBP）を搭載した Fas リガンド抗体修飾 PLNs（粒子径 60 nm）は，ラット脳虚血モデルにおいて，虚血部位への選択的な移行性を示すとともに，NBP 単独時の半分の投与量で同等の抗神経変性効果を示した．虚血部位に集積した活性化したミクログリア細胞に発現している Fas リガンドを抗体が認識して局在化に成功した[6]．

(iii) **アルツハイマー病（AD）** AD は全世界で 210〜350 万人の患者を有し，現時点では治療法はなく，先進国においてもっとも金銭的コストが高い疾患である．

[*1] アルギニン，グリシン，グルタミン酸からなる環状ペプチド．
[*2] 細胞表面のタンパク質．
[*3] 腫瘍壊死因子の一つ．

LDLを模倣したクルクミン搭載NLCが報告されている．フォスファチジルコリン，コレステロールオレイン酸エステル，グリセロール三オレイン酸で調整したNLCにクルクミンを搭載し，ラクトフェリンを静電的に表面修飾したLf-mNLC（粒子径100 nm）は，ラットADモデルにおいて，コントロールNLCに対して2.78倍の脳移行性を示し，海馬における病理学的解析によりNLCあるいはクルクミンに対して有効性が示された[7]．

(iv) **パーキンソン病（PD）**　PDは運動障害を起こす神経変性疾患であり，中脳黒質のドパミン神経細胞の減少により線条体においてドパミン不足とアセチルコリンの増加による．セチルパルミチン酸を脂質基剤，スクアレンを正電荷可溶化剤，非イオン性界面活性剤であるPluronic F68，ポリソルベート80（Tween80と同じもの），PEGで調整したNLC（粒子径：387 nm，ζ電位：＋48 mV）を蛍光ラベルして静脈内投与後の脳移行性を*in vivo*イメージングすると中脳に分布した．脳移行メカニズムはLDL受容体を介したエンドサイトーシスと推論されている[8]．

以上のように病態時の脳に対する能動的な送達システムの開発が進んでいる．

b．がんの血管

Folkmanが提唱したがんの新生血管を標的とする治療戦略がナノ粒子を用いて実現化している．ナノ粒子表面に腫瘍血管を標的とする選択的リガンドと細胞内取込を促進する細胞透過性リガンドのデュアルリガンドシステムによりがん血管を選択的に攻撃し，顕著な抗腫瘍効果を誘導した例が報告されている（図1.18）[9]．

c．肺の血管

正電荷を帯びたナノ粒子を静脈内投与すると，血液中のタンパク質や細胞と相互作用してナノ粒子は速やかに凝集し，肺の毛細血管で塞栓を起こしてしまう．一過性に肺に蓄積するが，時間経過とともに凝集は解離し血中に放出され，最終的には肝臓に集積することが知られている．このような塞栓療法ではなく，肺毛細血管を能動的に標的化する例として，GALA修飾ナノ粒子が報告されている[10]．GALAはpH-応答性膜融合ペプチドで，エンドソーム脱出素子として知られているが，肺の毛細血管に対する強い親和性が見出された．GALA修飾ナノ粒子にsiRNAを搭載したGALA-MEND（multifunctional envelope-type nano device）は，肺の毛細血管内皮細胞における遺伝子発現を効率的に抑制し，がん転移阻止効果を示した．

d．脂肪の血管

脂肪組織の毛細血管にはプロヒビチンというタンパク質が発現しており，KGGRAKG（Lys-Gly-Gly-Arg-Ala-Lys-Gly）というペプチド配列が高い親和性をもつことが発見された．プロヒビチンを標的とする脂質ナノ粒子（prohibitin tar-

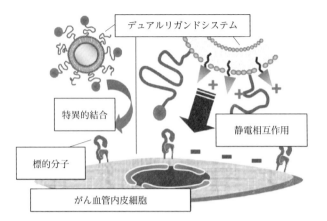

図1.18 がん血管に対するデュアルリガンドシステム
ナノ粒子表面にがん血管を標的とする選択的リガンドと細胞内取込を促進する細胞透過性リガンドのデュアルリガンドシステムにより，がん血管に対する選択性と内在化の効率を *in vivo* において向上させることが可能である．
[Y. Sakurai, K. Kajimoto, H. Harashima, *Biomater. Sci.*, **11**, 1255 (2015)]

geted nanoparticle：PTNP) は脂肪組織，とくに皮下脂肪の毛細血管に選択的に集積することが示され，アポトーシスを誘導する物質を搭載した PTNP を静脈内投与すると，脂肪組織の血管をアポトーシスさせ，顕著な抗肥満効果を表すことが示された[11]．PTNP の細胞取込機構や細胞内運命は現時点では未解明である．脂肪組織の血管を標的とする抗肥満療法は，Folkman が提唱したがんの新生血管を標的とする治療戦略と似ているが，脂肪組織においては，血管がアポトーシスを起こすと脂肪組織が縮小するのみならず，全身の過剰な脂肪が減少して抗肥満効果が誘導される点が興味深いが，作用機序は未解明である（図1.19）．

1.4.2 トランスサイトーシス

a. 脳

血液脳関門（BBB）を有する脳をはじめとして，多くの正常組織は直径数十〜100 nm 程度のナノ粒子にとっては細胞間経路を介して透過することは難しい．したがって，薬物治療を行うためには経細胞経路を介した血管内皮細胞の透過が不可欠である．生体内においては，LDL やトランスフェリンなどの高分子が BBB を透過するさいにトランスサイトーシスが用いられており，このような内因性のトランスサイトーシス経路を利用した送達戦略が進められつつある[12]．

1.4 能動的標的化法　*31*

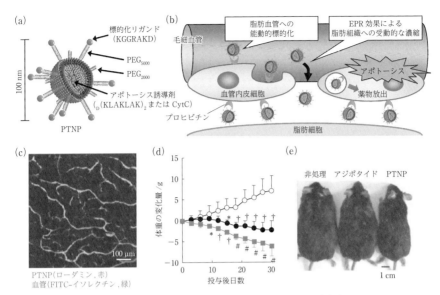

図1.19　脂肪血管を標的とするPTNPによる抗肥満治療
(a)プロヒビチンを標的とする脂質ナノ粒子（prohibitin targeted nano particle：PTNP）．ナノ粒子表面は，先端にKGGRAKDという標的化リガンドの結合したPEG$_{5000}$とリガンドのないPEG$_{2000}$で修飾している．内部には，アポトーシスを誘導するシトクロムcもしくはペプチドが搭載されている．(b)脂肪組織の毛細血管にはプロヒビチンというタンパク質が発現していて，ペプチドリガンドを介して内在化され，アポトーシスを誘導する．(c)脂肪組織の血管をイソレクチン（緑）で染色し，PTNPはローダミン（赤）で染色したところ，顕著な共局在が観察された．(d)コントロール群（○）およびアポトーシスを誘導する標的化リガンドのコンジュゲート（●）と比較して，PTNP（■）は有意に高い抗肥満効果が誘導された．＊：$p<0.05$，†：$p<0.005$，＃：$p<0.0005$．(e)コントロールの肥満マウス，コンジュゲートを投与したマウス，PTNPを投与したマウス．カラー図版は本書のWEBページ参照．

［Y. Sakurai, K. Kajimoto, H. Harashima, *Biomater. Sci.*, **11**, 1260 (2015)］

(i) **トランスフェリン受容体**（TfR）　TfRはBBBにおけるトランスサイトーシス系の代表的な例として知られている．ラットのTfRに対するモノクローナル抗体（OX26）で表面修飾したリポソーム（粒子径140 nm）は，非修飾リポソームに対して脳の血管への移行性を約10倍，脳実質への移行を約3倍促進した．しかしながら，トランスサイトーシスで脳血管を透過したというエビデンスは得られなかったとしている[13]．

(ii) **インスリン受容体**（IR）　IRもBBBにおけるトランスサイトーシス系として知られている．サルにおいて，IRに対するモノクローナル抗体（HIRMAb）とムコ多糖症の治療に用いられるイズロニダーゼの融合タンパク質の脳移行性を検討したところ，イズロニダーゼとHIRMAbの融合タンパク質は1.2% ID*/脳と優れた脳移

行性を示した[14]．

(iii) **LDL 受容体**（LDLR）　BBB に発現している LDLR は，アポリポタンパク質 E を介して LDL をトランスサイトーシスしている．末梢組織においては LDLR を介するエンドサイトーシスはリソソームと融合して分解経路へ進むが，BBB においてはリソソームと融合することなくトランスサイトーシスされる．近年，LDLR を標的化するペプチドリガンド（VH434 と VH4127）が開発され，マウスの BBB をトランスサイトーシスで透過することが *in vivo* で示されている[15]．

(iv) **LDL 受容体様タンパク質**　LDL 受容体関連タンパク質 1（LRP1，α-2-マクログロブリン受容体）および 2（LRP2，メガリン）は LDLR ファミリーのメンバーで BBB に発現している．BBB において，LRP1 を介して効率的にトランスサイトーシスされる Angiopep-2 と神経グリア細胞に選択的に結合する EGFP-EGF1 融合タンパク質の二つを標的化リガンドとして表面修飾した粒子径 154 nm のナノ粒子（AENP）はで，ラットに静脈内投与後，BBB を透過して神経グリア細胞まで到達した[16]．

(v) **スカベンジャー受容体クラス B タイプ 1**（SR-B1）　SR-B1 は BBB に発現していて，高密度リポタンパク質（high density lipoprotein：HDL）の受容体である．SR-B1 のリガンドである ApoA-I をアルブミンナノ粒子（粒子径 220 nm）に結合させ，ロペラミドをモデル薬物として搭載してマウスに静脈内投与すると，顕著な鎮痛効果を発現した[17]．

(vi) **レプチン受容体**　レプチン受容体（ObR）は BBB に発現していて，脂肪細胞から分泌されたレプチンの受容体として機能している．レプチンの配列（Lep70～89）をリポソームに修飾すると，マウス脳血管内皮細胞において効率的な取込が見られた．取込機構はマクロピノサイトーシスであった[18]．

(vii) **グルコーストランスポーター**　近年，グルコーストランスポーター（GLUT1）を標的とする BBB 通過型高分子ミセルが開発された．本法は，BBB に発現している GLUT1 の生理学的特性を利用して，血中グルコース濃度を外部刺激として組み合わせることで，最大 6% dose/g 脳というこれまでの移行性を桁違いに凌駕する輸送効率を実現した[19]．本法は，種々の脳疾患治療への応用が期待される．

　以上，トランスサイトーシスを介して脳へのデリバリーに関する近年の研究を概説した．トランスサイトーシスは能動的標的化法においてもっともハードルが高い領域と思われるが，近い将来トランスサイトーシスを巧みに制御した BBB 送達が可能に

＊　ID：injected dose

なると思われる.

b. 小 腸

小腸の上皮細胞において免疫グロブリンA（IgA）は血管側で多量体免疫グロブリン受容体（pIgR）と結合して内在化され，血管側選別エンドソーム，共通/管腔側回収エンドソームへ順番に移行し，最終的には管腔側に到達して分泌型 IgA（sIgA）として分泌される．IgA が一方向性であるのに対して，IgG は胎児性 Fc 受容体（FcRn）によって双方向に輸送されている（図1.20）[20]．

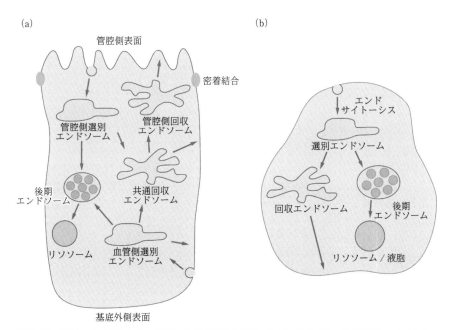

図1.20 極性のある細胞とない細胞における細胞内動態：トランスサイトーシス経路，エンドソームの細胞内輸送経路
(a)上皮細胞，(b)非極性細胞．上皮細胞のように極性のある細胞では，トランスサイトーシスが行われている．エンドサイトーシスされると選別エンドソームに行き，そこで振り分けが行われる．血管側膜からエンドサイトーシスされると，分解経路は後期エンドソームを経てリソソームと融合する．トランスサイトーシス経路は，共通回収エンドソーム，上皮回収エンドソームを経てトランスサイトーシスされる．
[M. D. Garcia-Castillo, D. J. F. Chinnapen, W. I. Lencer, *Cold Spring Harb. Perspect. Biolo.*, 9, a027912 (2017)]

能動的標的化法による siRNA の世界初の臨床試験

　CALAA-01 はシクロデキストリンポリマーを基盤としたナノ粒子型の siRNA 送達技術であり，がんに対する標的化リガンドを搭載（アクティブターゲット）したナノ粒子型 siRNA 送達技術として世界ではじめて臨床試験に進んだ[1]．カチオン性基（アミジン）およびシクロデキストリンを含むオリゴマーと siRNA が複合体化することでナノ粒子化している．in vivo 環境下における安定性を向上させる目的でアダマンタン-PEG がアダマンタンとシクロデキストリン間のホスト-ゲスト相互作用を介して修飾されている．さらに，同様の相互作用を利用してトランスフェリン-PEG も修飾されており，トランスフェリン受容体（CD71）を高発現するがん細胞を標的化している．2010 年には，5′RLM（RNA ligase mediated)-RACE-PCR 法によってヒトメラノーマ患者において RNA 干渉を誘導したことを証明した[2]．
〈佐藤　悠介〉

引用文献
1) M. E. Davis, *Mol. Pharm.*, **6**(3), 659 (2009).
2) M. E. Davis, *et al.*, *Nature*, **464**(7291), 1067 (2010).

GalNAc-siRNA コンジュゲート

　GalNAc-siRNA コンジュゲートは肝実質細胞標的型の siRNA 製剤として米国の Alnylam Pharmaceuticals 社によって開発が進められている[1]．肝実質細胞膜表面上に特異的に高発現しているアシアロ糖タンパク質受容体（asialoglycoprotein receptor；ASGPR）に対するリガンド分子である GalNAc（N-acetyl-D-galactosamine）を 3 分子含む標的化部位を siRNA センス鎖の 3′ 末端に共有結合した構造を有する．GalNAc 分子を互いに 2.0 nm の間隔で配置させることにより，ASGPR への高い親和性（$K_d = 2.48$ nM，K_d は解離定数）を実現している．siRNA への化学修飾（2′-O-メチル体，2′-O-フルオロ体およびホスホロチオエート結合）によりヌクレアーゼ耐性化することで生体内における安定性を付与している．開発当初は STC（standard template chemistry)-GalNAc-conjugate delivery とよばれる手法であったが，最近ではより安定性を高度化させた ESC（enhanced stabilization chemistry)-GalNAc-conjugate delivery 技術が開発された．とくに，センス鎖およびアンチセンス鎖の 5′ 末端側へのホスホロチオエート結合を導入することでリソソーム内の 5′-エキソヌクレアーゼに対する耐性を向上させることがポイントとなっており[2]，in vivo における遺伝子ノックダウン活性およびその持続性を 5～10 倍程度向上させることに成功している．2018 年においてもっとも開発が進んでいるのは PCSK9（proprotein convertase subtilisin/kexin type 9）を標的遺伝子とした高コレステロール血症治療薬 inclisiran であり，第二相試験の段階にある．一方，もっとも開発が先行していた revusiran（心筋症を伴う遺伝性トランスサイレチンアミロイドーシス治療

薬）は第三相試験において末梢神経障害の発現により開発が中止された．本副作用は塩基配列特異的なオフターゲット効果に起因することが報告されており，現在は ESC 技術を取り入れた ALN-TTRsc02 として再開発されている（第一相試験の段階）．ほかにも血友病，急性肝性ポルフィリン症，非定型溶血性尿毒症症候群および原発性Ⅰ型高シュウ酸尿症治療薬である fitusiran, givosiran, cemdisiran および lumasiran も臨床試験の段階にあり，今後の RNA 干渉治療薬の中心的な技術となる可能性がある． 　　　　　（佐藤　悠介）

引用文献
1) J. K. Nair, *et al.*, *J. Am. Chem. Soc.*, **136**(49), 16958 (2014).
2) J. K. Nair, *et al.*, *Nucleic Acids Res.*, **45**(19), 10969 (2017).

1.5 血中濃度と組織分布

体内に投与されたキャリア材料は，血流というパイプラインを通じて全身に分布する．したがって，ターゲティングを考えるうえで，血流中におけるキャリア材料の挙動はきわめて重要である．

1.5.1 血管および組織の構造

キャリア材料の組織移行性を決定するのは，毛細血管壁の透過性であるが，毛細血管の構造は臓器によって異なり，連続型毛細血管，有窓型毛細血管，不連続型毛細血管（類洞）に大別される（図 1.21）[1]．連続型毛細血管（図 1.21(a)）は，筋，脳，肺，粘膜組織などもっとも広く分布しており，完全な（連続した）細胞質をもっているために，イオンや低分子量薬物を除き，おもな物質透過はカベオラや小胞が細胞質を横切る双方向性の輸送経路であるトランスサイトーシスによって起こる．また，多くの組織において連続した基底膜が存在するために高分子物質の透過性は著しく低下している．有窓型毛細血管（図 1.21(b)）は，腎糸球体，小腸，脈絡叢などの液体の移動のある組織に見られ，10～100 nm の多数の窓が存在する．窓には小腸では隔膜が存在するが，腎糸球体では隔膜が存在せず，厚い基底膜が存在している．有窓型毛細血管では，窓を介してそれぞれの組織に必要な物質輸送が行われている．不連続型毛細血管（図 1.21(c)）は，肝臓，脾臓などで見られ，100 nm 以上の大きな間隙が存在し，基底膜も不連続および不完全である．このために高分子物質が血管壁を通過することができ，脾臓では血球も容易に通り抜けることができる．したがって，キャリア材料の分子量やサイズの制御，リガンド分子によるトランスサイトーシスの利用によって，臓器および組織特異的なキャリア材料の血管壁透過が可能となる．

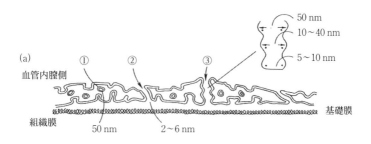

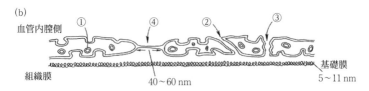

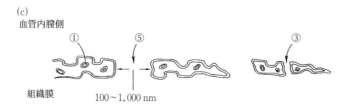

図 1.21　毛細血管の構造
(a)連続内皮（筋肉，皮膚，肺），(b)有窓内皮（小腸，腎臓），(c)不連続内皮（肝臓，脾臓，骨髄）．①ピノサイトーシス小胞，②細胞間隙，③細胞を貫く通路，④フェネストラ（窓），⑤不連続内皮の開口部．

[A. Taylor, D. Granger, *Fed. Proc.*, **42**, 2440 (1983)]

　キャリア材料の血流中からのおもな消失経路の一つは，腎臓での尿中への排泄である．腎臓の糸球体（図 1.22）では，100 nm の窓を有する血管内皮が 200〜300 nm の基底膜，足突起を有する上皮細胞で覆われた構造が存在し，血中からボーマン腔へと物質が移行する[2]．ボーマン腔は，近位曲尿細管へとつづき，血漿限外濾液は水分，グルコース，イオンなどの再吸収を受けたあとに尿として体外に排泄される．ここで腎糸球体の基底膜は，Ⅳ型コラーゲン，ラミニン，フィブロネクチン，プロテオグリカンで構成され，糸球体濾過関門を構成しており，3.5〜4 nm 以下の物質を透過させる．基底膜の物質透過速度は，そのサイズに依存し，2 nm 以下の場合は低分子物質や腎機能の測定に使用されるイヌリンと同等の速度で尿中へと移行するが，それ以上のサイズにおいてはサイズの増加に伴い，尿中への移行速度が低下する．また，基底

1.5 血中濃度と組織分布　**37**

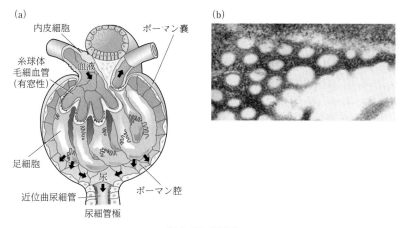

図 1.22　腎小体
(a)腎小体の構造．腎小体は腎臓の最小構造単位（ネフロン）の一部であり，毛細血管の塊である糸球体をボーマン嚢が包む構造となっている．毛細血管からしみ出して，キャリア材料は尿中へと排泄される．(b)糸球体毛細血管の内皮細胞．内皮細胞のシート状の細胞質には，多数の孔があいている．これらの孔は隔壁をもたず，透過性が高い．
［坂井建雄，河原克雅，"カラー図解 人体の正常構造と機能 第5巻 腎・泌尿器 第3版"，日本医事新報社（2017），pp.16, 18, 19 をもとに作成］

膜は，陰性に荷電した糖鎖（ヘパラン硫酸）を有するプロテオグリカンに富み，内皮細胞表面もヘパラン硫酸で覆われているために，正電荷を有する分子は速やかに尿中へと移行し，負電荷を有する分子の尿中への移行は遅くなる．すなわち，キャリア材料のサイズ，電荷を制御することによって血流から尿への移行速度（腎クリアランス）をコントロールすることができる（図1.23）[3]．

肝臓では，消化管，脾臓および膵臓からの血液（肝臓へ流入する血液量の75～80％）を運ぶ門脈と肝動脈が合流し，肝小葉を通過して，中心静脈へと血液が流れる（図1.24(a)）．肝小葉には，100 nm 以上の大きな間隙を有する内皮細胞と肝実質細胞の間に血液と肝実質細胞の間の物質交換が行われるディッセ腔が存在する（図1.24(b)）[4]．ディッセ腔の厚みは0.2～0.5 μm であり，Ⅰ，Ⅲ，Ⅳ型コラーゲン線維が含まれている．したがって，低分子物質や100～150 nm 以下のキャリア材料はディッセ腔へと移行し，肝実質細胞に取り込まれる．肝実質細胞には，老化血漿糖タンパク質のシアル酸除去後の終末がラクトースに親和性を有するアシアロ糖タンパク質受容体などの受容体やトランスポーターが多く発現しており，それらを介して肝実質細胞に取り込まれた物質は代謝・分解を受け，不要物や有害物は胆管を通じて胆汁排泄される．一方，外来由来の物質やサイズの大きい物質は内皮細胞上に存在するマクロ

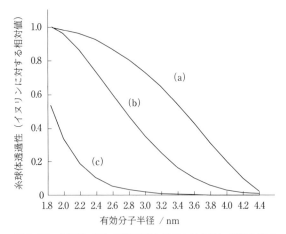

図 1.23 分子サイズ,電荷の異なるデキストランの腎クリアランス
(a)カチオン性デキストラン,(b)中性デキストラン,(c)アニオン性デキストラン.基底膜の厚さ 100〜200 nm,ヘパラン硫酸が豊富.

[M. P. Baylis, et al., J. Clin. Invest., **61**, 7 (1978)]

ファージ系のクッパー細胞に貪食される.クッパー細胞が有害物質を取り込んだ場合には炎症性サイトカインが産生され,肝星状細胞を介したⅠ型コラーゲンの発現による線維化などが誘導される.以上のように,キャリア材料のサイズによって肝臓での消失経路をコントロールすることができ,リガンド分子や正電荷を有するキャリアの利用によって高効率で肝臓をターゲティングすることも可能である(正電荷を有するキャリアはあらゆる細胞と相互作用し得るが,初回通過効果で肝臓に集積する).

　腎クリアランス,肝臓による取込に加えて,キャリア材料は不連続型毛細血管を有する脾臓,骨髄にも集積し得るが,その集積性は分子サイズに依存する.また,肺では,肺胞毛細血管の内径は赤血球がなんとかすり抜けることができる 8 μm 前後であり,それより分子サイズの大きいキャリア材料は毛細血管を閉塞し得る.

　上記のように,キャリア材料の分子サイズ,電荷などの物理化学的性質によって,その組織移行性をコントロールすることが可能である.逆に,キャリア材料の血中滞留時間を長期化するためには,分子サイズを腎クリアランスが十分に遅いもしくは腎排泄を受けない 4〜5 nm 以上に設計し,血中で凝集せず,肝臓のクッパー細胞や脾臓の脾洞内皮および細網細胞などの細網内皮系による取込の引き金となる血漿タンパク質との相互作用を最小限にすることが重要である.

1.5 血中濃度と組織分布

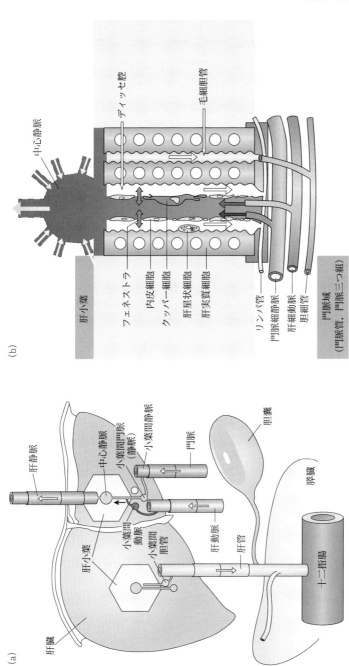

図 1.24 肝臓
(a) 門脈および肝動脈を通ってきた血液は合流し、肝小葉へ流れる。(b) 肝小葉の細胞構造。血液中のキャリア材料は肝小葉にて肝実質細胞への取込と代謝を受け、胆管を通じて排泄される。サイズの大きい物質はクッパー細胞により貪食される。
[A. L. Kierszenbaum, L. L. Tres, "Histology and Cell Biology: An Introduction to Pathology, 3rd ed.", Elsevier (2011), pp.513, 516]

1.5.2 投与経路

　キャリア材料の全身投与のための経路としては，静脈内投与，腹腔内投与，皮下投与が広く利用される．それぞれの投与経路でのキャリア材料の血中濃度変化はその分子サイズに依存する．図1.25では，分子量を12,000～778,000の範囲で変化させたHPMA（N-(2-Hydroxypropyl)methacrylamide）共重合体のマウスにおける静脈内投与，腹腔内投与，皮下投与後の血中プロファイルを示している[5]．静脈内投与では，HPMA共重合体の分子量が22,000以下では速やかに血中から消失するが，78,000以上では高い血中滞留性を示し，40,000ではその中間の血中濃度変化を示している．これは1.5.1項のキャリア材料の腎クリアランスのサイズ依存性によって説明される．腹腔内投与では，HPMA共重合体の分子量が40,000以上で時間依存的に血流中に移行し，4～6時間で定常状態に達している．腹腔内投与されたキャリア材料は100 nm以上のサイズの場合においてもリンパ系から胸管へと移行し，鎖骨下静脈と内頸静脈の合流地点(静脈角)で静脈内へと移行する．皮下投与では，24時間～数日かけて徐々に血流中へと移行し，数週間にわたり血中濃度が維持される．これはHPMA共重合体の皮下組織から血流への時間依存的な移行によって説明され，キャリア材料の皮下投与は持続的な血中濃度を得るために有効な投与経路である．なお，図1.23の血中濃度推移はマウスによるものであり，1.6節で説明するように，ヒトではマウスと比較して4分の1の速度でキャリア材料は血流中から消失する．

1.5.3　がん，炎症部位への集積

　がん組織では，例外なく，血管壁の毛細血管壁の透過性が亢進している．がん細胞が分泌する血管内皮細胞増殖因子（VEGF）などの血管新生因子は新生血管の形成（angiogenesis）を誘導し，この血管内皮細胞のみで構成される新生血管壁の透過性は非常に高くなっている．また，VEGFにより活性化された血管内皮細胞はタンパク質分解酵素の一種であるマトリックスメタロプロテアーゼ（MMP）を放出し，血管の基底膜および細胞外マトリックスを分解することによって，さらに血管透過性を亢進させている．このような血管壁透過性の亢進は，がん細胞に酸素と栄養分を供給し，その異常な増殖を支えていると考えられている．

　血管壁透過性の解剖学的な機序に関しては，電子顕微鏡による観察結果から比較的大きな間隙（細胞間間隙，細胞内間隙），カベオラ，液胞が連結した細胞内構造（vesicular vacuolar organelles：VVO），フェネストラ，ファゴサイトーシスなどのメカニズムが考えられている（図1.26）[6,7]．Jainらは，数十nm～数μmの粒子の血管壁

Fraction number	重量平均分子量 $(\overline{M}_w)$	$\overline{M}_w/\overline{M}_n$ *
1	778,000	1.2
2	556,000	1.2
3	297,000	1.2
4	148,000	1.2
5	78,000	1.2
6	40,000	1.2
7	22,000	1.2
8	12,000	1.2

* $\overline{M}_n$：数平均分子量，$\overline{M}_w/\overline{M}_n$：分子量分布．

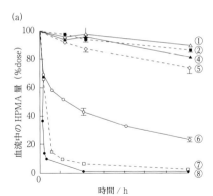

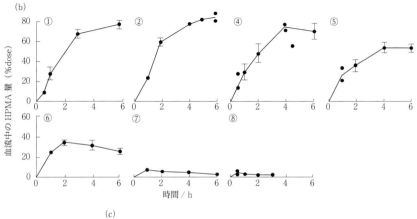

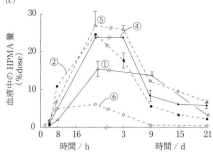

図1.25 分子量の異なるHPMA共重合体の投与経路と血中濃度の関係

(a) ^{125}I標識HPMAの静脈内投与における血中クリアランス，(b) ^{125}I標識HPMAの腹腔内投与における血中クリアランス，(c) ^{125}I標識HPMAの皮下投与における血中クリアランス．図中の①〜⑧は表内の番号に対応している．

[L. W. Seymour, *et al.*, *J. Biomed. Mater. Res.*, **21**, 1341 (1987)]

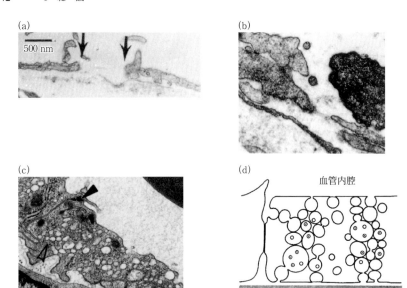

図 1.26 腫瘍血管の構造
(a)マウスグリオーマ (MCa IV) で見られる大きな間隙,(b)リポソームが大きな間隙を通過する様子,(c) vesicular vacuolar organelles (VVO) の構造.高分子物質ががんに集積するメカニズムとして,大きな間隙(細胞間間隙,細胞内間隙),カベオラ,vesicular vacuolar organelles (VVO),フェネストラ,ファゴサイトーシスなどのメカニズムが考えられている.
[(a),(b) S. K. Hobbs, et al., Proc. Natl. Acad. Sci. U. S. A., **95**, 4607 (1998);(c) D. F. Janice, Microsc. Res. Tech., **57**, 289 (2002)]

 透過性を共焦点顕微鏡を用いて評価したところ,腫瘍タイプ(大腸がん,肝臓がん,脳腫瘍(膠芽腫)など)および移植部位によって透過できる粒子のサイズは異なるが,あらゆるがんで 100 nm 以上の粒子の血管壁透過が確認されている(図 1.27)[6].マウスグリーマ細胞では,皮下移植モデルおける透過可能な粒子のしきい値は 1.2~2.0 μm であったが,脳室内移植モデルでは 380~500 nm であり,血管壁透過性にはがん細胞の周囲の環境も重要であると考えられる.Jain らの研究では,ヒト膠芽腫由来がん細胞 (U87MG) の脳室内移植モデルがもっとも低いナノ粒子の血管壁透過性を示しているが,このことは実際のがん患者の膠芽腫においてバリア性の高い血管壁(血液脳腫瘍関門 (BBTB))が構築されていることと一致している.
 がんでは,血管壁の透過性の亢進に加え,血流が著しく低下していることも知られている.Jain らは,正常組織およびがん組織における赤血球の流速を共焦点顕微鏡を用いて評価したところ,腫瘍血管の赤血球の流速は正常組織の細静脈のそれと比べ

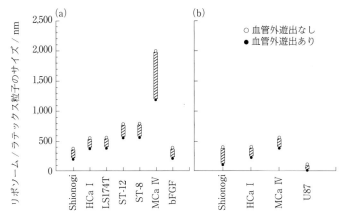

図 1.27 異なる腫瘍モデルにおける粒子の血管透過性
(a)皮下移植，(b)脳室内移植．LS174T：ヒト大腸がん，MCa IV：マウスグリオーマ，HCa-1：マウス肝がん，Shionogi：male テストステロン依存性腫瘍，bFGF：bFGF で処理した血管．がん細胞の種類や環境によってポアサイズが異なる．

[S. K. Hobbs, *et al.*, *Proc. Natl. Acad. Sci. U. S. A.*, **95**(8), 4607 (1998)]

て10倍以上遅いことが確認されている（図1.28)[8]．これは正常組織の血管は規則的な構造を有し，血液が滞りなく流れているのに対して，腫瘍血管はループや閉塞部位が存在する不規則な構造を有し，血流がよどんだ状態となっているためである．この現象は，1回の血液循環においてナノキャリアが正常組織より10倍以上長くがん組織と相互作用することを示唆している．

高分子物質の固形がんへの集積は，松村，前田らによって見出され，EPR 効果と名付けられた．松村，前田らは，この現象をアルブミンと高分子結合抗がん剤 SMANCS® の固形がん選択的な集積によって明らかにしており，上記の血管壁の透過性の亢進による高分子物質のがん組織移行性に加え，未発達なリンパ系の構築による高分子物質の滞留性の向上によって説明している．EPR 効果は，現在，抗がん剤の主流である抗体医薬のがん特異的な集積の機序を説明するものであり，がん特異的なナノキャリアを設計するうえでもっとも重要な原理の一つである．

一方，炎症部位においても，生体の防御反応として，血管壁の透過性が亢進してお

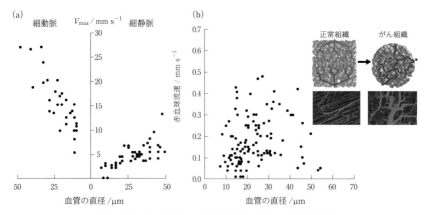

図 1.28 正常組織およびがん組織における赤血球の流速
(a)正常組織，(b)がん組織．正常組織と比較して腫瘍では血流が 10 倍以上遅い．血管間距離と血流の流速に相関は見られなかった．
[R. Jain, *Adv. Drug Delivery Rev.*, **46**, 149 (2001)]

り，炎症局所に存在する起炎物質の希釈や除去，炎症担当細胞や抗体の炎症部位への浸潤や浸出に寄与している．したがって，がん組織と同様に血中滞留性に優れているキャリア材料を用いることによって炎症部位への受動的な集積が可能となる．

EPR 効果に種差?!

1986 年に松村，前田により EPR 効果が発見され，1990 年に PEG で表面修飾した直径 100 nm 程度の小さいリポソームは，マウスにおいて高い血中滞留性を示すと同時に，EPR 効果によって腫瘍送達量を促進することに成功した．その結果，DOX の抗腫瘍効果は劇的に上昇した．この目を見張る効果は，ただちにヒトへ応用され，1995 年に FDA は Doxil® を認可し，抗がん剤をリポソームに封入した全身投与型の画期的製剤が臨床で使用されるようになった．しかしながら，Doxil® 以降，ナノ医薬品の臨床応用は期待通りに進まなかった．それどころか，Doxil® は臨床では効かない，という説が浮上し，2012 年カナダで開催された国際コントロールドリリース学会でも議論となった．Bae らは，Doxil® は臨床で固形がんには効果がないことを文献に基づいて論じている．2016 年に，*Journal of Controlled Release* に，Doxil® とフリーの DOX の抗腫瘍効果を比較したメタ解析が発表された．結果は，非臨床試験では Doxil® は非常に有効であったが，臨床では Doxil® はフリーの DOX と比較して有意差はなかった[1]．本メタ解析の結果は DOX とそのリポソーム製剤ドキシールとの比較における結果であり，その他の製剤に関しては今後の研究が期待される．EPR 効果はマウスにおける腫瘍モデルにおいて確立された概

念であるが，ヒトのがんにおいて果たして EPR 効果はどの程度機能しているのか，定量的なデータはほとんどないのが実情と思われる．ヒトにおける *in vivo* イメージングが行われることにより，この問題も科学的なアプローチにより解明されることが期待される．同時に，個別化医療のコンセプトが導入され，EPR 効果が上手く機能する患者に対して積極的にナノ医療が適用されるようになると思われる． 〔原島　秀吉〕

引用文献
1) G. H. Petersen, *et al.*, *J. Controlled Release*, **232**, 255 (2016).

1.6　動物モデルからヒトへの応用

ナノ医薬品の開発においては，小動物（マウス）による有効性・安全性試験で優れているものが，中・大動物による非臨床試験へと進み，ヒトによる臨床試験での検討が行われる．ナノキャリアの設計においては，動物モデルとヒトで薬物動態が大きく異なることを考えておく必要がある．血中の薬物やナノキャリアは，腎臓や肝臓などのクリアランス臓器を通過するごとに一定の割合で排泄を受ける．このために薬物やナノキャリアの血中滞留性（血中半減期）は，血液の循環に要する時間と心拍数に依存し，ヒトでのナノキャリアの血中滞留時間はマウスの約4倍となる．たとえば，図1.29，1.30 にマウスとウサギにおける PEG 修飾リポソームの血中滞留性とがん集積性を示しているが，ウサギではマウスの約2倍の血中滞留性が確認され，がん組織へ

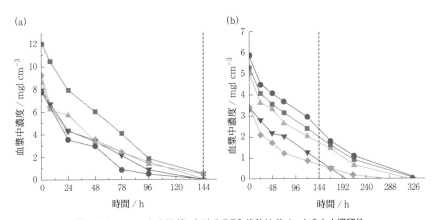

図 1.29　マウスとウサギにおける PEG 修飾リポソームの血中滞留性
(a)マウス，(b)ウサギ．図中の各マーカーは異なる個体を表す．対象が大きくなると血中滞留性が長くなる．一般的に，ヒトの場合，血中半減期はマウスの4倍となる．
〔S. Stapleton, *et al.*, *PLOS ONE*, **8**, e81157 (2013)〕

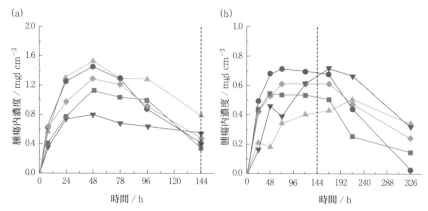

図 1.30 マウスとウサギにおける PEG 修飾リポソームの固形がん集積性
(a)マウス肺扁平上皮がん H520, (b)ウサギ腫瘍 VX2. 図中の各マーカーは異なる個体を表す. 疾患モデルによって DDS のがん集積性も異なる.
[S. Stapleton, *et al*., *PLOS ONE*, **8**, e81157 (2013)]

の集積が最大となるのはマウスでは投与 48 時間後であったが, ウサギでは 144 時間後であった[1]. したがって, 薬物を徐放するタイプのナノキャリアの設計においては, マウスで最適化してしまうとヒトでは不安定となってしまう可能性がある. すなわち, ナノキャリアの設計においては, ヒトでの応用を視野に入れて, マウスでも効果が得られるように, 薬物の封入法などを検討する必要がある. この点に関して, 小動物とヒトで共通する微小環境変化や外部からの刺激に応答して薬物が放出されるナノキャリアは, 小動物モデルとヒトでの薬物動態の差異の影響を受けにくいと思われる.

引用文献

1.1 節
1) 瀬崎 仁, "ドラッグデリバリーシステム―新しい投与剤形を中心とした製剤学", 南江堂 (1986).
2) 橋田 充, "ドラッグデリバリーシステム―創薬と治療への新たなる挑戦", 化学同人 (1995).
3) 東京大学ナノバイオ・インテグレーション研究拠点 編, "医薬理工の異分野融合研究から見えたナノバイオの未来", エクスナレッジ (2010).
4) 高分子学会 編, "最先端材料システム One Point 9 ドラッグデリバリーシステム", 共立出版 (2012).
5) 日本 DDS 学会 編, "日本 DDS 学会創立 30 周年記念出版― DDS 研究 30 年 温故知新", じほう (2015).
6) H. Cabral, K. Kataoka, *J. Controlled Release*, **190**, 465 (2014).

1.2 節
1) H. Harashima, *et al*., *J. Controlled Release*, **61**, 93 (1999).
2) H. Cabral, K. Kataoka, *J. Controlled Release*, **190**, 465 (2014).

3) S. Ozawa, et al., *Cancer Chemother. Pharmacol.*, **21**, 185 (1988).
4) H. Harashima, et al., *Adv. Drug Delivery Rev.*, **40**, 39 (1999).

1.3 節
1) C. Battistella, H. A. Klok, *Macromol. Biosci.*, **17**, 1700022 (2017).
2) C. Azevedo, M. H. Macedo, B. Sarmento, *Drug Discov. Today*, (in press).
3) 中村桂子，松原健一 監訳，"細胞の分子生物学 第6版"，ニュートンプレス（2017），12章，13章．
4) A. Perez Ruiz de Garibay, *Wie. Med. Wochenschr.*, **166**, 227 (2016).
5) L. I. Selby, et al., *WIREs Nanomed. Nanobiotechnol.*, **9**, e1452 (2017).
6) S. N. Tamman, H. N. E. Azzazy, A. Lamprecht, *J. Controlled Release*, **229**, 140 (2016).
7) Y. Yamada, H. Harashima, "Handbook of Experimental Pharmacology 240, Pharmacology of Mitochondria", eds. by H. Singh, S. -S. Sheu, pp. 457-472, Springer (2017).
8) L. Barile, G. Vassalli, *Pharmacol. Ther.*, **174**, 63 (2017).

1.4 節
1) Y. Matsumura, H. Maeda, *Cancer Res.*, **46**, 6387 (1986).
2) N. Nishiyama, Y. Matsumura, K. Kataoka, *Cancer Sci.*, **107**, 867 (2016).
3) Y. Sato, et al., *Macromol. Biosci.*, **17**, 1600179 (2017).
4) C. Tapeinos, M. Battaglini, G. Ciofani, *J. Controlled Release*, **264**, 306 (2017).
5) Y. Miura, et al., *ACS Nano*, **7**, 8583 (2013).
6) Y. Lu, et al., *Biomaterials*, **35**, 530 (2014).
7) F. Meng, et al., *Colloids Surf., B*, **134**, 88 (2015).
8) S. Hsu, et al., *Nanotechnology*, **21**, 405101 (2010).
9) Y. Sakurai, K. Kajimoto, H. Harashima, *Biomater. Sci.*, **11**, 1253 (2015).
10) K. Kusumoto, et al., *ACS Nano*, **7**, 7534 (2013).
11) M. N. Hossen, et al., *Mol. Ther.*, **21**(3), 533 (2013).
12) F. Fang, et al., *Mater. Sci. Eng., C*, **76**, 1316 (2017).
13) K. B. Johnsen, et al., *Sci. Rep.*, **7**, 10396 (2017).
14) R. J. Boado, W. M. Pardridge, *Mol. Pharmaceutics*, **14**, 1271 (2017).
15) Y. Molino, et al., *FASEB J.*, **31**, 1807 (2017).
16) G. Huile, et al., *Biomaterials*, **32**, 8669 (2011).
17) J. Kreuter, et al., *J. Controlled Release*, **118**, 54 (2007).
18) M. Tamaru, et al., *Biochem. Biophys. Res. Commun.*, **394**(3), 587 (2010).
19) Y. Anraku, et al., *Nat. Commun.*, **8**, 1001 (2017).
20) M. D. Garcia-Castillo, D. J. F. Chinnapen, W. I. Lencer, *Cold Spring Harb. Perspect. Biol.*, **9**, a027912 (2017).

1.5 節
1) A. Taylor, *D. Fed. Proc.*, **42**, 2440 (1983).
2) 坂井建雄，河原克雅，"カラー図解 人体の正常構造と機能 第5巻 腎・泌尿器 第3版"，日本医事新報社（2017）．
3) M. P. Baylis, et al., *J. Clin. Invest.*, **61**, 7 (1978).
4) A. L. Kierszenbaum, L. L. Tres, "Histology and Cell Biology: An Introduction to Pathology, 3rd ed.", Elsevier (2011).
5) L. W. Seymour, et al., *J. Biomed. Mater. Res.*, **21**, 1341 (1987).
6) S. K. Hobbs, et al., *Proc. Natl. Acad. Sci. U. S. A.*, **95**, 4607 (1998).
7) D. F. Janice, *Microsc. Res. Techn.*, **57**, 289 (2002).
8) R. Jain, *Adv. Drug Delivery Rev.*, **46**, 149 (2001).

1.6 節
1) S. Stapleton, et al., *PLOS ONE*, **8**, e81157 (2013).

◆ DDS 研究 最前線 ◆

がん幹細胞のターゲティング

近年，ES 細胞や iPS 細胞などの幹細胞が再生医療分野を中心に注目されているが，がんにも"がん幹細胞"が存在していることが示唆されている．幹細胞とは，多分化能と自己複製能をもつ細胞であり，がん幹細胞はがんの再発や転移の根源として考えられている．がん幹細胞は，正常幹細胞と同様に，その性質を維持するための最適な環境（ニッチ）に存在しており，腫瘍内低酸素領域（hypoxia）などがかん幹細胞のニッチであると考えられている．がん幹細胞は，通常は休止期を維持しているが，抗がん剤や放射線によってがん細胞（非がん幹細胞）がダメージを受けるとがん幹細胞は分化・増殖によって非がん幹細胞を産生し，再発・転移を誘導する．さらに，がん幹細胞は，それ自身が多剤排出トランスポーターや細胞質内の解毒と抗酸化を担うグルタチオンを過剰発現しており，さらに薬物到達性が低く抗酸化環境の低酸素領域に存在しているために，抗がん剤や放射線治療に対して抵抗性である．このため，現行の治療法では，がん幹細胞が残存してしまい，最終的にがんの再発・転移へと至ると考えられている．したがって，がんを根治するためには，がん幹細胞の治療法の確立が重要であると考えられ，近年，がん幹細胞のターゲティングが大きな注目を集めている．がん幹細胞は，CD 44 や CD 133 などの多くの表面マーカーの存在が報告されており，それらはがん幹細胞のターゲティングに利用することができる．たとえば，CD 44 はヒアルロン酸レセプターであることから，ヒアルロン酸をリガンド分子として用いた DDS が報告されている[1]．また，がん幹細胞は，$\alpha_v\beta_3$ インテグリンが過剰発現しており，cRGD ががん幹細胞のターゲティングに有用であることが報告されている[2]．近年，がん幹細胞の分化や細胞死を誘導する薬剤も明らかにされてきており，これらを DDS と組み合わせることで画期的ながん治療法が実現できるものと期待される．

（西山　伸宏）

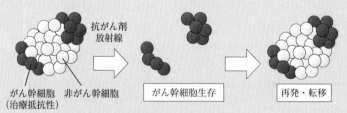

図　がん幹細胞と治療抵抗性
現行の治療法では治療抵抗性のがん幹細胞が残存．

引用文献
1) T. A. Debele, *et al.*, *Biomacromolecules*, in press (2018), DOI: 10.1021/acs.biomac.8b00856.
2) M. Wang, *et al.*, *J. Controlled Release*, **230**, 26 (2016).

2

高分子系のキャリア設計

2.1 高分子ミセル

　薬物に標的部位に指向する性質を与え，選択的な薬物送達を実現する試みをターゲティングという．紀元前400年に"医学の父"として知られる古代ギリシャの哲学者ヒポクラテスが"本当に良い薬は効いて欲しいところだけに効く薬である"と書物に残しているように，ターゲティングはDDSにおいてもっとも基本的かつ重要な概念である．1970年代半ばにドイツの高分子科学者 H. Ringsdorf は，さまざまなデザインが可能な合成高分子に薬物や自動誘導装置などを組み込み，効果的な高分子薬の創出を提唱した（図2.1）[1,2]．合成高分子ではその分子量や溶解性などさまざまな特性を自在に制御することができ，生体適合性の向上や体内分布の制御が期待できる．さらに薬物導入量や結合様式，標的指向基の導入など自在な分子設計が可能であり，これこそ究極の治療薬として提唱した．

　前田らは，1986年に提唱したEPR効果（1.4.1項）に基づき，ポリ(スチレン-co-無水マレイン酸)共重合体にネオカルチノスタチンを結合したSMANCS®を開発し，1993年に世界初の高分子型抗がん剤として認可・販売された（現アステラス製薬）．また，同時期に Duncan, Kopecek らによって開発された HPMA (N-(2-hydroxypropyl)methacrylamide copolymer) 共重合体に，抗がん剤アドリアマイシンを結合した合成高分子-抗がん剤複合体PK1は，画期的な治療効果を示し，臨床試験が進められた．これ以降，さまざまな高分子系キャリアの研究開発が世界中で実施されている．

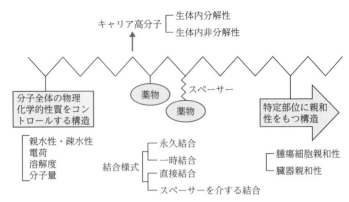

図 2.1　高分子科学者 H. Ringsdorf による高分子医療モデル
合成高分子をプラットフォームとして必要な機能を集積化することにより理想的な薬剤を合理的に設計する.
[H. Ringsdorf, *J. Polym. Sci., Symp.*, 51, 135 (1975); 橋田 充, 高倉喜信, "生体内薬物送達学", 産業図書 (1994) をもとに作成]

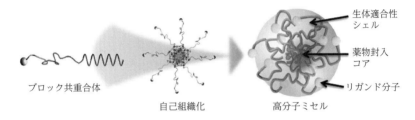

図 2.2　ブロック共重合体の自己組織化によって形成される高分子ミセル

　以下に, もっとも開発が進んでいる高分子系キャリアの例の一つとして高分子ミセルに関して解説する.
　性質が異なる2種類のセグメントが連結された高分子はブロック共重合体とよばれる. ブロック共重合体は, 水中において疎水性相互作用, 静電相互作用, 金属錯体形成などさまざまな駆動力によって自己組織化し, コアシェル型のナノ粒子を形成する. これが高分子ミセルである (図 2.2). 高分子ミセルは, コア構成セグメントを適切に選択することによって, 疎水性分子, 金属錯体などの低分子化合物から核酸医薬などの荷電性高分子物質まで幅広い薬物をコアに安定に保持することができ, 微小環境の変化に応答してそれらの薬物を放出することができる[3,4].
　高分子ミセルは, 低分子量の界面活性剤により形成されるミセルと比較して, きわめて低い臨界ミセル濃度 (critical micelle concentration: CMC) を有しており, 固

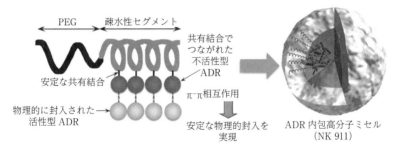

図 2.3　薬物の物理的封入のための高分子ミセル内核の設計（アドリアマイシン（ADR）内包高分子ミセル NK 911 の例）

体状態のコア，緩慢な崩壊挙動などのさまざまな特徴を有している．これらの性質は，ブロック共重合体の組成や化学構造にも大きく依存しており，目的に応じた最適化が必要である．また，高分子ミセルは，10～100 nm の粒子径を有しており，ブロック共重合体の組成や化学構造によってサイズを制御することも可能である．疎水性相互作用を駆動力とする高分子ミセルでは，透析などを利用して良溶媒（有機溶媒）から選択溶媒（水）への置換速度を制御することにより，粒度分布の狭いナノ粒子を調製することができるが，大量調製には，O/W エマルション法，超音波照射，せん断応力を利用したナノ粒子の製造機器（マイクロフルイダイダーなど）も利用できる．一方，静電相互作用，金属錯体形成を駆動力とする高分子ミセルは，水中での自己組織化によって形成されるため，構成分子の水溶液を混合するだけできわめて再現性よく調製することができる．

　高分子ミセルへの薬物の封入法は，"物理的封入"と"化学的結合"の二つに大別することができる．物理的封入には，上述の透析法や O/W エマルション法などが利用され，10～20 %（w/w）程度の薬物封入が可能である[5]．また物理的封入においては，ミセルコアを構成するポリマーの化学構造がきわめて重要である．まず，薬物をミセルコアに安定に保持するためには，コアはガラス状態であることが望ましく，コアの運動性が大きいミセルは薬物を可溶化できても安定に保持することが困難である．加えて，内核構成ポリマーと薬物の化学構造の親和性も重要なパラメーターである．すなわち，薬物に対して π-π 相互作用や水素結合性を示すポリマーを用いることで，ミセルコアに安定に薬物を保持することが可能になる（図 2.3）．一方，化学的結合では，薬物とポリマーを共有結合で結合するため，物理的封入よりも安定に薬物を封入することが可能になる．この場合，薬物とポリマーの化学結合は，標的組織および細胞内で切断され，薬物が放出される必要があり，このために pH 変化，酸化

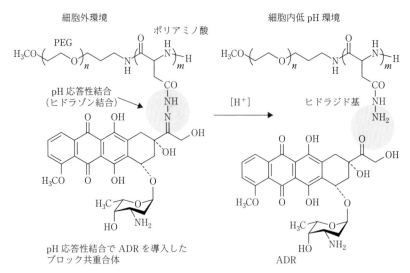

図2.4 薬物の化学的結合のための高分子ミセル内核の設計（pH応答性結合でアドリアマイシン（ADR）を導入した高分子ミセルの例）

還元反応，酵素反応に応答して解離する化学結合が利用される（図2.4）．しかしながら，ポリマーとの化学結合に利用できる官能基を有している必要があるという制限が存在する．

　高分子ミセルは，さまざまな疾患治療への応用が可能であるが，リポソームと同様に悪性腫瘍（がん）を標的とした製剤の開発が進んでいる．これは，がん組織において，毛細血管の物質透過性が亢進し，さらに物質の排出を担うリンパ系の構築が未発達であるために，ナノ粒子製剤が集積しやすい環境が形成されているためである（EPR効果，1.4.1項）[6]．一方，EPR効果は，乳がんや大腸がんなどの血管が豊富ながんでは顕著であるが，膵臓がんに代表される一部のがんでは，血管壁透過性が著しく低下し，かつ間質が豊富であるために，ナノキャリアの集積性および組織浸透性が著しく低下するものと考えられる[7]．高分子ミセルは，任意の大きさに粒子径を制御することが可能であるため，30〜100 nmの範囲で粒子径制御された高分子ミセルをヒト膵臓がんモデルに投与したところ，30 nmの高分子ミセルが高いがん集積性と組織浸透性を示すことが確認された[8]．30 nmの抗がん剤内包高分子ミセルは，より実際のがん患者に近い組織構築を有すると考えられる膵臓がんの自然発生モデルに対しても優れた抗がん活性を示し，マウスの生存率を大幅に延長させることが示されている[9]．

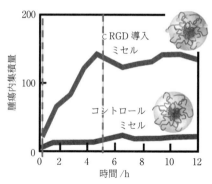

図 2.5 ヒト膠芽腫モデルにおける環状 RGD ペプチド (cRGD) 導入高分子ミセルの腫瘍内分布と腫瘍への集積プロファイル (環状 RGD ペプチド導入ミセルとコントロールミセルを混合して同時に投与)
[Y. Miura, et al., ACS Nano, 7(10), 8583 (2013) を改変]

ほかに EPR 効果が限定的な難治がんとしては,悪性脳腫瘍があげられる.悪性脳腫瘍,なかでも膠芽腫の血管内皮細胞には,血液脳関門 (BBB) と同様にバリア性の高い血液脳腫瘍関門 (BBTB) が構築されていることが知られており,ナノ粒子製剤のがん組織集積性はほかの固形がんと比較して著しく低下している.そこで腫瘍血管に過剰発現している $\alpha_v \beta_3$ インテグリンに結合する環状 RGD ペプチド (cRGD) を高分子ミセルの表層に導入し,膠芽腫モデルに投与したところ,ミセルは BBTB を越えて効率的にがん組織に集積することが確認された (図 2.5)[10].この cRGD を導入した高分子ミセルのがん組織への集積は,リガンドを導入していないミセルと比べて速く,EPR 効果では説明できないため,ミセルの血管内皮細胞への結合を介した能動輸送が関与しているものと考えられる.以上のように,ミセル表面へのリガンド分子の導入は,難治がんを克服するための有効な戦略となる.

抗がん剤内包高分子ミセルは,2018 年までに 5 品目が臨床試験へと進んでいる.これらのミセルを薬物封入法で分別すると,4 品目が化学的結合型 (金属錯体の配位結合を含む) で,1 品目が物理的封入型である.物理的封入型は,世界中で広く研究されているが,1.6 節に記したように,環境応答性結合を利用した系のほうが動物モデルでの結果をヒトへと外挿しやすい.一つの例をあげると,エピルビシン内包ミセル (NC-6300/K-912) は,pH 応答性のヒドラゾン結合 (シッフ塩基) を介してエピルビシンをミセルコア構成ポリマーに結合しており (図 2.4),解糖系代謝の亢進

(Warburg 効果)に基づく乳酸の産生によって pH が低下しているがん組織で選択的に薬剤を放出する.その結果,優れた薬効と心毒性の軽減が動物実験により確認され,現在,国内で第一相試験が実施されている[11].

抗がん剤の高分子ミセルへの封入による利点としては,EPR 効果によるがん集積性の向上に加えて,副作用の抑制や服薬コンプライアンスの改善があげられる.たとえば,シスプラチンは,腎毒性が用量制限毒性(DLT)であり,これを低減させるためにハイドレーションを伴う3日間の点滴投与が必要だが,臨床試験中のシスプラチン内包ミセルは糸球体濾過速度が遅く腎毒性が大幅に低減されるため,将来的にハイドレーションや長時間の投与を必要とせず,通院治療で使用できる可能性がある.また,シスプラチンは難聴を示すことが知られているが,シスプラチン内包ミセルではこれを回避できることが報告されている.これはシスプラチン内包ミセルにより,内耳の蝸牛コルチ器へのシスプラチン集積量が低減し,有毛細胞が傷害を受けないことによることがモルモットを用いた動物実験により明らかにされている[12].このような副作用の抑制や服薬コンプライアンスの改善は臨床においても期待できる効果であり,治療効果の向上に加えて,ナノ医薬品の臨床応用を考えるうえで重要である.

リポソームや高分子ミセルなどのナノ医薬品の開発を促進するためには,その品質特性や評価手法を明確すること,さらに安全性と効率的な研究開発を両立するための審査ガイドラインを策定することも重要である(7章).このようなガイドライドの整備によって開発リスクが軽減され,多くの企業がナノ医薬品の開発に参入することが期待される.日本でも,ナノ医薬品の審査ガイドラインを整備する取組みが進められており,高分子ミセルに関しては,ブロック共重合体ミセル医薬品の開発に関する厚生労働省/欧州医薬品庁の共同リフレクションペーパーが平成26年1月に公表されている[13].

2.2 高分子ミセル型遺伝子キャリアの設計

2.2.1 はじめに

われわれの体の恒常性は,タンパク質発現レベルの絶妙なバランスによって保たれている.その破綻が疾患を引き起こすことから,タンパク質を薬として利用することは直接的な治療法である.しかしながら,タンパク質を直接投与しても長時間それを必要な局所に留めておくことは難しく,また大量調製もコストの面から難しい.それを解決するのがタンパク質の大本である DNA を体内に送り込み,そこで転写-翻訳させてタンパク質をつくらせようという *in vivo* 遺伝子治療の考え方である.しかし

ながら，DNA は生体内ですぐに酵素によって分解され，また細胞膜を透過できない．したがって，これを実現させるには，DNA を酵素分解から守りつつ核まで運び，転写を誘導するデリバリーシステムが必要となる．この目的においてウイルスは優れた特性を示す．しかしながら発がん性や免疫原性といった安全性に不安が残り，また担持可能な遺伝子サイズに限界があるといった問題がある．さらに，血中に投与してもすぐに細網内皮系（reticuloendothelial system：RES）に捕獲されてしまうため基本的に全身投与には適さない．人工合成で安全な，そして侵襲度が低い静脈投与が可能な遺伝子デリバリーシステムの開発に期待が寄せられている．本節では，高分子を用いてそれをつくるアプローチを取り上げる．運ぶ DNA は，数千塩基対からなり，環状・超らせんのトポロジーを有するプラスミド DNA（pDNA）である．

細胞で遺伝子を発現させるためのおもな障壁は，細胞膜，エンドソーム膜，核膜を越えることである．全身投与ではこれに加えて，血中を安定に循環することと，血管を越えて標的組織に移行することが求められる．はじめに，高分子と pDNA とからつくられる複合体"ポリプレックス"の概要と，細胞で遺伝子発現させるための高分子の設計を述べる．つづいて，それを全身投与に展開する"ポリプレックスミセル"の概要と機能化のための分子設計を述べる．最後に，そもそも pDNA がどのように折りたたまれてポリプレックスミセル中に収容されるかという構造論についても紹介する．

2.2.2　ポリプレックス

ポリプレックスは，アニオン性高分子電解質である pDNA に対し，カチオン性高分子（ポリカチオン）を静電相互作用に基づき複合化させることでつくられる（図 2.6）．これは，両高分子電解質がポリイオンコンプレックス（PIC）をなすことで放出される対イオンのエントロピー利得によって促される．電荷が中和されたポリプレックスは，水分子との接触を減らそうと DNA 凝縮とよばれる体積転移を起こし，100 nm 程度の粒子となる．疎水化したポリプレックスは二次会合を引き起こし，凝集もしくは沈殿する．そのため，DNA の電荷に対して過剰量となるポリカチオンを加え，ポリプレックスが正に荷電するよう調製されることが多い．ポリカチオンとしては，PLL（poly-L-lysine）[1]や PDMAEMA（poly[2-(dimethylamino)ethyl methacrylate]）[2]，エンドソーム脱出を促進する作用のある PEI（polyethyleneimine）[3]，PHis（poly-L-histidine）[4,5]，PAMAM（polyamidoamine dendrimer）[6~8]，PAsp(R)（N-substituted polyaspartamides）[9,10]が代表的で，より安定なポリプレックスをつくり，より低毒性となるポリカチオンの開発や重合度の検討が行われている[11]．

2.2.3 ポリプレックスの機能化

細胞に到達したポリプレックスが越えなくてはならないおもな障壁は，細胞膜，エンドソーム膜，そして核膜である（図2.7）．これを効果的に越えていくための機能を付与すべく，ポリカチオンにさまざまな分子が修飾され，機能化が試みられている（図2.6）．

細胞膜には，ヘパラン硫酸やシアル酸などアニオン性ムコ多糖が結合している（図2.7(1)）．そのため，カチオン性のポリプレックスはそれらと積極的に相互作用し，細胞取込効率が高まる．一方で，ポリプレックスは静電相互作用によって形成されているので，ポリイオン交換反応により解離する可能性がある[12,13]．したがって，ムコ多糖と接触してもポリイオン交換反応を起こさないような工夫が必要となる．たとえば，ポリカチオンの重合度を大きくし，DNAと多点結合させることでポリプレックスを安定化することができる．ただし，高分子量のポリカチオンは細胞毒性を引き起こしやすいという問題点がある．これを回避するため，分子量の小さいポリカチオンを細胞内で切れるリンカーで連結させて高分子量化することが試みられている[14,15]．また，ポリカチオンに疎水性基を導入することでポリプレックスの会合力を高めることも安定化に有効な方法である[16]．一方でポリプレックスの安定化は，最終的なDNAの転写プロセスを抑制してしまう．このジレンマを解決する策として，細胞内環境において開裂する結合による架橋があげられる[17]．ジスルフィド結合による架橋がその代表であり，細胞外と取込過程では安定化させつつ，細胞に入ったあとは細胞内の高いグルタチオン濃度に応答して架橋がほどける仕組みとなっている．また，細胞内の高ATP濃度に応答して開裂するフェニルボロン酸とジオール間の結合も新たな環境応答性架橋として報告されている[18]．

細胞取込を促進させるもう一つの方法は，ポリプレックスにリガンド分子を導入す

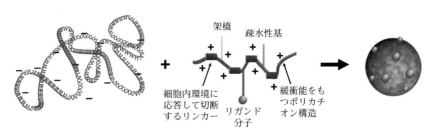

図2.6 ポリプレックスの形成と機能化

pDNAとポリカチオンが会合することでポリプレックスが調製される．さまざまな機能性分子をポリカチオンに組み込んでいくことで，細胞内の障壁を越えることが可能になる．

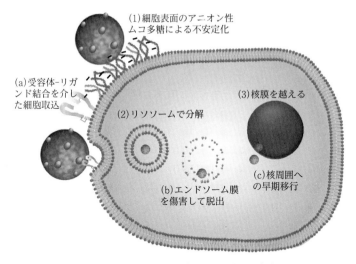

図 2.7 細胞取込から遺伝子発現までの障壁
(1)細胞表面のムコ多糖はポリイオン交換反応を引き起こし，ポリプレックスを解離させる．(2)エンドサイトーシスで取り込まれたポリプレックスは，リソソームで分解される．(3)細胞分裂時に核膜が一時的に消失する間にしか核膜を越えられない．また核に入ったあと，pDNAは効率よく転写されなければならない．
これらの障壁を越えるための代表的な戦略：(a)標的細胞上に発現する受容体を利用した細胞選択的取込．(b)エンドソーム膜をポリカチオンで不安定化し，細胞質へ脱出．(c)NLS や cRGD で核周囲に集積させる．
━はアニオン性を示す．

ることである．膜透過性ペプチドを用いることで，細胞取込効率を高めることができる．一方，特定の細胞に選択的に取り込ませたい場合，膜透過性ペプチドではなく，その細胞が特異的に発現している受容体に結合するリガンド分子を用いる．リガンドの機能を効果的に得るためには，リガンド分子がポリプレックス表層に確実に位置している必要がある．リガンド分子がカチオン性の場合，pDNAとの結合に関与してポリプレックス内に埋没してしまう可能性がある．また，疎水性でもポリプレックス内部に埋没する可能性がある．このようなリガンド分子を用いるには，リンカーを介するなど工夫が必要である．リガンド分子については1章に詳細が述べられている．

エンドサイトーシスにより細胞に取り込まれた次の問題は，リソソームでの分解である（図2.7(2)）．ポリプレックスは，リソソームに移行する前にエンドソームから細胞質に脱出しなければならない．エンドソーム脱出を促進するポリカチオンとしてPEI，PHis，PAMAMなどが知られており，これらは共通してpH低下にともないプロトン化度が高まる緩衝能を有している．また，アミノエチレン

←CH$_2$-CH$_2$-NH→$_n$ ユニットを有するポリカチオンが効果的なエンドソーム脱出を促すことが見出され，それをポリアスパラギン酸（PAsp）やポリメタクリル酸の側鎖に導入した種々のポリカチオンが開発されている[19~21]．興味深いことに，エンドソーム脱出効率とアミノエチレン繰返し数との間には偶奇効果が見られ，偶数のときエンドソーム脱出効率が高まることが示されている[10]．この理由について，側鎖におけるプロトン化したアミンの位置によって膜障害活性が変わるためと説明されている．エンドソーム脱出のメカニズムは，古くからイオン浸透圧により説明されているが[3]，ポリカチオンの緩衝能による効果だけでエンドソーム膜を破壊するのに十分なイオン浸透圧が得られるかについては疑問が呈されている[22]．そのため近年では，ポリカチオンが直接エンドソーム膜に作用することで膜が不安定化されるというメカニズムが認識されている[9,11,23,24]．エンドソーム脱出については1章にも詳しいので参照されたい．pH変化という化学的刺激に加え，物理的刺激によってエンドソーム脱出を促進させる試みもある．たとえば，光増感剤によって活性酸素を発生させ，膜を破壊するPCI（photochemical internalization）は強力にエンドソーム脱出を促す[25,26]．この場合，ポリプレックスと光増感剤がエンドソーム内に同時に存在していることと，エンドソーム膜に障害を与える一方で送達したDNAには障害を与えないことが条件である．

　細胞質へ移行したあとの壁は核膜である（図2.7(3)）．6章に詳しく述べられているが，核移行シグナル（nuclear localization signal：NLS）をつけて核膜孔を通過させる試みがある．しかしながら核膜孔通過は，NLSをつけても40 nmが上限とされており[27]，通常これより大きいサイズのポリプレックスが通過するとは考えにくい．加えて，カチオン性のポリプレックスが細胞中で粒子径を保ったまま単独で分散していることも考えにくい．したがって，核膜孔通過というより，一時的に核膜が消失する細胞分裂の間に核に入り込む経路が主と考えられる．一方で，NLSをつけることで核膜孔を通過することはできなくても核周囲にポリプレックスを積極的に集積させることはできる．門前で待ち構え，門が開いたとき中に入り込むという戦略は十分成り立つ．この戦略はcRGDでも得られるようだ．その経路は明らかではないが，cRGDを導入したポリプレックスが核周囲に短時間で集積している様子が観察されている[28]．リガンドの種類によっては細胞内動態を促進する効果もあるようである．他方，細胞分裂しない細胞に対しては，核膜は依然大きな壁として立ち塞がっている．

　細胞への遺伝子発現（トランスフェクション）効率は，ポリプレックスの調製条件によっても大きく変わることが知られている．一般的にトランスフェクション効率は，N/P比（ポリカチオンのアミノ基の物質量/DNAのリン酸基の物質量比）依存

性を示し，ポリカチオン過剰となる条件で高くなることが知られている．一方で，ポリプレックス形成は電荷の中和が基本であるから，電荷当量比以上に加えられたポリカチオンは溶液中にフリーポリマーとして存在していることになる．すなわち，N/P比依存的なトランスフェクション効率の向上はフリーポリマーによる補助効果ということになる．実際，フリーポリマーを除くとトランスフェクション効率が低下することが報告されている[29〜31]．この理由については，細胞膜上のムコ多糖にフリーポリマーが会合することで結果としてポリプレックスの取込効率が高まったためと考えられている[12,13,29]．このフリーポリマーによる細胞取込促進効果は，培養細胞や局所投与においては期待できるが，全身投与のように希釈される環境下においては期待できず，むしろ毒性惹起してしまうことに注意が必要である．

2.2.4 ポリプレックスミセル

　全身投与には，血中を安定に循環することと血管を越えて組織に到達することが必要になる．ポリプレックスを血中に投与するとすぐにタンパク質の非特異吸着を受け，凝集してしまう．その結果，標的に届かないだけでなく毛細血管を塞栓し，致死性となってしまう．そのため，タンパク質吸着を抑制する効果のある PEG でポリプレックスを覆う PEG 化が広く適用されている．これは，ポリカチオンに PEG をブロックまたはグラフトとして導入した共重合体と pDNA とを混合することで調製される．これにより，pDNA は折りたたまれてコアに収容され，PEG がそれを覆う粒子径 100 nm 程度の高分子ミセル（ポリプレックスミセル）が自発的に形成される（図 2.8）．pDNA の折りたたみについては 2.2.6 項で述べる．シェルをなす水溶性高分子として PEG のほかに，PHPMA（poly[N-(2-hydroxypropyl)methacrylamide]）[32]，PMPC（poly(2-methacryloyloxyethyl phosphorylcholine)）[33]，POxs（poly(2-oxazolines)）[34〜36]，pSar（polysarcosine）[37] などが用いられている．シェルの効果は，タンパク質吸着を抑制することだけでなく，ミセル形成にも重要である．シェルがあることでポリプレックス間の二次会合が抑制されるため，電荷当量比であっても凝集体は形成されない．結果，ブロック共重合体と pDNA との混合を pDNA の重なり合い濃度以下となる希薄溶液中で行えば，一つのミセルに一つの pDNA が封入されることになる[38]．反対に，高濃度の pDNA 溶液を用いた場合多分子凝集体が形成される．したがって，高濃度のポリプレックスミセル溶液を調製したい場合，希薄溶液中で調製し，それを濃縮するという手順をふむとよい．pDNA 1 分子から構成されるポリプレックスミセルは，疎水性相互作用を駆動力に形成される会合体とは異なり CMC は定義されない．このため，血中のような希釈条件下におかれ

ても解離することはない．一方，競合するポリアニオン存在下では，ポリイオン交換反応によってポリプレックスは解離し得る．ミセル化することのもう一つの利点として，毒性の低減がある．ポリプレックスミセルは，PEG なしのポリプレックスと比較して炎症惹起を大きく抑制することが報告されている[39]．

2.2.5 全身投与のためのポリプレックスミセルの機能化

ポリプレックスミセルは血中で凝集することなく分散して流れる様子が観察されている[40]．このことは PEG 化の有効性を示すものであるが，それだけでは十分ではない．分解されやすい DNA を血中循環させつつ，細胞に送り届け，そこで遺伝子発現させるには多くの工夫が必要になる．次に，全身投与に向けた機能化を述べる．

a．血中滞留性を高める

血中循環中にナノ粒子が受けるおもな作用は 1.5 節に述べられているが，ポリプレックスミセルにはさらに① アニオン性高分子によるポリプレックスの解離，② DNA 分解酵素による消化，③ 血流のせん断応力，が加わる．血中滞留性を高めるには，これらに対する対策が必要となる．

RES による捕獲は血中投与されたナノ粒子が受ける第一の消失機構である．代表的な単核食細胞系による貪食の回避は，その発端となるオプソニンの吸着を抑えることで可能になると考えられている．これについては PEG 化が有効とされているが，それには PEG 密度が重要である．PEG 修飾基板に対する血清タンパク質の吸着評価から，隣接 PEG 間距離（L）と PEG の慣性直径（$2R_g$）の比（$L/2R_g$）が 0.48 以下になるとタンパク質吸着が抑制されることが示されている[41]．このことは，PEG の密度を臨界密度以上にまで高めなければ，吸着が起こり得るということを示している．この密度はランダムコイル状態にあるマッシュルームから上方に伸び上がるコンフォメーション（スクィーズ，図 2.8(a)）をとりはじめるところに相当している．したがって，ポリプレックス上の PEG がそのようなコンフォメーションをとるまでに密度を高めることが重要である．それにはいくつかの方法がある．一つは，重合度の小さいポリカチオンを使うことである．これによって pDNA を中和するのに必要なポリマー数が増加するため，PEG 密度が高まる[42]．ポリカチオンに疎水性基を導入することでも PEG 密度を高めることができる．疎水性基の効果によって，DNA に会合するポリマー数が電荷当量比以上に高められるとともに，ポリプレックスコアの凝縮度が強められる．この結果，より凝縮したコアの上により多くの PEG 鎖が結合することになり，PEG 密度が向上する[43]．この方法論によって臨界密度以上に PEG 密度が高められたポリプレックスミセルは，投与直後の大量消失を示さない血中滞留

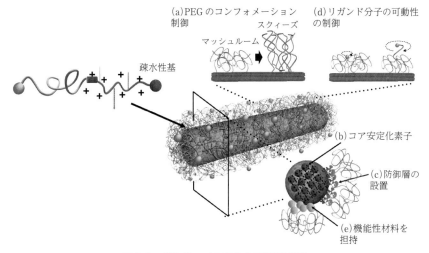

図 2.8 ポリプレックスミセルの機能化戦略

ブロック共重合体と会合させることで、pDNA はロッド状に折りたたまれてコアに収容され、その周囲を PEG 鎖がシェルとして覆う高分子ミセルが形成される。ブロック共重合体に機能性分子を結合させることで、さまざまな役割を担わせることができる。(a) PEG のコンフォメーションを制御することでタンパク質の吸着を抑制。(b) コアを安定化させることで、血中でのミセル構造の変性を抑える。(c) 疎水性ブロブなどの防御層をコア上におき、酵素やポリアニオンの侵入を阻む。(d) リガンド分子の可動性を確保することで、受容体認識能を高める。(e) トリブロック共重合体を用い、機能性材料（エンドソーム膜を傷害する光増感剤など）を担持する区画を増設。

プロファイルとなっており[44]、食細胞系による貪食を回避できている可能性が示唆されている。

ポリイオン交換反応による複合体の解離は、静電相互作用に基づき形成される複合体に共通する特性である。血管内皮細胞や赤血球表面、腎糸球体基底膜にはアニオン性のムコ多糖が豊富に存在していることから、血中循環中においてポリプレックスミセルはこれらとつねに接触している。基本的な安定化戦略は 2.2.3 項で述べた対策と同様である。ポリカチオンに疎水性基[45]、DNA の塩基間に入り込むインターカレーター[46]あるいは架橋を促す官能基[47]を導入し、ポリプレックスを安定化させる試みが行われている（図 2.8(b)）。なお、先述したようにポリカチオンへの疎水性基の導入は、安定化と PEG 密度増強との相乗効果が期待できる。一方、ポリカチオンの高分子量化は、ポリプレックスの安定性は高められるものの pDNA に会合する総高分子数は少なくなり、PEG 密度の低下を招く。実際、ポリカチオン重合度を大きくすると血中滞留性が低下することが示されている[42,48]。安定化の工夫は、せん断応力に対しても効果的である。血流相当のせん断応力は、ポリプレックスミセルから高分

子を引きはがし，その結果ミセル構造が変性し，酵素分解が促進されることが見出されている[49]．これに対し，ポリプレックスに架橋を導入するとこれらの問題が回避され，血中滞留性が向上する．

DNA分解酵素は，血中はもとより細胞中にも存在する．ミセル内に収容することで一定の酵素耐性が得られるものの，粒子径3～4 nmの酵素の侵入を防ぎきることは難しい．この点からコアを防御層でさらに覆う試みがなされている．温度応答性高分子を用いて，親水性シェルとポリプレックスコアとの間に疎水性中間層を配置したポリプレックスミセルが設計され（図2.8(c)），酵素耐性の向上と[50]，血中滞留性の向上が得られている[51]．なお，この防御層はポリアニオンの侵入を防ぎ，ポリイオン交換を抑制する効果もある．

このような取組みによって，マウスの血中を数時間以上にわたり滞留するポリプレックスミセルが得られるようになり，血液循環一周あたりの帰還率は99.9%に達するまでに至っている．

b．血管を越える

ある程度の血中滞留性が確保されれば，粒子径およそ100 nmのポリプレックスミセルは，がんに対してEPR効果による受動的集積が期待できる．しかしながら2.1節で取り上げている薬物内包高分子ミセルのように数日に及ぶ血中滞留性はないことから，同等の集積量は期待できない．そのため，届いたポリプレックスミセルを積極的に細胞に取り込ませる戦略がより必要となる．一方，2.1節で取り上げた膵臓がんに対しては，ポリプレックスミセルの粒子径が間質透過可能な粒径の上限より大きいことからがん巣への到達は期待できない．そのため，がん組織の血管を標的化し，そこで治療用タンパク質を発現させる，あるいはトランスサイトーシスにより組織側への移行を促し，周皮細胞や間質を形成する線維芽細胞で発現させる戦略が試みられている[47,52]．また，EPR効果で集められない部位に対しては血管の標的化が必須となる．トランスフェリン[53,54]やラクトフェリン[55]，あるいはスクリーニングにより得られたTGNペプチド[56]をリガンドとして導入したポリプレックスミセルが開発され，強固な生体バリアであるBBBを抜けられたことが報告されている．

c．ポリプレックスミセルにおける細胞取込から遺伝子発現まで

細胞に到達したあとに求められる基本的な要件は2.2.2項で述べたとおりである．ここでは，ポリプレックスミセルに特有の要件について述べる．

全身投与においては，2.2.3項で述べたフリーポリマーによる補助効果は期待できない．そのため，ポリプレックスミセル自身が細胞によく取り込まれるようでなければならない．しかし，ポリプレックスミセルはPEGで覆われており，また表面電位

も中性であることから細胞膜との親和性が低い．加えて，血中滞留性を高めるためのPEGの高密度化は，細胞との親和性を低くしてしまう．さらに，PEGを高密度化させるとポリプレックスミセルのロッド長が伸び（2.2.3項），200 nmを越えると細胞取込が大きく減少すると報告されている[57]．このように，ポリプレックスミセルはもともと細胞に取り込まれにくい特性を有している．そのため，リガンド分子を利用して積極的に細胞に取り込ませることがより効果的な戦略となる[58]．また，細胞取込の障害となるPEGが切断されるポリプレックスミセルも設計されている[59]．

　リガンド分子の効果を最大限に引き出すには，いくつか考慮すべきパラメーターがある．第一は，リガンドはミセル表層に配置されなければならないことである．第二は，リガンド密度である．リガンドの分子数が少なければ十分な認識能が得られないが，多いとステルス性の低下を招くおそれがある．加えて，トランスサイトーシスを狙う場合，組織側において細胞から脱着しにくくなる問題もある．第三は，リガンド分子は受容体に結合できるよう十分な可動性をもたせることである．リガンドを同じ長さのPEG末端に結合させるより，図2.8(d)のように突出させたかたちで結合させたほうが受容体との結合効率が飛躍的に高まることが報告されている[60]．このように，リガンド分子の効果を得るには，その密度や空間配置の制御が重要になってくる．

　細胞取込に続く重要なプロセスがエンドソーム脱出である．ポリプレックスと同様，エンドソーム脱出を促進するポリカチオンを用いることで効果的な細胞質移行が観察されている．しかしながら，PEGシェルによって直接エンドソーム膜に作用できないポリプレックスミセルがどのように膜を壊しているか一見不思議である．これに対し，ポリプレックスミセルの細胞内動態の追跡がなされ，pH低下に伴いミセルからポリマーが放出されること，そしてそれが膜に接触している様子が観察され，ミセルにおける膜障害のメカニズムが明らかにされている[61]．また，トリブロック共重合体を用いてPCIをポリプレックスミセル内に取り入れることで，効果的なエンドソーム脱出に成功した例がある．コアとシェルとの間に新たな区画をつくり出し，そこに光増感剤を搭載することで（図2.8(e)），ポリプレックスと光増感剤をエンドソーム内に同時に運びつつ活性酸素によるpDNAへの障害を限定的にすることを実現している[62]．

　核に入ったあとは，最後のプロセスとしてpDNAは転写されなければならない．ポリプレックス内に内包されたpDNAの折りたたみ構造自体も転写活性に大きく影響を与えることが報告されている．ロッド状に折りたたまれたpDNAは転写活性であるのに対し，グロビュール状のそれは転写が限定的であることが示されている[39,63]．

2.2.6 pDNA の折りたたみ

　最後に，ポリプレックスミセル内に収容される pDNA の折りたたみ構造について述べる．通常用いられる数千塩基対 pDNA は，半屈曲性鎖として振る舞う分子量数百万，長さにして数 μm，持続長 50 nm の剛直性をもつ巨大な高分子電解質である．これに結合するブロック共重合体はおよそ 10 nm 程度の大きさをもつ高分子電解質である．5,000 塩基対の pDNA に対して，電荷数 50 のポリカチオンを有するブロック共重合体を用いる場合，1 本の pDNA に 200 本のブロック共重合体が結合することになる．この結果，pDNA は凝縮とよばれる体積転移をおこし，動的光散乱測定で粒子径 100 nm 程度の粒子が形成される．DNA 凝縮の駆動力は，水との接触界面を減らすことであるから，ポリプレックスの形態は表面積が最小となる球体状となることが第一に想定される．しかしながら，持続長 50 nm である DNA の剛直性を考慮すると球体状は考えにくい．長く，硬い鎖がどのように折りたたまれてミセルコアに収まるのか．この疑問は，ポリプレックスミセル構築の基盤をなす問題であるとともに，核におけるゲノムパッケージングを理解することにも通じる深い問題でもある．ここでは，pDNA がつくる多様な高次構造を紹介する．

　原子間力顕微鏡（AFM）や透過型電子顕微鏡（TEM）を用いてポリプレックスミセルを見ると，ロッド状，リング状，グロビュール状といったさまざまな形が観察される．このなかでグロビュール状は，第一に想定される球状に近いが，球体とは見なせない不定形な形として観察されることが多い．これら三つはポリプレックスミセルに共通して観察されるが，その大きさや割合は系によってまちまちである．この構造多形に対し，系統的な説明がなされている．

　ロッド状構造：ポリプレックスミセルでもっとも頻繁に観察される．これは，pDNA が複数回折りたたまれた束であり，長さは 50〜数百 nm に分布している．ここに，特異な折りたたみ機構が見出されている．pDNA は，n 回折りたたまれて全長の $2(n+1)$ の逆数の倍数のロッド長に規定されるというもので（図 2.9），pDNA の折りたたみの量子化として報告されている[64]．折りたたみ数（ロッド長）は，ポリプレックス周囲を覆う PEG に大きく依存し，PEG 密度が高いとロッド長は長くなり，反対に PEG 密度が低いとロッド長は短くなる傾向がある[42]．

　グロビュール状構造：ポリプレックスの表面積を小さくしたいという凝縮の要求にもっとも応えられる形態である．PEG をもたないポリプレックスや脂質からなるリポプレックスでは主要な構造として観察されることが多い．ポリプレックスミセルにおいて，pDNA がロッド状となるかグロビュール状となるかは，pDNA を覆う PEG

2.2 高分子ミセル型遺伝子キャリアの設計

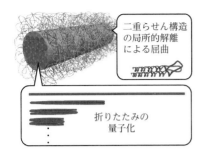

図 2.9 ロッド型ポリプレックスミセルにおける pDNA の量子化折りたたみ
ロッド末端では二重らせん構造が局所的に解離することで折りたたまれる.

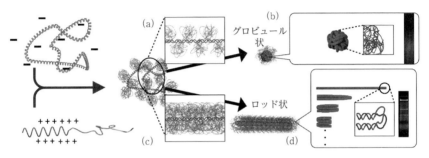

図 2.10 グロビュール状およびロッド状への構造制御
ブロック共重合体が pDNA に会合したさい,隣接 PEG 間で重なり合いがないときグロビュール状が (a→b),重なるときロッド状が形成される (c→d).一本鎖 DNA 切断酵素による検証から,グロビュール状では二重らせん構造が大局的に解離している(b)ことが,ロッド状ではロッド末端で局所的に解離している(d)ことが示されている.

の密度が大きく影響していることが指摘されている.凝縮転移前の広がった pDNA 上に PEG を配置したさい,PEG 同士が重なっているときにはロッド状が,重なっていないときにはグロビュール状が形成されやすいことが見出されている(図 2.10)[39].このことは,グロビュール状構造は PEG 密度が低いときに形成される構造であることを示しており,ポリプレックスミセルを全身投与に適用するさいに考慮すべき重要な点である.

リング状構造:pDNA が一方向に巻かれたものであり,いくつかのウイルスに見られるゲノム DNA のパッケージング様式である.この構造はトロイドともよばれ,多くの系においてしばしば観察されるが,その割合は多くない.これに対し,同一のブロック共重合体を用いてトロイドを選択的に形成させた例がある.pDNA とブロック共重合体との会合を塩で調節したもので,600 mM NaCl 存在下でポリプレックスミセルを調製することでトロイドが選択的に形成されている[65].この条件は特異的で,塩がなければ 100 nm 以下の短いロッド状構造が,塩濃度が 600 mM より高

い領域では数百 nm の長いひも状構造が主であることが観察されている．

　ところで，これらの構造多形のうちトロイド以外は DNA の剛直性では説明できない．この矛盾は，DNA の剛直性の起源である二重らせん構造を考えることで合理的に説明されている．それは，二重らせん構造である DNA は剛直であるが，それがほどければ柔軟鎖であるというもので，ロッド状構造の末端で二重らせん構造が局所的にほぐれていること，およびグロビュール状ではそれが広い範囲にわたってほぐれていることが一本鎖 DNA 切断酵素を用いた実験から明らかにされている（図 2.10）．ここで，グロビュール状において二重らせん構造は全領域にわたってほどけているのではなく一部残っており，これが完全な球状とならない要因であると指摘されている．一方で，リング状構造では二重らせん構造が全範囲にわたって保たれていることも示されている．

　これら pDNA がつくる高次構造は，PEG の量と塩濃度によって図 2.11 のように整理される．pDNA 上に配置される PEG の量が少ないときグロビュール状が形成される．一定量を越えるロッド状が形成され，その長さは PEG の量が増すにつれて長くなる．グロビュール状構造とロッド状構造は，DNA の二重らせん構造が保持されているかどうかという点で大きく違っており，その転移挙動から別の相として認識されている[66]．高次構造は，ブロック共重合体と pDNA とを会合させるさいの塩濃度にも大きく依存し，塩濃度が高くなるにつれ，ロッド状，リング状，ひも状へと変化していく．このような pDNA がつくる高次構造の多様性は，二重らせん構造が可逆的にほどけ，鎖の硬さが変わり得ることに起因しており，それは PEG の量と塩濃度によって制御可能となっている．

　このようなポリプレックスミセルの構造は，pDNA の生物機能や生体内での安定性に大きく関係する．効率的な遺伝子デリバリーシステムの開発には，機能性高分子

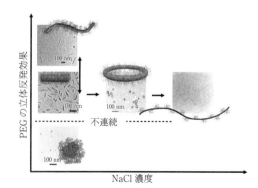

図 2.11　ポリプレックスミセルの構造多様性
pDNA に結合する PEG の量と調製時の塩濃度によって制御される．

の設計とともにポリプレックスミセルの構造にも注意し，機能化と構造化を戦略的に融合させていくことが大切である．

2.2.7 おわりに

ウイルスはカチオン性物質と DNA もしくは RNA とが形成する PIC をコアとし，その周囲をタンパク質もしくは脂質がシェルとして覆った構造をとっている．また，シェル表面には標的細胞を認識するとともにエンドソーム脱出のための機能性分子が装着されている．ポリプレックスミセルは，ポリカチオンと pDNA とが形成する PIC をコアとし，その周囲を PEG がシェルとして覆った構造をしており，標的細胞を認識するとともに細胞内動態を制御するリガンド分子が装着されている．サイズは，どちらも 100 nm 程度である．ウイルスは，ゲノムの変異による試行錯誤を繰り返し，40 億年の長い年月を経てその機能を獲得してきた．対して人工ウイルス開発は研究開始から四半世紀程度である．先述のように，高分子化学は多様な機能化が可能であり，DNA の高次構造も制御できる．戦略的な分子設計は，淘汰によるスクリーニングではない積極的進化を可能にする．ポリプレックスミセルがウイルスを凌駕する日も遠くないだろう．

PEG のジレンマ

PEG 修飾は，リポソームの血液中における滞留性を向上させるための戦略としてもっともよく用いられる戦略である．しかし，この修飾は，標的細胞のエンドソームに取り込まれたあとにおいては，細胞質への脱出過程を著しく阻害するというジレンマを生み出す．PEG のジレンマの解決においては，核酸キャリアの体内動態を阻害せずに細胞内動態をいかにして改善するかが鍵となる．PEG のジレンマを解決するための戦略は，大きく分けて三つに大別されよう．一つ目として，標的臓器に送達したあとに切断される PEG 脂質を用いる方法である．たとえば，腫瘍組織において分泌されるマトリックスメタロプロテアーゼにより切断され得るペプチドや，エンドソーム内の低 pH 環境において切断され得るリンカーを PEG と脂質の間に挿入するという戦略があげられる（図）．

二つ目の戦略として，エンドソーム脱出を促進する素子の利用があげられる．たとえば，6.1.1 a.項で紹介する GALA ペプチドのコレステロール誘導体をともに搭載することで，PEG 修飾によって低下したエンドソーム脱出効率が回復することが示されている．

三つ目として，リポソーム自身の物理化学的な特性（表面電位）を調節することにより，修飾する PEG 修飾量を減らすという戦略が考えられる．これまで多くのカチオン性脂質や材料が遺伝子・核酸送達用ベクターとして開発されてきた．これらの正に帯電した

ナノ粒子の血中滞留性を向上させるためには，大量の PEG 脂質を搭載する必要があり，PEG のジレンマを誘起しやすくなる．一方，遺伝子や核酸を"内封"した，電荷的に中性なナノ粒子を用いることにより，滞留性を得るために必要な PEG 修飾量を削減することができる．

（秋田　英万）

図　pH 依存的に切断されるリンカー群
(a)アセタール，(b)ジオルトエステル，(c)ピリジルヒドラゾン，(d)ビニルエーテル，(e)ジチオベンジル，(f)オルトエステル．脂質膜上に修飾された PEG は，エンドソーム内でエンドソーム膜との相互作用を阻害することによりエンドソーム脱出を阻害する．エンドソーム内の低 pH 環境下で切断されるリンカーを脂質膜と PEG の間に挿入することで，PEG のジレンマを克服できるようになると考えられる．

2.3　バイオシグナルに応答する高分子の設計と薬物送達キャリアへの展開

2.3.1　バイオシグナルに応答する高分子

　生体内の各部位は pH，酸化還元電位，酵素活性，代謝産物濃度などの独自の特性を有している．部位間の特性の差異を刺激（バイオシグナル）として活用できれば，部位特異的に発現する機能を薬物送達キャリアに組み込むことができる．そのような機能の例として，リンカーの切断に基づく薬物放出，電荷密度の変化や電荷の反転に基づく生体膜との相互作用，そして特定の部位や細胞への吸着などがあげられる．加えて，複数のバイオシグナルに対して応答する分子設計は，キャリアが通過する空間に応じて順次異なる機能を発現する高機能性キャリアの開発を可能にする．これに関し，高分子は高機能性キャリアの構成物質として有用である．というのも，高分子は多くの反応部位を有しており，複数の機能を1分子に濃縮できるからである．

　バイオシグナルに応答する高分子の設計・開発を行うさいには，バイオシグナルの

種類とそれに応答する分子構造の選択が重要である．本節に登場する分子構造の例を表2.1にまとめた[1]．ここで，分子構造の組合せにおいて合成と精製の双方が可能かどうかには注意を払いながら，高分子を設計・開発することになる．そして，搭載する薬物に適したキャリア構造を考える（高分子-薬物結合体や高分子ミセル，リポソームなど）．キャリアを作成したあとは実際に薬効を確認し，得られた情報に基づいて分子設計へとフィードバックを行い，構造を最適化していく．

本節では，siRNAなどの核酸型の医薬に対するキャリア設計を具体例としてあげながら，バイオシグナルに応答する高分子の設計指針を解説する．siRNAは21～23塩基対の二本鎖RNA構造を有しており，細胞質における配列特異的遺伝子発現抑制能はがんを含む難治性疾患の治療に大きな関心を集めている[2,3]．高分子を基盤としたsiRNAキャリアの構築には，ポリカチオンを用いたポリPIC形成と，siRNA-高分子結合体の調製の二つの方法がある．静電相互作用によって駆動されるPIC形成は，単純混合後に水性条件下で進行する．得られたPICは，siRNAの酵素分解を抑制し，PIC内のsiRNAの電荷中和はsiRNAの細胞取込を促進する．ポリカチオンは，アミノ基の酸解離定数（pK_a）値の調整や，共有結合（たとえば，アミドやカルバメート）を介して機能性分子を導入することによってバイオシグナルに応答するように設計できる．siRNA-高分子結合体に関しては，一般にはアニオン性のsiRNAとの自己集合を回避するために，siRNAの末端は共有結合を介してポリアニオンまたは非イオン性高分子と結合される．機能性高分子との結合はsiRNAの既存の生物活性を高めるだけでなく，遺伝子発現抑制の人為的な制御や患部への標的能など，まったく新しい機能をsiRNAに付与することができる．以後，細胞内外に分けて分子設計を説明する．

2.3.2 細胞内刺激に応答する高分子の設計指針

高分子のように分子量の大きな物質はエンドサイトーシスを介して細胞に取り込まれ，エンドソームの成熟を介してリソソーム内で消化される．siRNAは細胞質にて薬効を発揮するため，リソソーム内での消化の前に細胞質へと移行する（エンドソーム脱出）必要がある．細胞外pHが7.4に対して，エンドソーム内pHは成熟過程において～5程度まで低下し，リソソーム内pHは4.0へと到達する．そこで，このpH低下に応答する分子設計がエンドソーム脱出に有効である[4-7]（1.3.2節）．

薬物送達キャリアは患部にて薬物を放出する必要があるが，siRNAの場合は患部細胞内での放出が薬効発現に求められる．患部細胞内選択的な放出を実現するにさいし，患部細胞内に到達するまでに通過する環境と，それに要する時間内は，キャリア

表 2.1 バイオシグナルに応答する分子構造の例

還元環境に応答する構造[8, 10]

ジスルフィド → 還元剤（例, GSH） → —SH + HS—

2-ニトロベンゼンスルホンアミド → GSH, GST → —S-R + H_2N— + SO_2
*R は GSH 由来

酸性環境に応答する構造[12, 24~26]

ヒドラゾン → H^+ → —NH$_2$ + O=

オルトエステル → H^+ → —OH + (HO)(HO)C(OH)(OH) + —COOH + HO—

アセタール → H^+ → —OH + O= + HO—

マレイン酸アミド誘導体 → H^+ → —NH_2 + (無水マレイン酸誘導体)

酵素に応答する構造[21, 27~30]

—GFLG— → カテプシン B → —GF + LG—

—FKFL— → カテプシン B → —FK + FL—

—GPVGLIGK— → MMP-2 → —GPVG + LIGK—

—VPLSLYSG— → MMP-2/MMP-9 → —VPLS + LYSG—

ATP に応答する構造[16]

ボロン酸エステル誘導体 → ATP → (F-フェニルボロン酸) + (ジオール)

GSH：グルタチオン，GST：グルタチオン-S-トランスフェラーゼ，MMP-2：マトリックスメタロプロテアーゼ 2，MMP-9：マトリックスメタロプロテアーゼ 9．

[H. Takemoto, N. Nishiyama, *J. Controlled Release*, **267**, 90 (2017)]

は安定に siRNA を担持しなければならない．ここで，細胞内外の環境の差異に応答する分子設計が必要となる．そのような環境の差異として，還元環境，pH，酵素，ATP 濃度などがあげられ，それらに応答する高分子が開発されてきた．ここでは，細胞内での siRNA 放出を実現するための分子設計について述べる．

a. 還元環境に応答する構造

細胞内は細胞外に比べて還元的であり，それはグルタチオン（GSH，還元物質の一種でチオール基を含有）の濃度が細胞外では 1～20 μM に対し，細胞内では 1～10 μM であることからも明らかである[8]．この大きな酸化還元電位の差をバイオシグナルとして活用し，細胞内選択的な薬物放出を誘起する分子設計が可能となる．

還元環境に応答する構造としてもっとも使用されるのがジスルフィド結合である（表 2.1）．ジスルフィド結合はチオール基の存在下で切断され，細胞内と同等の GSH 濃度での半減期は数分という報告もあり，迅速な細胞内応答が実現される．たとえば，鎖がジスルフィド結合で連結されているポリカチオンは，細胞外では核酸との安定な PIC を形成するが，細胞内ではジスルフィド結合の切断に伴ってポリカチオンがフラグメント化し，PIC の崩壊および核酸の放出が可能となる[9]．

一方で，細胞内で迅速に切断されるジスルフィド結合は，細胞外では緩やかに切断される．細胞外での安定性を確保しつつ，細胞内での切断を可能とするにはジスルフィド結合とは異なる分子構造が求められる．これに関し，2-ニトロベンゼンスルホン酸アミド結合が近年見出されている[10]（表 2.1）．この結合は，チオール基の求核反応によりはじまるマイゼンハイマー錯体形成を介して切断されるが，細胞外の GSH 濃度に対しては安定である．一方で，細胞内ではグルタチオン-S-トランスフェラーゼ（GST）と GSH との共同作用によって切断される．GST は GSH 内チオール基の求核性を高める酵素であり，細胞内選択的に存在するため，2-ニトロベンゼンスルホン酸アミド結合の細胞内選択的な切断の一役を担っている．PEG と siRNA とのブロック共重合体において，ブロック間のリンカーとしてジスルフィド結合を使用すると，細胞外 GSH 濃度（20 μM）では 72 時間後に 38％のリンカーが分解した．一方で，2-ニトロベンゼンスルホン酸アミド結合の場合には，8％しか分解しなかった．そして，細胞内 GSH 濃度（1 mM）に GST を共存させると，2-ニトロベンゼンスルホン酸アミド結合の 89％が分解した[10]．このように，この構造の細胞外での安定性はジスルフィド結合に比べて高い．しかし，細胞内での切断速度はジスルフィド結合には及ばないため，薬物が細胞内へ到達するまでの時間を考慮しながら最適な構造を選択するべきである．

b. 酸性環境に応答する構造

エンドサイトーシスにて細胞に取り込まれたあと，キャリアはエンドソーム内の酸性環境にさらされる．そのため，細胞外とエンドソーム内のpH差に応答して薬物を放出する設計も可能となる．酸性pHに応答する分子構造としては，ヒドラゾン結合，オルトエステル結合，アセタール（ケタール）結合などがあげられる（表2.1）．これらはいずれも酸性pHにて加水分解が促進される．ここでは一例として，マレイン酸アミド結合をあげる．マレイン酸アミド結合は，酸性pHにて加水分解が促進される特性を有しているだけでなく，加水分解の前後でアニオン性からカチオン性へと変化する．さらに，マレイン酸アミド結合のpH応答性は，二重結合の周囲の電荷密度に依存するため，二重結合に置換基を導入することで加水分解特性を制御できる．たとえば，pH 5.0におけるジメチルマレイン酸アミド結合の半減期は1.5分だが，モノメチルマレイン酸アミド結合の半減期は300分となる[11]．

マレイン酸アミド結合を応用してsiRNAとポリカチオンとの結合体を調製可能である．ポリカチオン側鎖の第一級アミンをマレイン酸アミド結合にて保護し，同時にsiRNAをマレイン酸アミド結合にてポリカチオンに導入する．すると，分子内の正電荷が被覆されたポリアニオンを獲得する．得られたポリアニオンを用いてPIC調製することで，エンドソーム内pHにおいてマレイン酸アミド結合が加水分解されて第一級アミンが露出し，PIC調製に使用したポリカチオンとの静電反発を介してPIC崩壊が促進する．同時に，siRNAもマレイン酸アミドの加水分解を通じて放出され，薬効発現へとつながる[12]．

c. 酵素に応答する構造

酵素は生体内における生化学反応を触媒する分子であり，タンパク質や核酸などで構成されている．酵素が触媒する反応は分解，酸化・還元，転移，合成など幅広く，多くはpH 5～8，37℃の水溶液中という温和な条件にて進行する．人体内の酵素は現在までに数千種類が報告されており，その多様性は作用部位・基質への高い特異性を可能としている．

高分子の構造に酵素応答性部位を組み込むことにより，病気や場所に応じた高分子構造・物性の変化が可能となる．酵素反応の部位特異性は，核酸送達キャリアの設計において，患部における選択的な核酸の放出あるいは薬理効果の発現制御を可能とする．たとえば，プロテアーゼの一種であるカテプシンBはリソソーム中に存在している．カテプシンBへの基質をリンカーとして高分子にカチオン性のオリゴペプチドを導入すると，細胞外では核酸とPIC形成するが，細胞内選択的なオリゴペプチド部の分離および内包核酸の放出へとつながる[13]（表2.1）．

d．ATPに応答する構造

アデノシン三リン酸（ATP）はアデノシンにリン酸基が三つ連なった構造を有しており，生体内でもっとも多く存在するヌクレオチドである．ATPからアデノシン二リン酸（ADP）あるいはアデノシン一リン酸（AMP）への変換に伴って放出されるエネルギーにより代謝（解糖系，筋収縮，能動輸送など）が維持されているため，ATPはエネルギー貯蔵の役割があるとされる．一方で，ATP濃度は細胞外においては0.4 mM未満であるが，細胞内においては1～10 mMに制御されており，10倍程度の濃度差がある[14,15]．そのため，この濃度差をバイオシグナルとするキャリアの設計が可能となる．

ATP応答性を有する分子設計において，*cis*-ジオール構造とボロン酸との可逆的なボロン酸エステル結合形成が有用である（表2.1）．これに関し，ポリカチオン側鎖にボロン酸が導入された設計は，siRNAの有する2個の3′末端の*cis*-ジオール構造とのボロン酸エステル結合の形成により，PIC内部でのポリカチオンとsiRNAとの共有結合を実現する．このことは，PEGとポリリシンとのブロック共重合体（PEG-*b*-PLys）にフェニルボロン酸（PBA）を導入した系において実証されている（図2.12）．この系では細胞内において，ATPの有する*cis*-ジオール構造がボロン酸

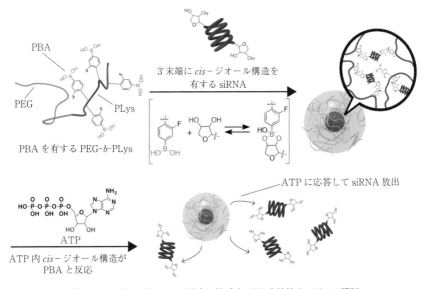

図2.12 ボロン酸エステル結合に基づくATP応答性キャリアの調製
[H. Takemoto, N. Nishiyama, *J. Controlled Release*, **267**, 90 (2017); M. Naito, *et al.*, *Angew. Chem., Int. Ed.*, **51**, 10752 (2012)]

と競合的に結合し，siRNA-ボロン酸のエステル結合と置き換わることでPICの不安定化およびsiRNAの放出促進が可能となる[16]．

2.3.3 細胞外刺激に応答する高分子の設計指針

細胞外では，キャリアは標的細胞（または標的部位のバイオシグナル）を認識し，siRNAの細胞内移行を促進する必要がある．一般に，全身投与されたキャリアは，正常組織および血液成分との相互作用を抑制するために，アンチファウリング*な高分子（PEGなど）で被覆されることが多い．しかし，アンチファウリングな性質は標的細胞との相互作用をも低減してしまい，非効率的な患部細胞への取込につながる．そこでキャリアは，標的部位由来のバイオシグナルを認識し，患部細胞に対して積極的に相互作用するようにはたらく必要がある．たとえば，腫瘍組織における$\alpha_v\beta_3$および$\alpha_v\beta_5$インテグリンの過剰発現に対するターゲティングリガンド分子の利用は，有用な手法の一つである．アルギニン，グリシン，グルタミン酸からなる環状ペプチド（cRGD）は，$\alpha_v\beta_3$および$\alpha_v\beta_5$インテグリンに強い結合親和性を有する．そのため，cRGDで表面修飾されたキャリアは，腫瘍組織への効率的な薬物送達を可能とする[17]．さらに，腫瘍組織においては，酸性pH，特定のタンパク質の過剰発現および特定の酵素の活性化などのバイオシグナルも活用可能である．ここでは，腫瘍組織における細胞内取込を促進する分子設計に焦点を当てる．

a．腫瘍組織内pHに応答する高分子の構造

通常，血液中および健常な組織のpHは7.4であり，組織によらず血液中での差違がほぼないという点は，pH変化に応答するポリマーを設計するさいに有用である．一方で，腫瘍組織の細胞では正常細胞と異なり，ATP産生は嫌気呼吸が主である．嫌気呼吸でのATP産生は解糖系として行われるが，そこではATPと同時に乳酸が産生され，腫瘍組織でのpH低下を招いている．腫瘍組織におけるpHは血管からの距離に依存して低下する（100 μmでpH 6.9，200 μmでpH 6.8，300 μmでpH 6.7）[18]．そこで，この腫瘍組織内弱酸性pHに応答する分子設計は，腫瘍細胞への取込促進を可能とする．

腫瘍組織内pHに応答して細胞取込みを促進する分子設計として，マレイン酸アミド結合の応用があげられる（表2.1）．マレイン酸アミド構造にて第一級アミンを被覆した高分子を調製し，それでキャリア表面を修飾する．結果として，腫瘍組織内

---

* 周囲の物質と相互作用しない性質．アンチファウリング能に優れる高分子は，血液中の物質（タンパク質や脂質など）や細胞などと相互作用をしないため，血液中での粒子の安定性を向上するのに利用される．

pHにてマレイン酸アミド構造の加水分解が促進され，キャリア表面がカチオン性となる．細胞表面はアニオン性を帯びているため，カチオン性を帯びたキャリアとはよく相互作用し，効率的な細胞取込へとつながる[19]．

b．腫瘍組織でのタンパク質過剰発現に応答する高分子の構造

腫瘍組織はその転移や浸潤のため種々の酵素が過剰発現している．そのような酵素として，マトリックスメタロプロテアーゼ2（MMP-2）およびMMP-9があげられる[20]．そこで，MMP-2およびMMP-9の基質を高分子に組み込むことで，腫瘍組織の細胞外マトリックスにおいて分解する高分子が開発される（表2.1）．たとえば，MMP-2およびMMP-9の基質ペプチドを介してキャリア表面へPEGを導入すると，腫瘍組織に入ったあとのPEGのキャリアからの分離および腫瘍細胞による効率的な取込を誘導する[21]．

また，腫瘍組織は異常な代謝の結果，正常組織と比較して特定のトランスポーターを細胞表面で過剰に発現している[22]．正常細胞表面と腫瘍細胞表面のトランスポーターの密度差は，腫瘍への高い親和性を有するキャリア設計を可能とする．トランスポーターの密度差を認識するためには，高分子の側鎖に複数の基質を導入する手法を適用できる．これは，細胞表面のトランスポーター密度が高い場合，高分子内の複数の基質分子が細胞表面の複数のトランスポーターに相互作用するためだと考えられている．実際に，基質として複数のグルタミンを側鎖に有する高分子は，正常細胞に比較して腫瘍細胞への高い親和性を獲得しており（図2.13），その親和性は鎖長に応じて増大することが報告されている[23]．

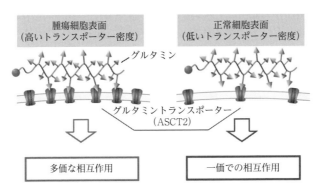

図2.13　腫瘍内グルタミン代謝に基づく腫瘍細胞親和性高分子
[N. Yamada, *et al.*, *Sci. Rep.*, **7**, 6077 (2017)]

2.3.4 バイオシグナルに応答する分子設計の今後の展開

　高分子構造には広範な選択肢があるため，その分子設計はキャリアに目的とする物性の自在な付与を可能とする．異なるバイオシグナルへの応答性を有する分子構造を高分子に組み込むことで，一つのキャリアに同時に複数の機能を備えることができる．生体内の環境は緻密に制御されているがゆえに，部位（臓器やオルガネラ）に応じてまったく独立した化学環境および生理環境を有している．それらの環境変化に応答したオンデマンドな機能発現は，薬物の患部選択的な取込みや，薬理活性部位への送達および放出などを可能とし，薬物送達キャリアの一層の高機能化へとつながる．一方で，バイオシグナルに応答する分子設計の研究はまだ日が浅く，現在までに利用されている環境変化はバイオシグナルの一部である．生体内の環境は本節で述べたように多様であり，高分子基盤のキャリア設計に対して無限の可能性を与えるものである．近い未来のうちに，生体内における環境変化を熟知したうえでそれらを最大限に活用することで，病気の種類や送達する部位に応じたキャリアの精密設計および理想的な医薬の創製が実現されていくことが期待される．

2.4　抗酸化作用をもった高分子キャリア

　本節では，キャリア自身が抗酸化能を有するユニークな高分子自己組織化ナノ粒子に関する事例を紹介する．

2.4.1　抗酸化ナノ粒子の設計

　秦の始皇帝が"不老長寿"を欲したように，世の中ではアンチエイジングが盛んである．1970年代頃から活性酸素種*（reactive oxygen species：ROS）が悪の根源であると指摘されはじめ，実際に，老化だけでなく，ほとんどの疾病に関与していることがわかってきた．ROSがNF-κBやNrf2などの炎症性転写因子を活性化し，広く悪影響を及ぼしていることが明らかになりつつある．そこでROSを消去するために，ビタミンCやビタミンE，クルクミンなどの天然物に加え，さまざまな合成抗酸化剤が開発されてきているものの，効果のある抗酸化剤はない．Bjelakovicらは2007年，これまで発表されてきた385報の論文から68件の無作為研究を調査し，23万人以上の臨床試験データから抗酸化剤に対して次の結果をまとめている[1]．

＊　活性酸素種はスーパーオキシド，ヒドロキシルラジカルなどに代表される酸素由来のきわめて酸化力の強い活性種の一群を示す．

① β-カロテンは7％，ビタミンAは16％，ビタミンEは4％死亡リスクを高める．

② ビタミンCとセレン化合物は，さらなる検討が必要である．

健康になるどころか，抗酸化剤を毎日とると寿命が縮むのである．なぜだろう？実は細胞はミトコンドリア内でグルコースを酸化してエネルギーを得ており（電子伝達系），このときに大量のROSを産生している．低分子抗酸化剤が正常な細胞やその中のミトコンドリアに入り込むと，この電子伝達系をはじめ，重要な酸化還元反応を阻害してしまい，エネルギー産生の停止（呼吸の停止）やアポトーシス誘導が起こるのである．

このようにROSが"諸刃の剣"であるがゆえに，ビタミンや合成抗酸化剤の効果が見られない．つまり①の結果は副作用が出る濃度が治療効果が出る濃度より低い（セラピューティックウィンドウがない）ことを示しているのである．高分子はそのサイズやさまざまな特性をつくり込むことができるため，このような二面性を有する酸化ストレス疾患には有用である．このような低分子抗酸化剤の問題を解決するため近年，"代謝可能な高分子に抗酸化能を固定する"という発想で，高分子化することにより正常細胞の細胞膜やミトコンドリア膜の透過を抑制し，がんや炎症部位で効果的に抗酸化能を発揮するナノ粒子の設計が展開されている[2]．

図2.14に抗酸化ナノ粒子（redox nanoparticle：RNP）の代表例を示す．自己組織化能や環境応答能を有する高分子に触媒的に活性酸素消去能を有するニトロキシドラジカル（2,2,6,6-tetramethylpiperidine-1-oxyl，TEMPO）を導入した．このようなポリマー抗酸化剤は，高分子量であるために正常細胞に取り込まれにくく，したがってミトコンドリア内の正規電子伝達系を阻害しない．実際，生まれたばかりのゼブラフィッシュに3 mMの低分子抗酸化剤（この場合TEMPOL（4-hydroxy-tetramethylpiperidine-1-oxyl））を加えると，5日後に100％死滅する．30 mMでは12時間後に完全に死滅していた．一方，抗酸化ナノ粒子ではTEMPO換算で30 mMの投与でも5日後にほぼ完全に生存していた（図2.15）[3]．このゼブラフィッシュのミトコンドリアを蛍光色素（マイトトラッカー）で染色すると赤く染まるものの，低分子TEMPOLで処理したものは蛍光強度が低下し，著しくダメージを受けていることがわかる．RNPの場合，10 mMレベルでも正常とほぼ変わらない蛍光強度を示した．このように抗酸化剤をポリマー化し，自己集積によりナノ粒子化することで，正常細胞への取込を抑制し，これまで問題であった副作用を抑えることに成功した．

このように正常細胞内の必須の酸化還元反応を破壊しないRNPであっても疾病に関与するROSを効果的に消去し，様態を改善させるいくつかの例を紹介する．

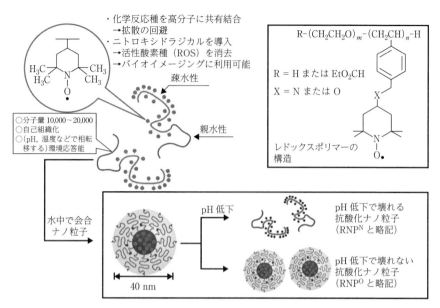

図 2.14 悪玉活性酸素種を選択的に除去する新しい抗酸化ナノ粒子の設計

　図 2.14 に示すように，TEMPO のポリマーへの連結基としてアミノ基またはエーテル基結合の 2 種類を用いた．アミノ基で結合したレドックスポリマーからなるナノ粒子（RNP^N）は pH の低下に伴いアミノ基がプロトン化し，親水化するため疎水性相互作用に基づく凝集力が弱まり，ナノ粒子が崩壊する．この酸性側での粒子の崩壊は，図 2.16(a)に示すように，動的光散乱測定により，pH 7 以下で光の散乱強度が低下することから確認される[4]．このナノ粒子 RNP は常磁性のニトロキシドラジカルをナノスペースに封入しているため，その電子スピン共鳴（electron spin resonance：ESR）による解析が可能である．同図内に示すように，酸性側ではカップリングに基づく 3 本のシグナルを示すことからも確認できるのに対し，中性以上ではニトロキシドラジカルの ESR スペクトルがブロードなひと山を示しており，これはナノ粒子固体コア中に閉じ込められて運動性が著しく抑制された状態を示す．図 2.16(b)では腎臓の血流を一定時間停止させたあとに血流を回復させる腎臓虚血-再灌流モデルマウスに RNP を尾静脈投与した結果を示す．pH 低下で崩壊しない RNP^O は，血中および腎臓中でもブロードなひと山の ESR スペクトルを示すのに対し，pH 低下で崩壊する RNP^N は血中ではひと山のピークを示すものの，虚血-再灌流後の腎臓ではニトロキシドラジカルに特有の三重線ピークを示した．虚血-再灌流では再灌流

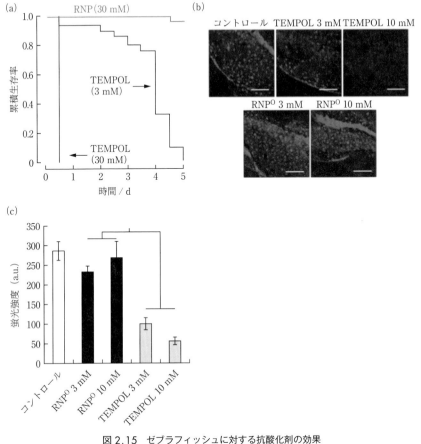

図 2.15 ゼブラフィッシュに対する抗酸化剤の効果
(a)生存率の比較. (b)染色したミトコンドリアの顕微鏡画像. 蛍光はゼブラフィッシュの健康なミトコンドリアを表す. TEMPOL ではほぼ全滅. (c)蛍光強度の比較.
[L. B. Vong, *et al.*, *Mol. Pharmaceutics.*, **13**, 3091 (2016) を改変]

後に急激に酸素濃度が上昇するため,強い酸化ストレスが生じる.このスペクトルの変化は,発生する大量の ROS によりマウス腎臓内に生じた炎症で pH が低下し,RNP^N が腎臓中で崩壊し,抗酸化剤としての TEMPO 分子がコア内から外に露出されたことを示している.このように生体内で pH 依存的に粒子が崩壊することを実証した例は珍しい.

さて,虚血-再灌流後に RNP^N が腎臓で崩壊し,抗酸化剤が露出するため,その効果を検証した.マウス腎臓虚血-再灌流後に尾静注で RNP を投与し,腎臓内の ROS

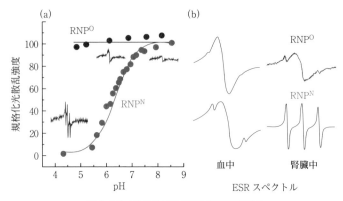

図 2.16 ESR による RNP の崩壊の解析
(a) RNP の pH に対する応答性．RNP^O は pH 変化にかかわらず光散乱強度が一定なのに対し，RNP^N では pH 低下に伴い光散乱強度が低下している．また，ESR スペクトル（グラフ中に波形を記載）が変化しており，ナノ粒子が崩壊していることが確認される．(b) 腎臓虚血-再灌流モデルマウスに尾静脈投与したRNP の ESR スペクトル．腎臓中の RNP^N の ESR スペクトルでは，粒子の崩壊により運動性の増したニトロキシドラジカルのカップリングに基づく 3 本のシグナルが確認できる．
[(a) T. Yoshitomi, *et al.*, *Bioconjugate Chem.*, **20**, 1792 (2009), (b) T. Yoshitomi, *et al.*, *Biomaterials*, **32**, 8021 (2011) を改変]

レベルを測定したところ，虚血-再灌流で 4～5 倍に上昇した ROS が RNP^N 投与で正常レベルまで低下していることが確認された（図 2.17(a)）．pH 低下で崩壊しない RNP^O でもある程度の効果は認められるものの，pH 応答性 RNP^N の効果は劇的であった．虚血-再灌流に対する RNP^N の腎機能の回復評価試験を行った（図 2.17 (b)）．虚血-再灌流後は血中クレアチニンレベルおよび血中尿素窒素レベル（blood urea nitrogen：BUN）とも 5～10 倍程度上昇しているものの，RNP^N 投与で正常レベルに回復した．虚血-再灌流障害はさまざまな臓器で起こる．図 2.17(c)および(d)ではラット脳梗塞再灌流障害[5]，イヌ心筋梗塞再灌流[6]に対する RNP の効果を評価した．いずれも梗塞サイズが生食投与の半分程度に抑えられており，この抗酸化ナノ粒子は虚血-再灌流障害に対する高い効果を発揮した．このように正常組織や細胞にダメージを与えず，疾病特異的に ROS を消去することで RNP は高い効果を発揮し，抗酸化ナノ粒子として将来期待される．

RNP のようなナノ粒子型ナノ粒子のもう一つの特徴は，ナノ粒子特有の長い血中滞留性をもつことにある．PEG を表層に導入したナノ粒子はその高いコロイド分散安定性とタンパク質吸着抑制能を有するため，血液中のような高イオン強度，高タンパク質濃度条件下でも高い分散性を発揮し，低分子薬に比べて著しく延長された血中

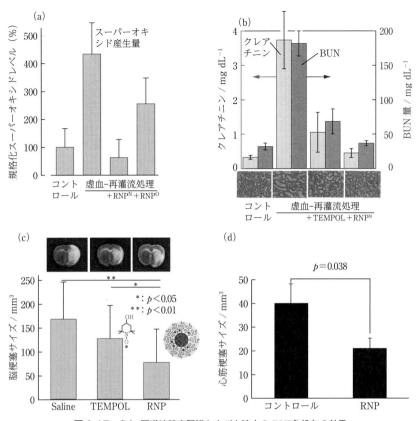

図 2.17 虚血-再灌流障害腎臓および血液中の RNP^N 投与の効果
(a)マウス虚血-再灌流障害腎臓の ROS 消去効果, (b)マウス虚血-再灌流障害腎臓の治療効果, (c)ラット脳虚血-再灌流障害への RNP の効果, (d)イヌ心臓虚血-再灌流障害への RNP の効果.
[T. Yoshitomi, *et al.*, *Biomaterials*, 32, 8021 (2011); A. Marushima, *et al.*, *Neurosurgery*, 68, 1418 (2011); H. Asanuma, *et al.*, *Cardiovasc. Drugs Ther.*, 31, 501 (2017) を改変]

循環能を発揮する．抗酸化能を有するナノ粒子 RNP は，細胞内の正常なレドックス反応障害が著しく低いだけでなく，長いバイオアベイラビリティ（生物学的利用）を発揮することから慢性の酸化ストレス障害や全身性の酸化ストレス保護作用を発揮する．

世界の認知症患者の数は 2050 年には現在の 3 倍の 1 億 3200 万人，わが国では 1 千万人に達すると推定されている．一方で認知症薬は昨年来臨床研究の結果から開発断念がつづき，暗礁に乗り上げている．このままでは 30 年後には国民の約 10 人に 1 人が認知症患者となり，健康な社会を蝕んでいく．

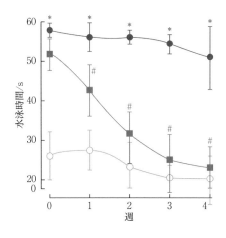

図 2.18 モリス水迷路による空間学習・記憶機能の評価
●:加齢促進モデルマウス (SAMP 8), ■: SAMP 8 マウスに毎日 1 回 RNP^N を経口投与, ○:正常マウス (SAMR 1). 水泳時間とは, マウスが迷路を脱出するまでにかかる時間である. RNP^N 投与群は 4 週間でほぼ正常マウスと同等の認識能を回復した.
＊ : $p<0.05$ vs. SAMR 1.　＃ : $p<0.05$ vs. SAMP 8/Saline
[P. Chonpathompikunlert, et al., PLOS ONE, 10(5), e0126013 (2015) を改変]

アルツハイマー病に代表されるこのような認知症には,さまざまな原因が提唱されており,それに対する治療薬の開発も行われてきた.たとえばアセチルコリンエステラーゼ阻害剤やアミロイドβ凝集阻害剤など,認知機能改善につながるさまざまな薬物がつくられ,評価されてきたものの,ほとんどすべてに良好な効果が得られていないのが現状である.このようにこれまで行われてきた薬物開発の中心である,"特定のターゲットに効果を示す薬物は脳疾患に対して無力である"ということが強く示唆される.これは,認知症患者の脳内では炎症が惹起し,BBB が破壊されていることが報告されているものの,このような低分子薬やタンパク質薬は速やかな排出や分解を受けるため,十分に脳内に到達しないことがもっとも大きな原因の一つである.

認知症は脳内に生じるアミロイドβなどの線維化に伴う炎症が神経細胞を破壊していくため,抗酸化剤は効果的である.Chonpathompikunlert らは血中滞留性の高いナノ粒子型抗酸化剤,RNP^N をアミロイドβが高度に発現している加齢促進マウスに経口投与することで,その認識能がほぼ完全に正常モデルマウスと同等にまで回復することを立証した (図 2.18)[7].さらに最近,もっともヒトに近いアルツハイマー病モデルとして評価されているトランスジェニックマウス (Tg 2576) でも同様の効果が得られた[8].RNP^N は酸性下で崩壊するため経口投与では,胃でポリマーまで解離し,腸で血液中に吸収される.ここで分子量が 10,000 程度であるので,腸粘膜から血液にゆっくり吸収されるとともに,血中内でタンパク質と結合するため,長時間血流を廻り,脳内の血管壁に長期的にアクセスする.この血中滞留性の高いレドックスポリマーが,破壊された BBB を徐々に乗り越え,脳に到達した結果,抗酸化による炎症抑制で高い効果を発揮されたと考えられる.

放射線保護剤は，放射線誘導致死を含め，その損傷を低減するために，電離放射線への曝露前に投与される薬物である．強力な放射線保護剤は，放射線治療，宇宙旅行，放射能汚染域の除染，放射線テロと軍事攻撃，原子力事故や放射線業務従事者の日々の保護など，さまざまな応用が期待されている．しかし，現状では，安全に使用できる放射線保護剤はなく，かろうじて認可されている2種類の薬物は強い副作用が問題となっている．このため，放射線防護効果をもつ薬物が切望されているものの，とくに効果的な薬物が開発されていないのが現状である．

放射線の生体に対する障害性は，おもに生体の構成成分である水分子の電離分解より生じる種々のROSによると考えられている．とくに，たとえば放射線汚染領域における作業を考えたとき，長期間にわたり被曝保護効果が必要であるので，代謝の速い低分子抗酸化剤ではその強い副作用に加えて効果の持続に問題が残る．

先述したようにRNPは30～50 nmというサイズ効果により，血中や臓器における滞留性が低分子抗酸化剤に比べて著しく長く，効果の持続が期待できることから，放射線汚染地域の除染などへの適用を想定し，放射線保護剤としての効果を検討した．健常マウスにRNPを皮下投与し，24時間後に放射線被曝させた．図2.19に示すように，7.5 Gyの被曝（γ線に換算して7.5 Sv，人の積算致死量は7 Sv）で2週間後にすべての臓器から出血が見られた．これは被曝により生じたROSが血管を通して全身に拡散し，血管壁内皮細胞の細胞膜を酸化破壊するためである．低分子抗酸化剤として用いたTEMPO-NH$_2$ではまったく効果がないのに対し，Felicianoらが開発してきたナノ粒子型抗酸化剤ではきわめて高い放射線保護効果が見られた[9]．この効果はわずか一度の皮下投与で，6 Gy被曝に対しても著しい効果が得られ，低分子抗酸化剤投与で1年半後にほぼ全滅する条件において，RNP投与群は80%生存という効果を示すことが確認された（未発表データ）．ナノ粒子のポイントの一つは，薬物封入型と異なり，このように皮下投与でも薬物の漏出などを考慮することなく全身に分布させることができる点であり，さまざまな展開が可能である．実際，RNP^{N}を経口投与すると，末梢系毛細管から皮膚に集積するため，紫外線B波（UVB）に対する保護効果も確認され，たとえば皮膚がんなどの保護や治療に期待される[10]．これらの結果から，福島第一原発など長期にわたる処理作業員への被曝障害の低減のみならず，将来の宇宙旅行などでの被曝保護などへの展開が期待できる．このようにこれまでの健常マウスへの放射線被曝実験から本提案の放射線治療に対する高い効果が期待される．

ナノ粒子型抗酸化剤を利用する試みは単に，経口や皮下投与のみならず，さらに低侵襲な投与ルートを可能にする．RNP^{N}を皮膚に塗り，イオントフォレシス[11]によ

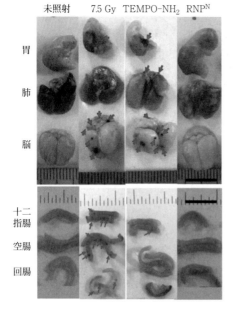

図 2.19　7.5 Gy 被曝 2 週間後の各種臓器
出血点に矢印，曝露群，低分子 TEMPO-NH$_2$ 群では大量の出血痕が見られる，RNP^N 投与群ではほとんど出血が見られない．投与 24 時間後に被曝．
[C.P. Feliciano, et al., Biomaterials, 129, 68 (2017)]

り皮下に電場を誘引すると，カチオン性の RNP^N は表皮に浸透し，局在する（コラム「DDS キャリアの投与方法」）．ここに紫外線を曝露すると，メラニン産生が顕著に抑制された[12]．

このように，ナノ粒子型抗酸化剤はそのサイズとバイオアベイラビリティがこれまでの低分子薬とは著しく異なることから，さまざまな投与法やツールと組み合わせることで多様な設計が可能であり，今後の展開が期待される．

DDS キャリアの投与方法

DDS キャリアの投与方法は，種々知られており，経口投与法，経皮投与法，静脈内投与法，経粘膜投与法などがある．

経口投与法は，一般的な薬の服用の仕方であり，口から飲み込む方法である．そのため，容易であり，痛みを伴うこともない．しかし，消化管で消化・分解されてしまう可能性が高い．また，消化管から吸収される必要があるが，DDS キャリアは大きいため消化管からの吸収は容易ではない．これに対して静脈内投与法は，注射によって直接血管内に投与するため，DDS キャリアを効率よく体内（とくに循環血液中）に送達することができる．そのため，多くの DDS キャリアは静脈内投与法によって投与されている．しか

し，注射であるため痛みを伴う（侵襲的である）点が短所である．経粘膜投与法は，鼻粘膜や膣粘膜などへの直接投与であり，抗原タンパク質などを投与する場合にはIgA抗体が効率よく産生されるため，とくにワクチンなどに有効である．経皮投与法はさらにさまざまな方法が知られている．一つはマイクロニードルという非常に小さい針を多数用いて皮膚表面に多くの穴を開け，その穴からDDSキャリアを皮膚内に送達する方法である．皮膚に穴を開けて直接内部に送り込むため，確実に皮膚内にDDSキャリアを送達できるが，これも侵襲的である．従来はチタンなどの金属針が用いられていたが，針先端が皮膚に残留するなどの危険性も指摘されていた．最近は，生分解性成分を用いたマイクロニードルが開発され，安全性が向上しているが，皮膚に確実に差し込んで穴を開けるためにはかなりの力を要するなど問題点もある．またソノフォレシスという方法も知られている．超音波の力によって皮膚のバリア機能を変化させ，外来物質を皮膚内に送り込むものであり，皮膚を傷つけることがないので，非侵襲的な方法である．しかし，DDSキャリアのような大きな物質の場合には，送達効率の面で問題がある可能性がある．

　電気を用いるイオントフォレシスも，経皮送達法の一種である．イオントフォレシスは，単純にいうと微弱な電流を用いた皮膚表面での電気泳動であり，陽極と陰極二つの電極下のイオン性物質が，電気の力（電気的反発）と浸透流（イオンの動きに伴う水の流れ）によって皮膚内に送達されると考えられている（図）．適用可能な物質の分子量は10,000程度と考えられてきたが，最近の検討により，siRNAやCpGオリゴDNA，さらにはリポソームなどのDDSキャリアも皮膚内に送達できることが明らかになっている．そのメカニズムは，微弱電流によって，組織・細胞の生理機能が変化し，皮膚組織細胞間が開裂するとともに，細胞の取込運動が誘起されるためだと考えられている．

〈小暮　健太朗〉

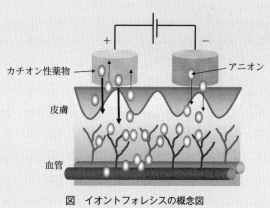

図　イオントフォレシスの概念図

体内酸素をあやつるキャリア

"体内酸素をあやつる"とは,酸素の毒性を抑えることで,生体を酸素による傷害から守ることを意味する.酸素の毒性とは,ROSによる酸化傷害のことであり,ROSによって細胞膜脂質やDNA,タンパク質などが酸化変性を受け,組織・細胞が損傷してしまう[1].たとえば,紫外線が皮膚にあたると,ROSが生じ,それによってコラーゲンなどが酸化変性することでシワができたり,メラニン産生細胞であるメラノサイトが活性化することでメラニンが産生され,シミが生じたりすることが知られている[2].また紫外線によるROSは皮膚がんなどの原因であると考えられている.しかし,ROSは,決して悪い作用ばかりではない.たとえば白血球による病原体の除去にROSが使われている[3].とはいえ,有害な作用を引き起こすROSは選択的に除去する必要がある.

抗酸化物質含有リポソーム

ROSを除去(消去)する物質として,抗酸化物質が知られている.生体内に存在するものとしては,スーパーオキシドジスムターゼ(superoxide dismutase:SOD)やカタラーゼなどの酵素タンパク質,ビタミンEやビタミンC,システインなどの低分子化合物が知られている.一方,アスタキサンチンやアントシアニンなど天然物由来の抗酸化物質も多数報告されており,サプリメントなどに用いられている[4].一般的に,酵素タンパク質やビタミンC,システインなどは親水性抗酸化物質として,ビタミンEやアスタキサンチンなどは疎水性抗酸化物質として知られている.これら抗酸化物質を,必要な部位に送達するためにリポソームやミセルなどのDDSキャリアが用いられている.リポソームには,親水性物質および疎水性物質を封入することができるため,これら抗酸化物質を封入したリポソームは,体内酸素をあやつるツールの一つとして期待されている.

たとえばアスタキサンチン(図)は,強力な抗酸化物質として知られており[5],化粧品原料としても注目されているが,疎水性がとても高いため,ヒトにそのまま用いることはできない.しかし,脂質膜水和法によってリポソーム膜中に封入することで,水に分散させることが可能となる.このアスタキサンチンを封入したリポソームは,膜の外で発生したROSを効率よく消去できる[6].そのため,皮膚にアスタキサンチン封入リポソームを塗布することが可能であり,それによって紫外線曝露によるROSが原因と思われる皮膚障害およびコラーゲンの減少を抑制することができる[7].さらに,イオントフォレシスという技術(コラム「DDSキャリアの投与法」)で皮膚内に送達することで,紫外線曝露によって産生されるROSの消去によりメラニン産生を抑制することができる[7].

また,抗酸化酵素を封入したリポソームも,体内酸素をあやつるツールとして有用である.たとえば,抗酸化酵素SODを封入したリポソームを,同様にイオントフォレシスで皮膚内に送達しておくと,紫外線曝露による皮膚組織の損傷(脂質の過酸化,DNAの酸化)が抑制される[8].

このように,リポソームは種々の抗酸化物質を封入できるDDSキャリアであるため,

RNP によるメラニン産生抑制

　抗酸化効果を発揮できるのは，酵素タンパク質や天然抗酸化物質だけではない．合成抗酸化物質も多種存在する．また，抗酸化物質を組み込んだ高分子物質も開発されている．そのなかで，親水性の PEG セグメントと疎水性の PCMS（poly(chloromethylstyrene)）セグメントからなる両親媒性ブロック共重合体 MeO-PEG-*b*-PMNT に，化学的に抗酸化物質 TEMPO を組み込んだ高分子を用いて，ミセルを形成させることで RNP が得られるが，この RNP は高い活性酸素消去能を有する[9]．

　この RNP を上述のイオントフォレシスにより皮膚内に送達すると，RNP は表皮領域に局在することがわかっている．ここに紫外線を曝露すると，メラニン産生が顕著に抑制されることが明らかにされている[10]．つまり，合成抗酸化物質を含有する DDS キャリアも，体内酸素をあやつるツールとして有用である．

〈小暮　健太朗〉

図　アスタキサンチンの化学構造

引用文献
1) G. Petruk, *et al.*, *Oxid. Med. Cell. Longev.*, **2018**, 1454936 (2018).
2) J. D'Orazio, *et al.*, *Int. J. Mol. Sci.*, **14**, 12222 (2013).
3) N. William, *et al.*, *Phasog. Dis.*, **74**(6), ftw060 (2016).
4) M. A. Gammone, *et al.*, *Mar. Drugs*, **12**, 2357 (2014).
5) Y. Kishimoto, *et al.*, *Mar. Drugs*, **14**, 35 (2016).
6) S. Hama, *et al.*, *Biol. Pharm. Bull.*, **35**, 2238 (2012).
7) S. Hama, *et al.*, *J. Pharm. Sci.*, **101**, 2909 (2012).
8) K. Kigasawa, *et al.*, *Biol. Pharm. Bull.*, **35**, 781 (2012).
9) T. Yoshitomi, *et al.*, *Adv. Healthcare Mater.*, **3**, 1149 (2014).
10) K. Shiota, *et al.*, *Biol. Pharm. Bull.*, **40**, 941 (2017).

引用文献

2.1 節
1) H. Ringsdorf, *J. Poly. Sci., Symp.*, **51**, 135 (1975).
2) 橋田 充，高倉喜信，"生体内薬物送達学"，産業図書 (1994)．
3) 西山伸宏，現代化学，**528**, 42 (2015)．
4) 西山伸宏，医薬ジャーナル，**50**(7), 67(1755) (2014)．
5) N. Nishiyama, K. Kataoka, *Adv. Polym. Sci.*, **193**, 67 (2006).
6) Y. Matsumura, H. Maeda, *Cancer Res.*, **46**, 6387 (1986).
7) M. R. Kano, *et al.*, *Proc. Natl. Acad. Sci. U. S. A.*, **104**(9) (2007).

8) H. Cabral, *et al.*, *Nat. Nanotechnol.*, **6**, 815 (2011).
9) H. Cabral, *et al.*, *Proc. Natl. Acad. Sci. U. S. A.*, **110**(28), 11397 (2013).
10) Y. Miura, *et al.*, *ACS Nano*, **7**, 8583 (2013).
11) M. Harada, *et al.*, *Cancer Sci.*, **102**(1), 192 (2011).
12) M. Baba, *et al.*, *J. Controlled Release*, **157**(1), 112 (2012).
13) http://www.nihs.go.jp/drug/section4/nanomedicine_j/page3.html

2.2節

1) W. Zauner, M. Ogris, E. Wagner, *Adv. Drug Delivery Rev.*, **30**, 97 (1998).
2) J. Y. Cherng, *et al.*, *Pharmaceutical Research*, **13**, 1038 (1996).
3) J. Behr, *Chimia Int. J.*, **2**, 34 (1997).
4) P. Midoux, M. Monsigny, *Bioconjugate Chem.*, **10**, 406 (1999).
5) H. S. Hwang, *et al.*, *Biomacromolecules*, **15**, 3577 (2014).
6) J. Haensler, F. C. Szoka, *Bioconjugate Chem.*, **4**, 372 (1993).
7) J. F. Kukowska-Latallo, *et al.*, *Proc. Natl. Acad. Sci. U. S. A.*, **93**(10), 4897 (1996).
8) H. Arima, *et al.*, *Bioconjugate Chem.*, **12**, 476 (2001).
9) K. Miyata, *et al.*, *J. Am. Chem. Soc.*, **130**, 16287 (2008).
10) H. Uchida, *et al.*, *J. Am. Chem. Soc.*, **133**, 15524 (2011).
11) U. Lächelt, E. Wagner, *Chem. Rev.*, **2015**, 150415062557000.
12) M. Ruponen, A. Urtti, *Biochem. Biophys. Acta*, **1415**, 331 (1999).
13) R. S. Burke, *et al.*, *Bioconjugate Chem.*, **19**, 693 (2008).
14) Q. Peng, Z. Zhong, R. Zhuo, *Bioconjugate Chem.*, **19**, 499 (2008).
15) K. Itaka, *et al.*, *Biomaterials*, **31**, 3707 (2010).
16) J. S. Kim, *et al.*, *Pharm. Res.*, **15**(1), 116 (1998).
17) F. Meng, *et al.*, *Biomaterials*, **30**, 2180 (2009).
18) N. Yoshinaga, *et al.*, *J. Am. Chem. Soc.*, **139**, 18567 (2017).
19) H. Uchida, *et al.*, *J. Am. Chem. Soc.*, **136**, 12396 (2014).
20) N. Kanayama, *et al.*, *ChemMedChem*, **1**, 439 (2006).
21) J.-K. Y. Tan, *et al.*, *J. Controlled Release*, **231**, 86 (2016).
22) K. Miyata, N. Nishiyama, K. Kataoka, *Chem. Soc. Rev.*, **41**, 2562 (2012).
23) R. V. Benjaminsen, *et al.*, *Mol. Ther.*, **21**, 149 (2012).
24) E. Wagner, *Acc. Chem. Res.*, **45**(7), 1005 (2012).
25) K. Berg, *et al.*, *Cancer Res.*, **59**(6), 1180 (1999).
26) N. Nishiyama, *et al.*, *Nat. Mater.*, **4**, 934 (2005).
27) N. Pante, *et al.*, *Mol. Biol. Cell*, **13**(2), 425 (2002).
28) M. Oba, *et al.*, *Mol. Pharmaceutics*, **5**(6), 1080 (2008).
29) Y. Yue, *et al.*, *J. Controlled Release*, **155**, 67 (2011).
30) S. Boeckle, *et al.*, *J. Gene Med.*, **6**, 1102 (2004).
31) J. Fahrmeir, *et al.*, *J. Controlled Release*, **122**, 236 (2007).
32) D. Oupický, C. Konák, K. Ulbrich, *J. Biomater. Sci., Polym. Ed.*, **10**, 573 (1999).
33) J. K. Lam, *et al.*, *J. Controlled Release*, **100**, 293 (2004).
34) M. Barz, *et al.*, *Polym. Chem.*, **2**, 1900 (2011).
35) T. Ishii, *et al.*, *Chem. Commun.*, **52**, 1517 (2016).
36) R. Hoogenboom, *et al.*, *Angew. Chem., Int. Ed.*, **48**, 7978 (2009).
37) P. Heller, *et al.*, *Macromol. Biosci.*, **14**, 1380 (2014).
38) K. Takeda, *et al.*, *Biomacromolecules*, **18**(1), 36 (2016).
39) S. Uchida, *et al.*, *Mol. Ther.*, **20**, 1196 (2012).
40) T. Nomoto, *et al.*, *J. Controlled Release*, **151**, 104 (2011).
41) G. L. Kenausis, *et al.*, *J. Phys. Chem. B*, **104**(14), 3298 (2000).
42) T. A. Tockary, *et al.*, *Macromolecules*, **46**(16), 6585 (2013).

43) M. Oba, et al., *Biomaterials*, **32**, 652 (2011).
44) Z. Ge, et al., *Biomaterials*, **35**, 3416 (2014).
45) M. Oba, et al., *Biomaterials*, **32**, 652 (2011).
46) K. Kizzire, S. Khargharia, K. G. Rice, *Gene Ther.*, **20**, 407 (2012).
47) Y. Vachutinsky, et al., *J. Controlled Release*, **149**, 51 (2011).
48) A. Dirisala, et al., *Biomaterials*, **35**, 5359 (2014).
49) K. M. Takeda, et al., *Biomaterials*, **126**, (2017).
50) S. Osawa, et al., *Biomacromolecules*, **17**, 354 (2016).
51) J. Li, et al., *J. Controlled Release*, **209**, 77 (2015).
52) H. Kagaya, et al., *Gene Ther.*, **19**, 61 (2012).
53) E. Neuwelt, et al., *Lancet Neurol.*, **7**(1), 84 (2008).
54) D. Wiley, et al., *Proc. Natl. Acad. Sci. U. S. A.*, **110**(21), 8662 (2013).
55) R. Huang, et al., *Biomaterials*, **29**, 238 (2008).
56) Y. Qian, et al., *Biomaterials*, **34**, 2117 (2013).
57) A. Dirisala, et al., *Biomaterials*, **35**, 5359 (2014).
58) Q. Chen, et al., *Biomaterials*, **113**, 253 (2017).
59) S. Takae, et al., *J. Am. Chem. Soc.*, **130**, 6001 (2008).
60) T. Ishii, et al., *Chem. Commun.*, **52**, 1517 (2016).
61) Q. Chen, et al., *Biomaterials*, **113**, (2017).
62) T. Nomoto, et al., *Nat. Commun.*, **5**, 3545 (2014).
63) K. Osada, et al., *Biomaterials*, **33**, 325 (2012).
64) K. Osada, et al., *J. Am. Chem. Soc.*, **132**, 12343 (2010).
65) Y. Li, et al., *Biomacromolecules*, **16**, 2664 (2015).
66) T. A. Tockary, et al., *Small*, **12**, 1193 (2016).

2.3 節

1) H. Takemoto, N. Nishiyama, *J. Controlled Release*, **267**, 90 (2017).
2) A. Wittrup, J. Lieberman, *Nat. Rev. Genet.*, **16**, 543 (2015).
3) H. J. Kim, et al., *Adv. Drug Delivery Rev.*, **104**, 61 (2016).
4) M. C. Kielian, M. Marsh, A. Helenius, *EMBO J.*, **5**, 3103 (1986).
5) A. Wittrup, et al., *Nat. Biotechnol.*, **33**, 870 (2015).
6) M. Jayaraman, et al., *Angew. Chem., Int. Ed.*, **51**, 8529 (2012).
7) K. Miyata, et al., *J. Am. Chem. Soc.*, **130**, 16287 (2008).
8) G. Saito, J. A. Swanson, K. D. Lee, *Adv. Drug Delivery Rev.*, **55**, 199 (2003).
9) H. Zhang, S. V. Vinogradov, *J. Controlled Release*, **143**, 359 (2010).
10) C. H. Huang, et al., *ChemMedChem*, **12**, 19 (2017).
11) D. B. Rozema, et al., *Bioconjugate Chem.*, **14**, 51 (2003).
12) H. Takemoto, et al., *Angew. Chem., Int. Ed.*, **52**, 6218 (2013).
13) D. S. H. Chu, R. N. Johnson, S. H. Pun, *J. Controlled Release*, **157**, 445 (2012).
14) F. M. Gribble, et al., *J. Biol. Chem.*, **275**, 30046 (2000).
15) M. W. Gorman, E. O. Feigl, C. W. Buffington, *Clin. Chem.*, **53**, 318 (2007).
16) M. Naito, et al., *Angew. Chem., Int. Ed.*, **51**, 10751 (2012).
17) R. J. Christie, et al., *ACS Nano*, **6**, 5174 (2012).
18) G. Helmlinger, et al., *Nat. Med.*, **3**, 177 (1997).
19) M. Tangsangasaksri, et al., *Biomacromolecules*, **17**, 246 (2016).
20) M. Egeblad, Z. Werb, *Nat. Rev. Cancer*, **2**, 161 (2002).
21) H. Hatakeyama, et al., *Biomaterials*, **32**, 4306 (2011).
22) R. A. Cairns, I. S. Harris, T. W. Mak, *Nat. Rev. Cancer*, **11**, 85 (2011).
23) N. Yamada, et al., *Sci. Rep.*, **7**, 6077 (2017).
24) S. Quader, et al., *J. Controlled Release*, **258**, 56 (2017).

25) C. Wang, *et al.*, *Nat. Mater.*, **3**, 190 (2004).
26) T. A. Tockary, *et al.*, *Small*, **12**, 1193 (2016).
27) J. Kopecek, *Adv. Drug Delivery Rev.*, **65**, 49 (2013).
28) D. S. H. Chu, R. N. Johnson, S. H. Pun, *J. Controlled Release*, **157**, 445 (2012).
29) B. E. Turk, *et al.*, *Nat. Biotechnol.*, **19**, 661 (2001).
30) Y. Chau, F. E. Tan, R. Langer, *Bioconjugate Chem.*, **15**, 931 (2004).

2.4節
1) G. Bjelakovic, *et al.*, *JAMA*, **297**, 842 (2007).
2) 長崎幸夫, 高分子, **66**, 486 (2017).
3) L. B. Vong, M. Kobayashi, Y. Nagasaki, *Mole. Pharmaceutics*, **13**(9), 3091 (2016).
4) T. Yoshitomi, A. Hirayama, Y. Nagasaki, *Biomaterials*, **32**, 8021 (2011).
5) A. Marushima, *et al.*, *Neurosurgery*, **68**, 1418 (2011).
6) H. Asanuma, *et al.*, *Cardiovasc. Drugs Ther.*, **31**, 5017 (2017).
7) P. Chonpathompikunlert, *et al.*, *PLOS ONE*, **10**(5), e0126013 (2015).
8) P. Boonruamkaew, *et al.*, *Sci. Rep.*, **7**, 3785 (2017).
9) C. P. Feliciano, *et al.*, *Biomaterials*, **129**, 68 (2017).
10) C. P. Feliciano, Y. Nagasaki, *Biomaterials*, **142**, 162 (2017).
11) R. H. Guy, *et al.*, *J. Controlled Release*, **64**, 129 (2000).
12) K. Shiota, *et al.*, *Biol. Pharm. Bull.*, **40**, 941 (2017).

◆ **DDS 研究 最前線** ◆

個別化医療と DDS

　個別化医療（personalized medicine）とは，"個人個人の特性を考慮した医療を行うこと"であり，一般的にはテーラーメイド医療もしくはオーダーメイド医療といわれる[1]．これまでは，疾患ベースで用いる薬剤や治療法が決定されてきた．しかしながら，個人個人でゲノム情報や疾患の状態などが異なるため，同じ薬物に対しても感受性が異なることが問題となっている．たとえば，乳がん治療薬タモキシフェンに関して，肝臓中の代謝酵素 CYP2D6 の遺伝子多型などのために，薬効が人により異なることが知られている．そのため，事前に患者の遺伝子解析を行い，その結果に基づいて治療効果や副作用を予測して個人個人にあった薬物選択や治療方法を決定する"個別化医療"が注目されている[2]．DDS キャリアにおいても，患者個々の特性に応じた設計・構築が求められる．たとえば，抗体結合 DDS キャリアによるアクティブターゲティングにおいて，標的となる受容体などの抗原タンパク質の発現量によって，送達効率が異なることが予想される．また，抗原タンパク質に変異がある場合には，結合親和性が影響を受ける可能性もある．そのため，DDS キャリアを投与する前に標的タンパク質に関する情報を入手できることが理想である．もし，標的タンパク質に問題がある場合には，標的を変更する必要がある．また，DDS キャリアの血中滞留性を確保するために汎用されている親水性高分子の PEG に対する抗体が存在することが近年の研究で明らかにされている．PEG 修飾 DDS キャリアを血中に投与すると，PEG に対する IgM が産生されるようになり，2 回目以降の投与において抗 PEG 抗体が PEG 修飾 DDS キャリアに結合し，血中から消失するようになる．これは，投与による免疫反応の結果として抗体が産生されるようになったケースであるが，キャリア投与前から抗 PEG 抗体を保有している人がいることが最近明らかにされている．われわれの生活において，さまざまなところに PEG が用いられている．とくに化粧品などにマクロゴールという名称で PEG が用いられており，日々 PEG を皮膚に接触させているため，血中に抗 PEG 抗体を保有しているのではないかと考えられている．そのような人に PEG 修飾 DDS キャリアを投与すると，抗 PEG 抗体によって DDS キャリアが本来の機能を発揮できない可能性がある．そのため，PEG 修飾 DDS キャリアを投与する前に，患者が抗 PEG 抗体を保有しているのか否かを調べておく必要があるだろう[3]．まさに"個別化医療"である．

（小暮　健太朗）

引用文献
1) 森　和彦, *Drug Delivery System*, 29, 73 (2014).
2) T. J. Wigle, *et al.*, *J. Pers. Med.*, 7, 20 (2017).
3) 清水太郎, 石田竜弘, *Drug Delivery System*, 31, 300 (2016).

3

脂質系のキャリア設計

3.1 脂質型キャリア

3.1.1 脂質型キャリアのパッケージング

本章では,リポソームをベースとした,脂質型キャリアについて解説する.

リポソーム (liposome) とは,細胞膜のおもな構成成分であるリン脂質からなる脂質二分子膜が,小胞(ベシクル,vesicle)を形成した風船のようなナノサイズの粒子である(図3.1).一般的に用いられるリン脂質は,電荷的に中性のホスファチジルコリン(phosphatidylcholine:PC)であり,ホスファチジルセリン(phosphatidylserine:PS)(アニオン性)やDOTAP*(カチオン性)などの荷電性リン脂質を混合することで,表面電荷を制御することができる.

リポソームは,内部に水相を有するため抗がん剤ドキソルビシン(DOX)のような親水性薬物などを封入できるとともに,アンホテリシンBのような疎水性薬物を脂質膜内部に封入することが可能であり,薬物のDDSキャリアとして医療の現場で用いられている[1].また,リポソームは内部水相にDNAなどの核酸を封入することも可能であり,遺伝子治療などのDDSキャリアとして期待されている[2].

a. コアシェル型DDSキャリア

従来,DNAなどの核酸は,血液中などでは分解酵素によって分解されてしまうため,カチオン性リポソームと混合することで形成されるリポプレックス(lipoplex)

---

* 1,2-dioleoyl-3-trimethylammonium-propane

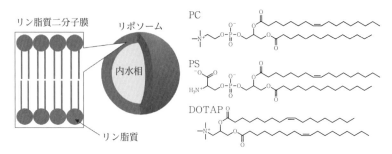

図 3.1　リポソームの構造と代表的なリン脂質

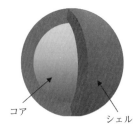

図 3.2　コアシェル型 DDS キャリアの模式的な構造

という複合体が遺伝子 DDS キャリアとして用いられていた[3]．その構造は，"ミートボール＆スパゲティー"とよばれており，カチオン性リポソーム（ミートボール）表面に pDNA（スパゲティー）が絡まっているようなイメージである[3]．つまり，カチオン性リポソームと pDNA が静電的に凝集しているだけである．しかし，生体内の標的とする臓器や細胞に効率よく遺伝子や機能性核酸医薬を送達するためには，ウイルスのようにさまざまな機能性素子を搭載した高次な構造を有する DDS キャリアが必要である．この問題を解決するために開発されたものが，リポソームベースのコアシェル型 DDS キャリアである．つまり，内部に pDNA など運ぶべき"積荷"を封入し，外側のリン脂質膜に多種多様な機能性素子を搭載することで，高次な構造を有するキャリアである（図 3.2）．

しかし，pDNA は非常に大きな分子であるため，そのまま封入することはできない．そのため，リポソーム内水相の大きさに収まるくらいに凝縮した粒子をコアとして，そのまわりをリン脂質膜（リポソーム）で覆う．これが，コアシェル型 DDS キャリアとよばれるゆえんである．コアシェル型 DDS キャリアとして知られているものには，SPLP (stabilized plasmid lipid particle) および SNALP (stable nucleic acid lipid particle), tsNPs (targeted stabilized nanoparticles), wrapped liposome などがある[4~10]．以下に，これら DDS キャリアのパッケージング方法について簡単

に解説する．

　SPLP は，核酸（pDNA）水溶液とカチオン性脂質を含む脂質エタノール溶液を混合することで自然に核酸が封入された粒子を形成し，さらに水を加えて希釈することで粒子を安定化させたあと，封入されていない核酸を膜濾過により除去することで得られる[4]．SNALP は，核酸に siRNA を用いたものであり，基本的な調製方法は SPLP と同じである[5]．SNALP は，高い RNA 干渉（RNAi）効果を示すことが報告されており[6]，臨床試験も行われている．また，先に pDNA を凝縮化したコアを作成し，それを脂質膜で包んだ pSPLP（pre-condensed stable plasmid lipid particles）というものも報告されている[7]．

　tsNPs の調製方法は以下のとおりである[8]．まず中性のリポソームである LUV の粒子径を，エクストルーダー（孔の空いたフィルターに複数回通すことで粒子径を調整する装置）を用いて数十～100 nm に調製し，抗体などによる表面修飾を行ったあと，凍結乾燥する．これに，siRNA とカチオン性ペプチドであるプロタミンが静電的に凝縮したコア粒子ポリプレックス（polyplex）懸濁液を添加し，再水和することで，コア粒子がリポソームに取り込まれ，DDS ナノ粒子が得られるというものである．白血球 β_7 インテグリンを認識する抗体を表面に提示するとともに抗 cyclin D1 siRNA を封入した tsNPs によって，大腸炎モデルマウスの腸炎症反応が抑制されることが示されている[8]．

　wrapped liposome は，以下の方法で調製する．まずカチオン性リポソームに，核酸を添加することで静電相互作用による核酸/リポソーム複合体を作成する．その複合体懸濁液をエタノールで希釈したあと，さらに PC と PEG 修飾脂質のエタノール混合溶液を加える．その混合溶液に大容量の蒸留水をゆっくりと攪拌しながら添加する．得られた混合溶液を超遠心分離に供し，上清を除去して得られた沈殿を PBS（phosphate buffered saline）に懸濁したあと，PEG 修飾脂質のエタノール溶液を再度添加し，70℃で 2 分加熱したものを PBS で希釈することで，wrapped liposome が得られる[9]．手順は複雑であるが，得られた wrapped liposome の粒子径は約 100 nm であり，ほぼ中性の電荷を有するようである．wrapped liposome をマウス静脈内に投与した場合，高い血中滞留性を示し，腫瘍への高い集積性が確認されている[10]．

　これらの調製法をまとめると以下のようになる．tsNPs は，リポソームを一度調製し，凍結乾燥によってリポソーム構造を破壊したあとに，核酸/高分子複合体（ポリプレックス）を封入するものである．同様に，wrapped liposome は，核酸/リポソーム複合体（リポプレックス）に脂質エタノール溶液を添加し，脂質膜構造を破壊したあとに，核酸/脂質複合体を封入している．また，SPLP および SNALP，wrapped liposome は，リポソームの調製方法であるエタノール注入法の応用であり，得られる粒子は，リポタンパク質粒子のように脂質と核酸の複合体を脂質膜が覆う構造であると思われる．

3.1.2 コアシェル型 DDS キャリア MEND 構築のコンセプト

これらに対して小暮，原島らは，"多機能性エンベロープ型ナノ構造体（multi-functional envelope-type nano device：MEND）"というコアシェル型 DDS キャリアのさまざまな構築方法を開発してきた[11]．本項ではこのコアシェル型 DDS キャリア MEND のパッケージングについて解説する．

コアシェル型 DDS キャリアは，内部に DNA など核酸からなるコア粒子とそれを覆うリン脂質膜（脂質エンベロープ）から構成されており，脂質膜表面に血中滞留性獲得のための PEG，標的化のための特異的リガンドや細胞内動態を制御するための膜透過性ペプチドなど，多様な機能性素子を搭載した構造を有する（図 3.3）．

この MEND も，先述の各キャリアのように，脂質と核酸を混ぜればできるというものではない．コアシェル型 DDS キャリア MEND 構築の基本原理は，"静電相互作用"であり，カチオン性のものとアニオン性のものとの静電的な相互作用が基本となっている．コア粒子は，アニオン性高分子である核酸（DNA や RNA）にカチオン性の高分子（ポリ-L-リシンやポリエチレンイミン，プロタミンなど）を添加する

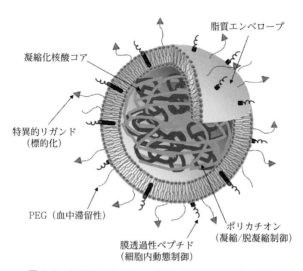

図 3.3 多機能性エンベロープ型ナノ構造体 MEND の構造

と，静電相互作用によって両者が複合体を形成し凝縮（粒子化）する．このとき，アニオン性の核酸とカチオン性高分子の量比を調整することで，コア粒子の表面電荷を正にも負にも制御できる．ただし，両者の電荷がちょうど打ち消される量比では，凝集沈殿する．調製されたコア粒子の直径は 100～200 nm 程度であるが，用いる核酸や高分子によって 100 nm 以下にすることも可能である．このコア粒子を，静電相互作用によって脂質膜で覆うわけである．そのため，コア粒子の表面がカチオン性の場合には，アニオン性脂質膜を用いる．逆に，コア粒子がアニオン性の場合には，カチオン性脂質膜で覆うことができる[12]．

a．コア粒子の調製

コア粒子は，基本的にアニオン性高分子である核酸と，カチオン性高分子との静電相互作用による凝縮（粒子化）であるが，用いる核酸の種類によって，この粒子化が影響を受ける場合がある．pDNA の場合には，さまざまな高分子（ポリ-L-リシン，ポリエチレンイミン，プロタミンなど）と良好な粒子化を行うことができる．ところが，siRNA の場合には，ポリ-L-リシンやプロタミンでは，条件にもよるが粒子化が容易ではなかった．一方，カチオン性ポリペプチドに疎水性アルキル鎖が結合したステアリル化オクタアルギニン（STR-R8）を用いることで粒子化できることがわかっている[13]．これは，二本鎖 DNA が柔軟な構造を有しているのに対して，二本鎖 RNA は剛直な構造を有しているためでないかと考えられる．さらに，siRNA は，pDNA に比べてきわめて短いことも理由かと思われる．そのため，一般的なカチオン性高分子よりも短いカチオン性鎖と疎水性鎖を有する STR-R8 のような物質が，siRNA のコア粒子化には適しているのかもしれない．そのため，コア粒子の調製時には，用いる核酸の種類や大きさを考慮する必要がある．

b．脂質膜コーティング

コア粒子をリポソームに封入する（脂質膜でコーティングする）方法には，以下のような方法がある．

(i) **脂質膜水和法**[12]　　リン脂質のエタノール溶液を蒸発乾固することで試験管内に調製した乾燥脂質薄膜に，コア粒子懸濁液を添加し，脂質膜を水和する．水和後，弱い超音波処理を行うとリポソームが生じるが，このときリポソーム内部にコア粒子を封入したコアシェル構造の MEND が得られる．カチオン性コア粒子の場合は，リン脂質にコレステロールコハク酸エステルなどのアニオン性脂質を含有させておくことで，コア粒子が脂質薄膜表面に静電的に結合し，水和と超音波刺激によってリン脂質薄膜が試験管壁からはがれ，小胞形成時にコア粒子が内部に包み込まれる（図3.4）．リン脂質薄膜は，複数枚の脂質膜からなるため，最終的に得られる MEND

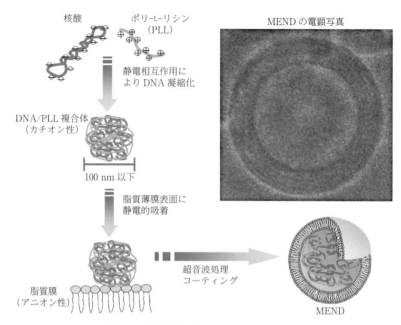

図 3.4　脂質膜水和法による MEND 構築の概略

は，バウムクーヘンのように複数枚の脂質膜で包まれたものである．しかし，PEG 修飾脂質を含む脂質薄膜を用いた場合，PEG 分子の立体障害により脂質膜が重ならず，1 枚膜の MEND が得られる．

(ii) **リポソーム膜融合法**[12,14]　脂質膜水和法では，PEG 修飾脂質を用いない場合は膜枚数を制御できない．しかし，標的組織・細胞まで DDS キャリアを送達する場合，送達戦略に沿って脂質膜枚数を制御できることが望ましい．たとえば，細胞の核内にまで pDNA を送達するためには，エンドサイトーシスで取り込まれた場合，エンドソーム膜と 2 枚の核膜を突破しなければならない．膜融合などによってエンドソーム膜と核膜を突破する場合，3 回の膜融合のあとにコア粒子が放出される必要があるため，MEND の膜枚数は 3 枚であることが望ましい．本方法では，MEND の脂質膜枚数を偶数枚に制御することができる．原理は，コア粒子表面でのリポソーム同士の膜融合である．つまり，静電相互作用でコア粒子表面に結合したリポソームが隣同士で脂質膜を融合させると，コア粒子表面で内側の 1 枚膜が生じ，外側でもう 1 枚の膜が生じる．リポソーム同士の膜融合を誘起する方法はいくつかある．リポソームがアニオン性脂質を含有する場合，カルシウムイオンなどを添加すると，カルシウムイオンが静電的にリポソーム同士を結合させることで膜融合が誘起される．また，コ

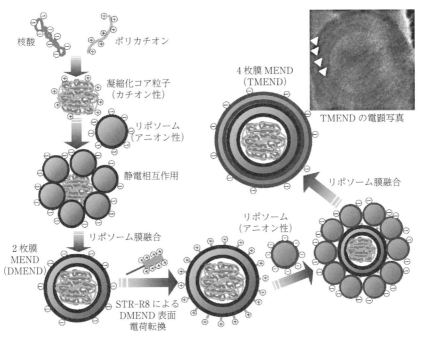

図3.5 リポソーム膜融合法によるMEND構築の概略
電顕写真（右上）中の白矢印は、各脂質膜（4枚）を示す。

レステロールコハク酸エステルを含んだリポソームでは，リポソーム周辺のpHの酸性化によりコハク酸がプロトン化し，膜の親水性が低下して膜融合が誘起される．あるいは，リポソームに膜融合性の高いリン脂質ホスファチジルエタノールアミン（phosphatidylethanolamine：PE）を含有させておくと，コア粒子表面に結合したリポソーム同士は接触により膜融合が誘起され，コア粒子が2枚膜に包み込まれる．また，界面活性剤を含有させたSUVリポソーム（混合ミセルになる手前の状態）を同様にコア粒子表面に結合させた状態から，界面活性剤の除去によりリポソーム同士の膜融合を誘起することも可能である．これらの方法を用いて，コア粒子表面でリポソーム膜融合を誘起することで，2枚の脂質二分子膜で覆われたMEND（double-lamellar MEND：DMEND）が得られる（図3.5）[12]．この原理を使い，DMEND表面に静電相互作用により別種類のリポソームを結合させ，膜融合を誘起することで，さらに2枚の脂質二分子膜で覆われた計4枚の脂質膜を有するMEND（tetra-lamellar MEND：TMEND）が得られる（図3.5）[14]．このように，粒子表面へのリポソームの静電的結合と膜融合を用いることで，異なる脂質二分子膜で2枚ずつ覆われた

MEND が構築可能である．

(iii) **バイセルパッチワーク法**[15]　リポソーム膜融合法は，最小膜枚数が2枚であるため，脂質膜1枚でコアを包むことは困難である．一方，PEG 修飾脂質を用いた脂質膜水和法であれば1枚膜でコア粒子を包めて血中滞留性に優れた MEND を調製できるが，脂質膜表面の PEG のため細胞親和性が低く標的細胞の取込効率が低下する．このため，PEG 修飾脂質を用いずに1枚膜でコアを包む技術として，バイセル法が開発された．バイセルとは，脂質ナノディスクともよばれるリン脂質二分子膜のディスク状構造体であり，側鎖の短いリン脂質で囲まれた輪郭を有する．大きさは 30 nm 程度であり，一般的には膜タンパク質の X 線構造解析などに用いられる．バイセルにも，荷電性脂質を含有させることが可能なため，パッチワークのようにコア粒子表面に静電相互作用で結合させることができる．このように，カチオン性のコア粒子表面にアニオン性脂質を含有したバイセルを結合させ覆うことで，1枚膜の MEND（patch work MEND：PMEND）が構築できる（図 3.6）[15]．このバイセルパッチワーク法であれば，異なる脂質を含有するバイセルを組み合わせることで，何層にも脂質膜を重ねることが可能である．また，上述のリポソーム膜融合法と組み合

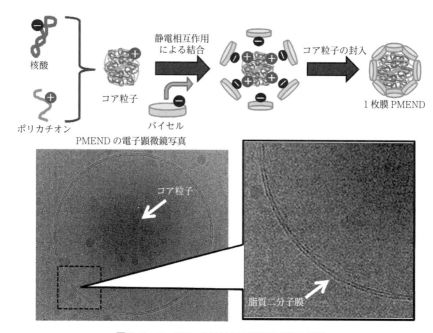

図 3.6　パッチワーク法による MEND 構築の概略

わせることで，3枚や5枚構造を有するMENDの構築も可能である[15]．

c．マイクロ流路を用いたMENDのパッケージング

　先述のMENDは，すべて試験管内で調製するものだが，工業的な生産のためには，持続的に調製可能なシステムが求められる．そのために，マイクロチップ上の流路を利用したMENDのナノアセンブラシステムが開発されている[16,17]．すなわち，手のひらに入るようなガラス板に，溝を掘り，その中に材料液体を流し，混合することで，MENDを自動的かつ持続的に調製できるシステムである．初期には，脂質薄膜水和法の原理により脂質乾燥薄膜を重層した流路に，調製したコア粒子を流すことでMENDを調製するシステムが開発された[16]．その後，リポソーム膜融合法の原理を用い，調製したコア粒子とSUVを特別な形状の流路を流すことで均一に混合し，コア粒子表面にSUVを結合させて膜融合を誘起し，DMENDを構築するシステムが開発された[17]．

3.1.3　マイクロ流路を用いたリポソームの製造

　アルコール希釈法によるリポソームあるいは脂質ナノ粒子の形成原理に基づき，熱力学的に安定な最小サイズの粒子を再現性高く製造する手法としてマイクロ流路の活用が着目されている[18]．脂質が溶解したアルコールが水系溶媒によって希釈されたさいに溶液の極性が上昇し，脂質の過飽和状態が生み出されることで核形成が起こる．アルコール濃度が比較的高い場合にはオストワルト熟成[19]（核同士の融合や脂質の交換反応）によってより大きな核が生じるため，比較的大きな粒子が製造される．一方，アルコールが瞬時に十分希釈され，濃度が比較的低い場合，リポソームの場合では小さなディスク状の核は球形に閉じ側面（疎水面）を溶媒から隠すことで，安定化するため，小さな粒子が製造される（脂質ナノ粒子の場合は疎水性の核のまわりを親水基のかさ高いリン脂質やPEG脂質によってキャッピングされることで安定化し，粒子径が小さくなる）．このような理論のもと，アルコールを瞬時に希釈可能なマイクロミキサー構造を内蔵したマイクロ流路が開発されている[20,21]．マイクロ流路の底側に交点が中心から横方向（溶液の流れに対して直角方向）にずれたヘリンボーン模様型の溝を施したミキサー（staggered herringbone mixer：SHM）は，流路内にカオス的移流を生じさせることで二液が接する界面の表面積を指数関数的に増加させ，ミリ秒以内にアルコールの十分な希釈を実現する．本ミキサー構造は2002年にStroockらによって報告されたものであり，Cullisらによってリポソームや脂質ナノ粒子の製造に応用された[22,23]．その後，Precision Nanosystems社によって製品化されたのがNanoAssemblr®である[24]．マイクロ流路内に原料溶液を送液すること

で連続的に粒子を製造するという特性上，基礎検討用の小スケールから臨床試験などの大スケールまでシームレスに対応可能となっている．実際に，最小 25 μL から対応可能なモデルや，25 L/4.5 h の速度で製造可能なモデルが複数ラインナップされている．大量生産に対応したスケールアップモデルでは 8 個のマイクロ流路が並列に連結されており，単位時間あたりの粒子製造量が向上されている．実施例として，幅広い製造スケール（1～1,000 mL）において同スペックの siRNA 搭載脂質を製造可能であることが示されている．

NanoAssemblr® の応用例として，POPC* を原料とした場合，流速比 5（エタノールに対する水系溶液の流量の比），総流速 3 mL min^{-1} の流量条件で直径 20 nm 程度の理論的最小粒径を有するリポソームの製造が可能である[23]．本リポソームにはリモートローディング法により脂質に対してモル比で 0.2 の DOX を搭載可能である．POPC/トリオレイン（モル比：60/40）を原料とした場合，同様の流量条件で 19 nm の脂質エマルションの製造も可能である[23]．また，siRNA 搭載脂質ナノ粒子の製造においては，おもに用いる PEG 修飾脂質の含量によってサイズ調整が可能であり，1～5 mol% の間で 54～28 nm の均一性の高い粒子が得られている[25,26]．さらに，さまざまな感染症に対するワクチンとしてのメッセンジャー RNA（mRNA）搭載脂質ナノ粒子製造への応用も行われている．Richner らはジカウイルス感染症に対する脂質ナノ粒子型 mRNA ワクチンによりオナガザルにおいて 5 週間にわたって感染防止したことを報告している[27]．また，A 型インフルエンザウイルス（H10N8 亜型）に対する脂質ナノ粒子型 mRNA ワクチンが第一相試験において明確な予防効果を発揮したという中間結果が報告されている[28]．

3.1.4　ユニークな脂質型キャリア

コアシェル型 DDS 粒子は，種々のコア粒子および脂質膜を用いることで，さまざまなものが構築可能であるという利点を有する．たとえば，先述のコア粒子では，pDNA などの核酸とカチオン性高分子が非常に堅固な凝縮体を形成していたが，組合せにより柔軟なコア粒子を調製することが可能である．たとえば，siRNA にポリ-L-リシンを添加すると，上述のように堅固なコア粒子は調製できないが，siRNA 数分子とポリ-L-リシンが静電相互作用することで複合体を形成することが明らかとなっている[29]．この複合体は，電気泳動のゲル中を移動できるほどの柔軟性を有している．この柔軟な複合体を芯構造として，リポソーム膜融合法を行うことで，柔軟

---

* 1-palmitoyl-2-oleoyl-*sn*-glycero-3-phosphocholine

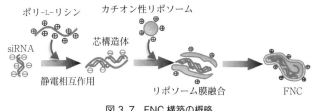

図 3.7　FNC 構築の概略

な構造を有する DDS キャリア（flexible nano carrier：FNC）が構築できる（図 3.7）．この DDS キャリアは，その柔軟性ゆえに，がん組織中の細胞間など狭い領域に浸透可能であることが示唆されている[30]．

他方脂質膜に関して，生理活性物質を用いることで，コア粒子と異なる機能性の付与も可能である．たとえば，ビタミン E のコハク酸誘導体はがん細胞などに特異的なアポトーシスを誘導することが知られているが，この物質は単独でアニオン性の二分子膜を形成しリポソームのような小胞となる[30]．この特性を利用して，カチオン性コア粒子をアニオン性のビタミン E コハク酸膜で包み込んだ DDS 粒子も開発されている[31]．

このように，静電相互作用を基本原理として，コア粒子の構築と脂質膜での被覆を組み合わせることで，多種多様なコアシェル型 DDS キャリアが構築できる．

3.2　環境応答性材料

3.2.1　カチオン性材料の問題点

1987 年に Felgner らによって遺伝子導入に関する報告がはじめてなされてから今日に至るまで，多くの種類のカチオン性材料（リポソームやポリマー）がベクター（遺伝子導入剤）として用いられてきた．これは，カチオン性材料がアニオン性ポリマーとしての特性を有する核酸と容易にナノサイズの静電的複合体を形成できるという特性に起因する．また，カチオン性のナノ粒子は，細胞表面のヘパリン硫酸などと静電的な相互作用を介して結合することにより，高い細胞内取込が期待できる点からもきわめて合目的なデザインといえる．しかし，永年の開発にもかかわらず，カチオン性材料を用いた遺伝子治療の実用化は行われていない．したがって，これまでの戦略とは一線を画する，新たなベクター開発の戦略が必要といえよう．

in vivo 血中投与においては，大きく分けて三点の課題があげられる．一点目は，血中投与されたカチオン性材料（あるいはカチオン性粒子）が赤血球や血小板と凝集

体を形成する点である[1〜3]．この結果，肺などの毛細血管が閉塞し，深刻な毒性が引き起こされる．また，それとともに起こる，肺組織への非特異的な遺伝子発現も問題となる．二点目として，遺伝子発現の持続性が非常に短い点があげられる．カチオン性リポソームやポリカチオンとの複合体を血中に投与したさいには，投与後6時間頃に発現がもっとも多くなるものの，その後急速に消失し，2〜3日目にはバックグラウンドレベルにまで落ちることが明らかになっている[4]．三点目として，サイトカインの産生を引き起こす点があげられる．投与する材料にも大きく依存するが，IL-12やTNFα，IFNγなどの一過性の産生が認められることが報告されている[4]．

また，人工ベクターの問題点として，ウイルスベクターと比較したさいに発現効率

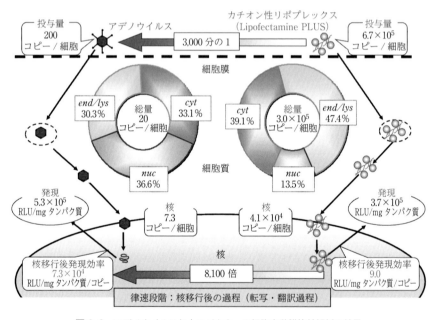

図 3.8　アデノウイルスと人工ベクターの細胞内動態比較解析の結果
end：エンドソーム，lys：リソソーム，nuc：核，cyt：細胞質，RLU：ルシフェラーゼ発現量．HeLa細胞におけるアデノウイルスとカチオン性リポプレックスの細胞内動態を定量的に比較した結果を示す．同程度の遺伝子発現（ルシフェラーゼ発現量）を得るためには，アデノウイルスにおいてカチオン性リポプレックスと比較して3,000分の1のコピー数で十分であることが示された．一方，細胞内におけるエンドソーム/リソソーム画分，細胞質，核における遺伝子の分布を比較した結果，アデノウイルスの核移行が若干高いものの，その差は3倍程度であり，3,000倍の遺伝子発現効率の差を説明することはできない．これらの結果は，カチオン性リポプレックスが同程度の遺伝子発現を示すためにはアデノウイルスよりも大量の遺伝子を核内に送達しなければならないこと，すなわち，核内転写あるいは翻訳過程にカチオン性リポプレックスの遺伝子発現に至るまでの律速段階があることを意味するものである．

が低いことがあげられる．浜らは，カチオン性リポプレックスとアデノウイルス間の細胞内動態を比較した結果，両者の間には数千倍にもわたる発現効率の差があり，また，その差は，エンドソーム脱出や核移行などの細胞内動態では説明できないことを明らかにした（図 3.8）．この結果は，両者の発現効率の差が，細胞内動態よりも，むしろ核に移行したあとの過程（転写・翻訳）に起因するということを意味する．同様の結果は，ほかの種類のリポソームやポリカチオンを用いた遺伝子導入時でも得られている[5,6]．さらにそのメカニズムに関して詳細に解析した結果，転写に関しては，核内における核酸のベクターからの解離が悪いことが両者の差の要因であることが示唆された．一方，翻訳に関しては，カチオン性ベクターと mRNA の静電相互作用が翻訳過程を阻害する要因となることが示唆されている[7]．

3.2.2 中性ナノ粒子への展開

カチオン性材料が血球成分と凝集体を形成することに伴うリスクや，導入したい核酸，さらには細胞内の mRNA との静電相互作用を介した転写・翻訳過程の阻害を回避するための戦略として，電気的に中性なナノ粒子を基盤とした遺伝子・核酸ベクターが近年多く開発されている．

一方，ナノ粒子は一般にエンドサイトーシスのような小胞輸送系によって取り込まれるため，内封分子を細胞質，さらには核まで送達させるためには，エンドソーム膜を破壊あるいは膜融合などによって突破する戦略が必須となる．このさい，ナノ粒子がエンドソーム膜と相互作用するうえでは，表面の正電荷がきわめて有用な駆動力となる．エンドソーム内部の pH はその成熟過程に依存して低くなる．具体的には，生理的条件の pH 7.4 に対して，初期エンドソームで 6.0〜6.2，後期エンドソームで 5.0〜5.5，リソソームで 4.5〜5.0 程度と考えられている[8]．そこで，これらナノ粒子は，エンドソーム内の低 pH 環境に応答して正に帯電し，静電相互作用によりエンドソーム膜と相互作用できるようにデザインされている．具体的な例を図 3.9 に示す．本材料は疎水性足場を介してほかの脂質とともに膜を形成することができる．生理的 pH 環境下において電荷的に中性である本分子は，エンドソーム内の低 pH 環境下では第三級アミンがプロトン化を受けて正に帯電し，エンドソーム膜との相互作用を高めることでエンドソーム膜の突破の駆動力となる．

さらに，電気的に中性であるという特徴は，3.2.1 項であげたような血中投与時の血管閉塞を回避できる点でもきわめて有用である．実際，これらの脂質様材料は，*in vivo* においても siRNA や mRNA 導入効率が優れていると示されている．

また，上述のように，核酸が細胞内でベクターから解離する過程がその発現（転

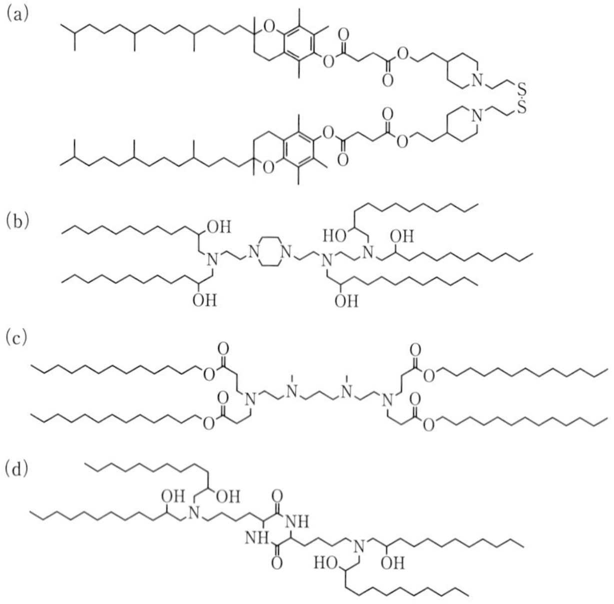

図 3.9 代表的な脂質様物質
(a) ssPalmE-P4C2, (b) c12-200, (c) 503O13, (d) cKK-E12

写)の効率を決定する重要な要素となり得る[7]. さまざまな遺伝子・核酸ナノ粒子がこれまで開発されてきたが, 脂質膜の枚数を減らすことにより, 核酸の細胞内における解離が促進し, 発現活性が劇的に高まることを見出している[9,10]. このような低pH環境に応答して帯電し, 細胞質における還元環境下において崩壊するナノ粒子を具現化するため, 近年では脂質様材料にも積極的にエステル結合が導入されている[11〜13]. これは, 材料の安全性を高めるうえでもきわめて有用である. また, 同様に材料の細胞質における分解を促進するための素子として, 細胞内で還元的に開裂するジスルフィド結合などがあげられる. 上述の構造的特徴を有する脂質様物質の一例として, ssPalm (SS-cleative and pH-activated lipid-like material) があげられる (図3.9(a))[14]. 本材料には, エンドソームの脱出を促進するためのユニットとして, 第三級アミンが搭載されている. また, 細胞質においては, 還元環境に応じてジスルフィド結合が切断される. このさい, 2本の疎水性足場をもつ分子が, 1本足型分子に変換されるため, 膜の安定化作用が弱まり膜構造が崩壊する. さまざまな検討より, 細胞質内を模した還元環境 (10 mM グルタチオン) において, 20分以内に粒子内のジスルフィド結合が開裂することが見出されている. 実際, ジスルフィド結合を

分解性のない炭素結合に置換した分子（ccPalm）を用いて調製した粒子と，ssPalmを用いて調製した粒子間で細胞内動態を比較すると，ssPalm粒子のほうが優位に核酸の放出性が高い結果が得られている[14]．さらに，脂溶性ビタミン（ビタミンA，ビタミンE）を足場として有するssPalm（ssPalmA，ssPalmE）も開発されている（図3.9(a)）．脂溶性ビタミンは，種に特有の"物性""輸送特性""生物学的機能"を有する．これらの生理活性材料をssPalm構造内に採用することで，粒子の安定性や動態（細胞標的化能や細胞内動態），生物学的作用などの新機能を付加することが可能となる．たとえば，ビタミンEは，ほかの分子種と比較して疎水性が高い．疎水性相互作用がナノ粒子形成の駆動力であることを考えると，粒子の安定化が期待できる．また，ビタミンAの細胞内輸送特性を有するssPalmAはpDNAの核送達を促進可能である．このように目的に応じて適切な疎水性足場を選択することは搭載核酸の機能を最大限に引き出すうえできわめて重要といえる．

3.2.3 コンビナトリアルケミストリーを用いた構造活性相関の探索

siRNAを生体へ導入するために，pH感受性脂質，ペプチド，ポリマーをはじめとするさまざまなベクターが開発されてきた．これらの従来型ベクターは高い機能を有することが報告されている一方で，ベクターを構成するおのおのの分子の構造とsiRNA送達効率の間の詳細な関係性（構造活性相関）は明らかになっていない．これは，ベクターを構成する分子の合成と精製に多大な労力が必要であり，多様なライブラリー（化合物群）を用いたスクリーニングの実施が現実的には困難であるためである．siRNAデリバリーにおけるベクター分子の構造活性相関を明らかにするため，核酸ベクターの開発へコンビナトリアルケミストリーの手法を取り入れた例がlipidoid（"脂質"を表す"lipid"に"〜様の"を表す-oidを組み合わせた造語）である．

lipidoidは親水基にポリアミンを，疎水基にアルキル鎖を有する両親媒性分子であり，pH感受性脂質と同様に静電相互作用を介してsiRNAを凝縮化し粒子を形成する．lipidoidはアミンとアルキル鎖を反応溶媒や触媒の非存在下で混合することによりワンステップで合成される．十分な多様性をもつライブラリーが比較的短時間で合成可能であるため，大規模なスクリーニングが可能となる．最初期のlipidodである$98N_{12}$-5は1,200種にも及ぶ化合物ライブラリーから見出された[15]．本ライブラリーはマイケル付加反応を用いて，炭素数9〜18の炭化水素鎖と50種を越えるアミンを組み合わせて合成されたものである．本ライブラリーの解析により，アミノ基とアルキル鎖を複数有し，それらがアミド結合で結合しているという構造的特徴が，siRNAの送達に重要であることが明らかとなった．また，アルキル鎖の長さは中鎖の場合

（C_{12} 程度）が，短鎖や長鎖に比べて優れていた．上述の構造的特徴に基づいて新たに設計された lipidoid が c12-200 である[16]．本化合物の合成にはエポキシドの開環反応が用いられている．c12-200 は $98N_{12}\text{-}5$ と同様に"ポリアミン頭部に中鎖脂肪酸が複数結合した構造"を有する（図 3.9(b)）．この特徴は，従来から用いられてきたカチオン性脂質に代表される，"一つの極性頭部に 2 本の長鎖脂肪酸足場が結合した構造（自然界の脂質構造を模倣）"とは一線を画するものである．これらの例は，多様なライブラリーを用いたハイスループットスクリーニングが，新規骨格を有するベクターの探索に有用であることを示す例である．

$98N_{12}\text{-}5$，ならびに c12-200 はともに非分解性の化合物であり，生体への毒性に懸念が残る．そこで，親水基と疎水基をエステル結合で結合させることにより，生分解性（biodegradability）を有する lipidoid が開発された．1,400 種の化合物から選出された 503O13 はマウス肝臓における ED_{50} が 0.01 mg kg^{-1} と高いノックダウン効率を示し（血液凝固第Ⅶ因子により測定），肝臓への効率的な siRNA デリバリーが可能である（図 3.9(c)）[12]．503O13 の開発にあたり，lipidoid の部分構造と活性との関係が精査され，疎水基の数は 4 本がとくに優れていること，脂質足場の長さは $C_{12} \sim C_{13}$ が優れること，ピペラジンを除くすべての環構造は活性を減弱させることなどが明らかとなった．上記の知見に粒子物性を加え，生体投与時のノックダウン活性を予測する最重要な 4 項目として，その重要性の順に，① 粒子表面の pK_a が 5.5 以上であること，② 疎水性足場が 2 本以上あること，③ 脂肪酸鎖が C_{13} であること，④ 第三級アミンを有すること，があげられている．

親水性頭部に使用されるアミンは，単純なアルキルアミンだけでなく，ペプチドやアミノグリコシド系抗生物質を用いることもできる．アミノ酸や糖などの重合体を頭部のライブラリーとして使用することで，頭部の多様性を拡張することができる．たとえばジペプチドからなる頭部は 400 種のバリエーションをもつ．これらの lipidoid のなかでも，環化したリシンを頭部に有する cKK-E12 はマウス肝臓における ED_{50} が 0.003 mg kg^{-1} ときわめて低い[17]．本化合物もまた，二つの第三級アミンと四つの C_{12} 足場を構造内に有し，ノックダウン活性が高い lipidoid の条件を満たしている（図 3.9(d)）．これらの粒子はマクロピノサイトーシスにより細胞へ取り込まれるが，全身投与時は内在性のアポリポタンパク質 E がその肝臓内取込に寄与することが知られている．

大規模なライブラリーを用いて核酸ベクターを探索するうえで *in vitro* 系を用いた活性の予測は不可欠である．しかしこのさい，細胞系での活性と生体投与時の活性が解離していることが大きな問題となる．なかでも，細胞系では十分な活性を示さない

にも関わらず，生体投与時において顕著なノックダウン効果を示す場合も多く（偽陰性），スクリーニングの過程で見落とされる可能性がある．これらは単一の指標のみを評価基準に据えた場合にとくに起こりやすい．そこで現在，複数の *in vitro* 試験を用いて生体投与時の活性を予測する試みがなされている[18]．もっとも影響力が強い粒子表面の pK_a に加え，赤血球膜に対する破壊活性（ヘモライシス）や，細胞外あるいは細胞へ取り込まれた直後の粒子の安定性，細胞内取込量などが指標としてあげられる．上記の指標を複数組み合わせて評価を進めることが望ましい．

3.2.4 mRNA 送達への応用

近年，遺伝子治療を担う次世代の核酸として mRNA が注目を集めている．mRNA は pDNA が抱えていたゲノムへの挿入によるがん原性のリスクをもたず，また，細胞内動態上のバリアがエンドソーム膜のみであるため，安全性と効率を兼ね備えた核酸であると考えられている．mRNA を細胞質へ送達するため，先述の c12-200 や cKK-E12 を含め，従来 siRNA に用いられてきた種々のベクターが mRNA 送達に使用されている[19]．mRNA の送達においても先述した構造活性相関は適用可能である．二つのアミンと 4 本の足場を有する lipidoid である OF-02 は肝臓に対して選択的なタンパク質導入を可能とする[20]．興味深いことに，OF-02 に分解性を付与した OF-Deg-Lin は組織指向性が変化し，脾臓への積極的な遺伝子導入が可能である[21]．mRNA と siRNA はともに細胞質を標的オルガネラとするにも関わらず，最適な脂質組成は異なる場合が多い．両者の細胞内動態の類似点，相違点を明らかにすることが今後のベクター開発に重要であると考えられる．

このように，材料の第三級アミンの構造や細胞内環境応答的な崩壊ユニット，さらには疎水性足場構造の組合せは，その性能に大きな影響を与えるものである．細胞内における分解性を高めることが安全性の向上につながることや，粒子としての見掛けの pK_a がエンドソーム脱出プロセスに有用であることなどの共通点や一般則は見出されつつあるものの，いまだそれらの構造から活性を完全に予想するには不可能である．今後も世界中で研究開発が進むものと考えられる．

3.3 pH 感受性カチオン性脂質

脂質ナノ粒子とエンドソーム膜間の膜融合を誘起するうえでは pH 感受性カチオン性脂質であるイオン化アミノ脂質がきわめて重要な役割を果たす．膜融合はカチオン性のイオン化アミノ脂質とエンドソーム膜上のアニオン性脂質との静電相互作用を起

点とし，ラメラ相をとるエンドソーム膜を一過性にヘキサゴナルⅡ相へ相転移させることで達成される．したがって，イオン化アミノ脂質を含有する脂質ナノ粒子のpK_aおよび，ラメラ相からヘキサゴナルⅡ相への相転移能（膜融合能）がエンドソーム脱出効率にきわめて大きな影響を与える因子として知られている．以降にそれらに関するこれまでの知見を述べる．また，siRNA搭載脂質ナノ粒子のエンドソーム効率の定量的な評価法についても概説する．

3.3.1 酸解離定数

細胞外とエンドソーム内とのpHの差は1～2程度であるため，その変化に鋭敏に応答してカチオン性へ変化することがエンドソーム膜中に存在するアニオン性脂質との効率的な静電相互作用を達成するうえで重要となる．この観点のみ考慮した場合，pK_aが高いほどエンドソーム膜との効率的な静電相互作用を誘起することが期待される．一方で，pK_aが高いほど血中などの生理的pH環境下における正電荷が強まることを考慮しなければならない．たとえば，血中における強い正電荷は負に帯電した生体成分との非特異的吸着を生じさせ，リポソームの体内動態に大きな影響を与える．また，強い正電荷はリポソームの凝集を生じるリスクを高める．一方で，無血清あるいは低血清条件下での培養細胞への適用などにおいては，強い正電荷はリポソームの細胞取込を上昇させる効果が期待できる．したがって，用法を十分に留意しながら適切なpK_aの設定を行うことが望ましいといえる．肝実質細胞を標的とする場合の最適なpK_aは6.2～6.5であることが明らかになっている[1,2]．血中pHは7.35～7.45の範囲内に保たれていることから，上述のpK_a範囲では理論上90％以上のイオン化アミノ脂質が分子型になっており，電気的にほぼ中性の粒子と見なせる上限値であると理解される．上記のpK_a範囲よりも低いとエンドソームの酸性化に対する応答性が低下するため，エンドソーム脱出効率が低下する．一方，上述のpK_a範囲よりも高いと血中における正電荷が強まり，肝実質細胞への移行性が著しく低下する．なお，佐藤らによってpK_aの高い（6.80～7.25）脂質ナノ粒子は肝類洞血管内皮細胞への高い移行性を示し，同細胞における効率的な遺伝子ノックダウンが達成されることが明らかにされている[2]．イオン化アミノ脂質の化学構造は脂質ナノ粒子のpK_aに大きく影響するが，化合物単独のpK_aと脂質ナノ粒子のpK_aは異なることに留意する必要がある．すなわち，イオン化アミノ脂質が脂質ナノ粒子上に配置された場合，プロトンは粒子界面の外側からのみアクセスすることが可能であることから，溶液中に分子単独で分散している場合と比較してその効率は低下する．また，多くの場合，イオン化アミノ脂質は脂質ナノ粒子を構成する全脂質に対して30％以上の高い

濃度(モル比)で用いられる．したがって，近接したイオン化アミノ脂質間の電荷反発によりプロトン化効率が低下する．以上より，脂質ナノ粒子の pK_a は同じイオン化アミノ脂質単独と比較して低い値をとる[3]．したがって，イオン化アミノ脂質の pK_a は in situ で測定することが重要である．pK_a の測定には TNS[*1] という蛍光物質が汎用されている[4]．TNS は疎水性部位と一つの負電荷を有しており，水中ではクエンチングにより蛍光をほとんど発さないが，カチオン性脂質とイオン対を形成し疎水性環境下におかれると強い蛍光を発する．TNS とイオン化アミノ脂質含有脂質ナノ粒子を各 pH 条件下で混合したさいの蛍光強度をプロットすることで pK_a を算出することが可能である．イオン化アミノ脂質の化学構造はその pK_a に大きな影響を与える．Jayaraman らは，第三級アミノ基周辺の化学構造が互いに異なる56種のイオン化アミノ脂質の pK_a を比較している[1]．エステル結合から第三級アミノ基までの炭化水素鎖(リンカー)が長いほど pK_a が上昇する．また，同じリンカー長の場合，アミノ基に結合する置換基(アルキル基)がかさ高くなるほど pK_a が減少する．さらに，同じリンカー長および置換基の場合，エステル結合と比較してより極性の高いアミド結合やカルバメート結合では pK_a が高くなる．これらの結果は，第三級アミノ基の周辺構造がプロトンアクセプターである窒素原子の粒子界面上の位置を規定し，pK_a を変化させていることを示唆する．したがって，互いに類似した構造のイオン化アミノ脂質の pK_a の大小関係は，ある程度予測することが可能である．一方で，新規のイオン化アミノ脂質の pK_a を正確に予測する手法は開発されておらず，今後の研究の進展が期待される．

3.3.2 相転移能

イオン化アミノ脂質の疎水性足場(炭化水素鎖)の不飽和度が相転移能に著しい影響を与えることが知られている．2005年，Heyes らはステアリン酸(C18:0)，オレイン酸(C18:1)，リノール酸(C18:2)およびリノレン酸(C18:3)由来の炭化水素鎖を有する計4種のイオン化アミノ脂質と DPPS[*2] を等モル量混合したさいのラメラ相からヘキサゴナル II への相転移温度を ^{31}P NMR 法により比較した[5]．その結果，炭化水素鎖の不飽和度の増加に伴って相転移温度は減少した．cis 型の不飽和結合は炭化水素鎖を折り曲げるため，疎水性部位のかさ高さに貢献する．すなわち，不飽和結合を有するイオン化アミノ脂質はコーン型が強調されているため，アニオン性脂質とイオン対を形成したさいにも比較的容易にヘキサゴナル II 相に転移しやす

[*1] 2-(p-toluidino)-6-naphthalene sulfonic acid
[*2] 1,2-dipalmitoyl-3-sn-glycero-phosphatidylserine

い．相転移温度が低いほど容易に相転移を誘導することを意味することから，不飽和度の増加はエンドソーム膜との膜融合能の向上を示している．実際に，先述4種のイオン化アミノ脂質を主成分とするsiRNA搭載脂質ナノ粒子の培養細胞における標的遺伝子ノックダウン活性は^{31}P NMR法による解析と相関している．また，イオン化アミノ脂質の第三級アミノ基と2本の炭化水素鎖をつなぐリンカー部位構造も相転移能に影響を与える．2010年，SempleとAkinkらは，それぞれリンカー構造の異なるイオン化アミノ脂質（DLin-DMA（図3.10(a)）およびDLin-KC2-DMA（図3.10(b)））とDSPS*を等モル量混合したさいの相転移温度を示差走査熱量測定（differential scanning calorimetry：DSC）によって測定した[6]．相転移温度の序列はDLin-DMA（27℃）＞DLin-KC2-DMA（20℃）である．DLin-DMAは1,2-ジオールのヒドロキシ基に2本の炭化水素鎖がエーテル結合を介して結合している．2本の炭化水素鎖は互いに平行に近い関係に配向されるため，疎水性部位は比較的コンパクトになる．一方で，DLin-KC2-DMAはsp^{3}炭素1原子から直接2本の炭化水素鎖が炭素-炭素結合で連結している．そのため，2本の炭化水素鎖のなす角が大きく，疎水性部位がかさ高い．その結果，コーン型が強調されており，ヘキサゴナルⅡ相へ転移しやすい．先述の各イオン化アミノ脂質を主成分とするsiRNA搭載脂質ナノ粒子の in vivo マウス肝実質細胞における血液凝固第Ⅶ因子（FVII）遺伝子ノックダウンの50%抑制投与量（ED$_{50}$）の序列はDLin-DMA（1 mg kg^{-1}）＞DLin-KC2-DMA（0.1 mg kg^{-1}）であり，先述の相転移温度の序列に一致している．以上のように，pK$_a$と相転移能の両観点からイオン化アミノ脂質の化学構造の最適化がなされており，Jayaramanらは in vivo マウス肝実質細胞におけるFVII遺伝子ノックダウンの系で最大活性を示すイオン化アミノ脂質としてDLin-MC3-DMA（ED$_{50}$ 0.005 mg kg^{-1}）を見出している[4]．

また，佐藤らも独自のイオン化アミノ脂質の開発を行い，第一世代としてYSK05（図3.10(c)），第二世代としてsp^{2}炭素1原子から2本の炭化水素鎖を炭素-炭素結合で連結することで疎水性部位のかさ高さを強調したYSK13-C3（図3.10(d)）を開発し，FVII遺伝子ノックダウンのED$_{50}$でそれぞれ0.06および0.015 mg kg^{-1}を達成している[7〜9]．YSK13-C3を含む脂質ナノ粒子にB型肝炎ウイルス（hepatitis B virus：HBV）を標的としたsiRNAを搭載することでHBV持続感染マウスにおける顕著なHBV抑制を達成しており，疾患治療への応用に遜色ない送達効率となっている．一方，後述のように，エンドソーム脱出効率はわずか数%程度に留まることが報

---

* 1,2-stearyl-3-*sn*-glycero-phosphatidylserine

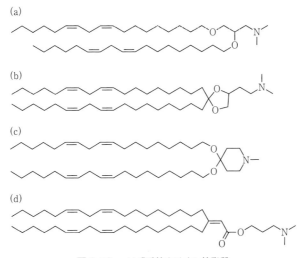

図 3.10　pH 感受性カチオン性脂質
(a) DLin-DMA（N,N-dimethyl-2,3-bis{[(9Z,12Z)-octadeca-9,12-dien-1-yl]oxy}propan-1-amine），(b) DLin-KC2-DMA（2-{2,2-di[(9Z,12Z)-octadeca-9,12-dien-1-yl]-1,3-dioxolan-4-yl}-N,N-dimethylethan-1-amine），(c) YSK05（1-methyl-4,4-bis{[(9Z,12Z)-octadeca-9,12-dien-1-yl]oxy}piperidine），(d) YSK13-C3（3-(dimethylamino)propyl(12Z,15Z)-3-[(9Z,12Z)-octadeca-9,12-dien-1-yl]henicosa-2,12,15-trienoate）．

告されており，大きな改善の余地がいまだ残されている．実際に，佐藤らは最近独自のイオン化アミノ脂質ライブラリーを構築し，肝実質細胞への siRNA 送達に最適な脂質 CL4H6 を見出した．FVII 遺伝子ノックダウンの ED_{50} で $0.0025\,\mathrm{mg\,kg^{-1}}$ を認め，先述の DLin-MC3-DMA よりも高い送達効率を達成している．

3.3.3　エンドソーム脱出効率の評価法

　イオン化アミノ脂質のデザインによってエンドソーム膜との膜融合能の改善および，それに伴う遺伝子ノックダウン活性の向上がなされていると同時に，エンドソーム脱出効率を定量的に評価する試みが複数なされている．

　一つ目として，蛍光顕微鏡観察によるものがある．蛍光標識 siRNA を利用した siRNA の動態の追跡が広く行われているが，一般に siRNA 1 分子に対して 1 分子の蛍光色素を標識するため，siRNA 1 分子あたりの蛍光強度は弱い．したがって，脂質ナノ粒子内あるいはエンドソーム内などの微小空間に多数の siRNA が濃縮された場合には蛍光顕微鏡による検出は容易である．一方で，エンドソーム脱出により細胞質

中に拡散した siRNA の濃度は比較的低いため，遺伝子ノックダウンの ED_{50} 値よりも十分高い投与量の条件において細胞質中 siRNA を観察した報告はあるものの，比較的低い投与量の条件での検出は困難である．Wittrup らは，エンドソーム脱出時に損傷したエンドソーム膜へ Galectin-8（Gal-8，β-ガラクトシドに結合するレクチンの一種）が集積する現象に着目し，YFP-Gal8 安定発現細胞における脂質ナノ粒子のエンドソーム脱出効率の算出を試みた[10]．YFP-Gal8 安定発現細胞に蛍光標識 siRNA 搭載脂質ナノ粒子を添加したあとの siRNA 陽性スポット数に対する YFP-Gal8 陽性スポット数の割合は 7％であった．また，エンドソーム脱出前後における siRNA の蛍光強度は半減していたことから，siRNA のエンドソーム脱出効率は 3.5％と算出されている．

二つ目として，電子顕微鏡観察によるものがある．Gilleron らは，末端にチオール基を有する siRNA を金ナノ粒子に Au-S 結合を介して結合させたうえで DLin-MC3-DMA を含む脂質ナノ粒子内に封入した[11]．本脂質ナノ粒子をマウスに静脈内投与したあとの肝臓を透過型電子顕微鏡により観察した結果，大部分の金ナノ粒子がエンドソーム/リソソーム内に存在し，細胞質への移行率は 1〜2％程度であることを報告している．

三つ目として，細胞分画法と siRNA の定量的 RT-PCR 法を組み合わせた手法がある．Xu らは，肝臓を標的とした siRNA 搭載脂質ナノ粒子をラットに静脈内投与したあとの肝実質細胞，肝実質細胞の細胞質分画（S100 分画）および抗 Argonaut 2（Ago2）抗体を用いた免疫沈降法により得られた RISC 結合分画中の siRNA ガイド鎖を定量的 RT-PCR 法にて定量した[12]．その結果，投与 1 時間後において，肝実質細胞に移行した siRNA のうち 15.8％が細胞質分画にて検出された．また，RISC に結合した siRNA のピーク値が細胞質中 siRNA のピーク値よりも 15 倍以上低い値であったことから，エンドソーム脱出から RISC への取込までの間のバリアの存在が示唆されている．

四つ目として，蛍光標識ペプチド核酸（peptide uncleic acid：PNA）プローブを用いた 5′ リン酸化 siRNA の定量がある．エンドソーム脱出により細胞質に到達した siRNA はまず RNA キナーゼ（CLP 1）によって 5′ リン酸化修飾を受ける[13]．また，siRNA が RISC へ結合するさいには，ガイド鎖 5′ 末端のリン酸基が必要であることが知られている．Trubetskoy らはこのようなメカニズムに着目し，相補的な蛍光標識 PNA プローブを siRNA のガイド鎖にアニーリング後，陰イオン交換高圧液体クロマトグラフィーよって 5′ リン酸化修飾を受けた siRNA と受けていない siRNA，また，それらの分解代謝物を分離・定量した[14]．その結果，投与から 1 時間で肝臓中

の全siRNAに対して約1％のsiRNAが5′リン酸化修飾を受け，細胞質に到達していることを明らかにした．また，5′リン酸化修飾を受けたsiRNA濃度と標的遺伝子のノックダウン活性との間の相関性も示されている．

以上のように，これまでにsiRNAのエンドソーム脱出効率を評価するさまざまな手法が開発されてきている．しかし，電子顕微鏡観察の例においては比較的大きな金ナノ粒子と複数のsiRNAとのコンジュゲートを観察した結果であり，本来のsiRNAの動態とは必ずしも一致しない可能性を考慮する必要があるだろう．細胞分画法を利用した例においては，細胞質分画の精製度，とりわけ，エンドソーム/リソソーム画分からの内容物の漏出やコンタミネーションに十分留意する必要がある．さらに，5′リン酸化修飾siRNAを測定した例においては，siRNAの化学修飾様式によって5′リン酸化修飾の効率が異なる場合があることに留意する必要がある[15]．また，本節であげた各手法において用いられているsiRNAの配列や化学修飾様式，動物種およびデリバリー技術はそれぞれ異なるため，各報告例で算出されたエンドソーム脱出効率を単純に比較することは難しい．加えて，最近ではNPC 1 (Niemann-Pick C1) を介するエンドソームのリサイクリングによるsiRNAの細胞外への排泄がバイオアベイラビリティ低下の一因となっているという報告もなされている[16]．したがって，細胞内siRNAのクリアランスが分解のみではない可能性も考慮する必要があるだろう．一方で，細胞内への薬物送達において大きな障壁となるエンドソーム脱出過程の解析手法は，効率的な送達技術開発を進めるうえで非常に重要であり，今後のさらなる発展が切望される．

コレステロール-siRNA コンジュゲート

コレステロール-siRNAコンジュゲートは2004年にsiRNAのベンチャー企業であるAlnylam社によって報告されたものである[1]．siRNAのセンス鎖の3′末端にピロリジンリンカーを介してコレステロールが結合したものであり，血漿タンパク質であるアルブミンとの親和性を示し，siRNA単体と比較して血中半減期が長くなっている．また，ヌクレアーゼ耐性化を目的としてホスホロチオエート結合と2′-O-メチル修飾体が用いられている．アポリポタンパク質Bに対するコレステロール-siRNAコンジュゲートを50 mg kg^{-1}で静脈内投与することで肝臓および空腸においてmRNAレベルでの遺伝子ノックダウンの誘導が認められた．RACE (rapid amplification of cDNA ends)-PCR法によるRNAi特異的なmRNA切断断片を検出することで，RNAiが誘導されたことを証明している．2007年には，コレステロール-siRNAコンジュゲートが低密度リポタンパク質 (low-density lipoprotein：LDL) および高密度リポタンパク質 (high-density lipoprotein：HDL) と相互作用し，その取込にはそれぞれ LDL 受容体および SR-BI (scavenger receptor class B, type I) が必要であることが示された[2]．また，線虫の膜タンパク質 Sid 1 の哺乳類ホモログもその取込に関与していることが示された．本技術は siRNA の静脈内投与により RNAi を誘導した世界初の報告例である．　　　　　　　　　　　(佐藤　悠介)

引用文献
1) J. Soutschek, *et al., Nature*, **432**(7014), 173 (2004).
2) C. Wolfrum, *et al., Nat. Biotechnol.*, **25**(10), 1149 (2007).

3.4　粒子サイズ制御

リポソームおよび脂質ナノ粒子のサイズはその物性や生体内挙動に大きな影響を与える重要な因子である．一般的にはリポソームのサイズが大きいほど補体によるオプソニン化*を受けやすく，クッパー細胞などの貪食細胞により血液循環から排除されやすくなる[1]．したがって，リポソームや脂質ナノ粒子の体内動態を制御するうえではそのサイズ制御が非常に重要となる．また，サイズの減少は粒子の拡散速度の上昇や断面積の減少に直結するため，粒子の組織浸透性の向上に寄与する．本節では標的細胞や投与経路に応じたリポソームあるいは脂質ナノ粒子のサイズの影響について概説する．また，リポソームや脂質ナノ粒子の製造法に関してサイズの観点から概説したあと，近年開発が進められている 50 nm 以下の比較的小さなサイズ領域におけるリポソームあるいは脂質ナノ粒子の物性に関して述べる．

3.4.1　粒子サイズが体内動態に及ぼす影響

肝臓にはほかの正常組織の毛細血管とは異なり拡張した血管（類洞）が存在し，血管内皮細胞にはフェネストラとよばれる小孔が多数存在する．フェネストラの直径はヒトで平均 107 nm であることが報告されている[2]．そのため，直径が約 100 nm 以下に制御されたリポソームは物理的に血管を透過し，肝実質細胞が存在するディッセ腔へ移行することが可能である．すなわち，肝実質細胞を標的とした薬物送達を目指すうえではサイズを 100 nm 以下に制御することが重要となる．ただし，マウス（C57BL/6）およびラット（SD）におけるフェネストラの直径は平均でそれぞれ 141 nm および 161 nm であり，ヒトと比較して大きいことが報告されている[2]．したがって，実用化を目指した研究においてはこのような種差を考慮した製剤設計が必要

---

*　補体や抗体がリポソーム（抗原）に結合することで，リポソームが貪食されやすくなる現象．

となる.

がんは慢性炎症疾患であることから，活性化した線維芽細胞などによって生成されたコラーゲンやヒアルロン酸などの間質成分が多く存在し，ナノ粒子のがん組織内における浸透性を物理的に阻害する[3]．また，正常組織ではすべての細胞は血管に隣接するように規則的に配置されている一方で，がん組織は無秩序な構造を有しており，血管から比較的離れた場所にもがん細胞が存在する[4]．したがって，ナノ粒子によってすべてのがん細胞へ薬物を送達するためにはナノ粒子をがん組織深部まで浸透させることが重要となる．上述のように，ナノ粒子のサイズの減少はその拡散速度の上昇や断面積の減少に寄与するため，ナノ粒子の小型化は組織浸透性を改善させるうえで有効な手段である．比較的大きなリポソームに超音波などのエネルギーを与えることで小型化させる従来のトップダウン型の製造法では小さく均一なリポソームを得ることは難しかったが，マイクロ流路を活用したボトムアップ型のリポソームおよび脂質ナノ粒子製造法の登場により，粒子の小型化が容易になってきている（製造法については後述）[5,6]．Zhigaltsevらは，直径40 nm以下のDOX内封リポソームの製造に成功している[7]．種々の脂質組成を検討した結果，POPC/DPPC[*1]/コレステロール/PEG-DSPE[*2]（モル比：45/20/35/3）で調製したリポソームは直径33 nmを示し，リモートローディング法により脂質に対する重量比0.1のDOXが搭載された．マウスへ投与したさいのDOXのリポソームからの漏出は半減期として約12時間であり，高い保持能を示したことから，がん治療への応用が期待される．

リポソームや脂質ナノ粒子のサイズは，それらを皮下投与したさいの投与部位からリンパ管や血中への移行性に大きく影響する．Oussorenらは異なるサイズのリポソームを皮下投与したさいの投与部位残存率を比較した結果，サイズの低下依存的に残存量が低下することを報告している[8]．Chenらは直径30 nmと80 nmのsiRNA搭載脂質ナノ粒子を皮下投与したさいのリンパ節および肝臓への移行性を比較した結果，直径30 nmの脂質ナノ粒子は有意に高い移行性を示したことを報告している[9]．

3.4.2 粒子製造法と粒子サイズ

リポソームや脂質ナノ粒子のサイズはその製法によって異なり，種々の製造条件によっても大きく変動する．従来から用いられている製造法の一つとして，単純水和法がある[10]．これは脂質をクロロホルムなどの有機溶媒に溶解し，減圧留去により作製した脂質フィルムに緩衝液などの水系溶媒を加えて水和させる方法である．本方法

[*1] 1,2-dipalmitoyl-sn-glycero-3-phosphatidylcholine
[*2] methoxypolyethyleneglycol 2000 1,2-distearyl-sn-glycero-3-phosphatidylethanolamine

では一般的に直径数 μm 程度の多重膜リポソーム（MLV）が調製されるため，引き続きサイズ制御の操作が行われる．一つは超音波処理（ソニケーション）によるもので，バス型ソニケーターやプローブ型ソニケーターなどを用いる．プローブ型ソニケーターは高出力であり，バス型ソニケーターを用いた場合よりも比較的小さな 1 枚膜リポソーム（SUV）を得ることが可能であるが，リポソーム溶液にチタン粒子が混入するデメリットがある．また，調製されるリポソームのサイズと試験管やフラスコなどの容器のスケールの間にきわめて大きなギャップが存在するため，局所的な超音波の印加むらが生じやすく，ラボスケールにおいても製造回間の変動（ばらつき）が大きい（バッチ間変動が大きい）方法である．また，発熱による脂質の酸化や分解のリスクもある．二つ目は一定サイズ（0.1 μm など）の小孔を多数有するポリカーボネート膜あるいは無機フィルター膜に MLV を複数回通過させることで SUV を得るエクストルージョン法がある[11]．ほかの製造法としてエタノール注入法がある[12]．これは脂質のエタノール溶液を大過剰の水系溶媒に攪拌下で注入することでリポソームを形成させる方法である．本方法は先述の単純水和法とは異なり，溶媒の極性を上昇させることで脂質の過飽和状態をつくり出し，脂質分子の自己集合によってリポソームを生成するボトムアップ型の製造法であり，比較的サイズの小さなリポソームや脂質ナノ粒子を得やすい．本方法では水系溶媒の攪拌状態やエタノールの注入速度などをコントロールすることで得られるリポソームや脂質ナノ粒子のサイズを制御することが可能であるが，先述の単純水和法と同様，フラスコなどの大きな容器を使用するため，希釈むらに伴うバッチ間変動の問題を有する．近年，バッチ間変動や製造スケールアップの問題を解消可能な新たなリポソームあるいは脂質ナノ粒子の製造法としてマイクロ流路法が着目されている[13]．本方法は脂質が溶解したエタノールなどの有機溶媒と水系溶媒をマイクロ流路内に送液し，2 液を混合することで粒子形成を行うものである．原理は先述のエタノール注入法と同様であるが，マイクロ流路内の微小空間ではバルクと比較して溶液の容積に対する表面積がきわめて大きく，拡散による溶液の混合が速い．また，流路にミキサー構造を組み込むなど，エタノールと水系溶媒との界面の面積を積極的に上昇させる工夫を施すことによって高速かつ再現性の高いエタノールの希釈（溶媒の極性の上昇）過程を実現することが可能である．急速な溶媒極性の上昇によって，脂質分子の過飽和状態により生成した粒子の核が融合・凝集による成長の機会を最小化することで，脂質の物性や組成に応じた熱力学的に安定な最小サイズのリポソームあるいは脂質ナノ粒子を得ることができる．マイクロ流路内に原料溶液を連続的に送液する手法のため，マイクロ流路を並列化させるなどによってスケールアップも容易な粒子製造法である．

3.4.3 脂質ナノ粒子のサイズが物性や活性に及ぼす影響

上述のようにサイズの小さな脂質ナノ粒子は，組織浸透性に優れているという点で有用な技術である．一方で，粒子サイズが小さいほど粒子表面に位置する分子の割合が多くなるため高い表面エネルギーを有し不安定になる．また，脂質ナノ粒子を構成する脂質分子同士が集合したさいの最安定曲率（自発曲率）とサイズの小さなナノ粒子表面に位置する脂質が実際にとる曲率との間に大きなギャップが生じる．したがって，脂質のパッキングが緩み，不安定な粒子となる．Chen らは，直径 45 nm と 80 nm の脂質ナノ粒子をマウス血漿中でインキュベートしたあとの脂質ナノ粒子からの構成脂質の脱離を評価した[14]．その結果，より小さな直径 45 nm の脂質ナノ粒子から ionizable amino lipid（DLin-MC3-DMA），DSPC[*1] および PEG-DMG[*2] が速やかに脱離することを示している．直径 30〜80 nm の脂質ナノ粒子の肝臓への移行性は同等である一方で，遺伝子ノックダウン活性はサイズの減少に伴って約 20 倍減少した．エンドソーム脱出に重要なイオン化アミノ脂質の脱離をはじめとする脂質ナノ粒子の不安定性が活性低下の原因と考えられる．佐藤らも脂質ナノ粒子のサイズと物性や活性との関係性について詳細な検討を行っている[15]．直径 37 nm の脂質ナノ粒子の直径 67 nm の脂質ナノ粒子に対する比表面積は理論的に予測される値よりも約 1.7 倍高く，脂質分子の親水性基周辺の水和度も上昇していた．すなわち，サイズの減少によって脂質パッキングが緩み，分子間距離が増大したために表面積が上昇し，隙間を埋めるように水分子が入り込んでいると考えられる．脂質の疎水面と水分子との接触は熱力学的に不安定な状態であり，siRNA の漏出などが促進されることで遺伝子ノックダウン活性が低下する．このように，直径 50 nm 以下の小さな siRNA 搭載脂質ナノ粒子の開発はマイクロ流路技術により比較的容易になったが，高い遺伝子ノックダウン活性と両立する技術の開発はなされておらず，今後の発展が期待される．

3.5 エクソソーム

あらゆる細胞は脂質二重膜に囲まれたナノ〜マイクロサイズのベシクル（細胞外小胞）を細胞外へと分泌することが知られている．当初は細胞内の老廃物を細胞外に輸送するシステムとして考えられていた．しかし，近年ベシクル内に，タンパク質のほかに mRNA やマイクロ RNA（miRNA）が存在し，細胞間で RNA を輸送するキャ

[*1] 1,2-distearyl-*sn*-glycero-3-phosphatidylcholine
[*2] methoxypolyethyleneglycol 2000 1,2-distearylglycerol

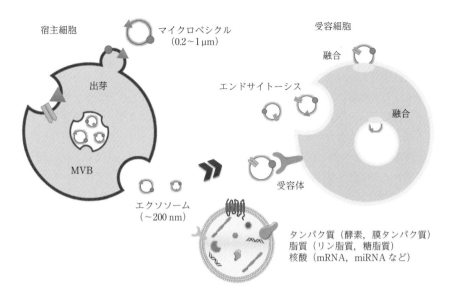

図 3.11　細胞外小胞の形成と機能

リアとして細胞外小胞がその役割を担っていることが見出された．生物における細胞間コミュニケーション経路としては，細胞間の直接の接着や増殖因子，サイトカインなどの生理活性タンパク質，ペプチド，ホルモンを用いる経路が知られていたが，特定の細胞由来の細胞膜タンパク質や核酸を含む細胞外小胞が，長距離の細胞間コミュニケーションとして機能し，種々の生命現象に重要に関わっていることが明らかにされつつある．また，血液，尿，母乳などのさまざまな体液にも存在することから，治療，予後診断，バイオマーカーとさまざまな分野への応用が期待されている[1]．

細胞外小胞の種類は，その発生機序，サイズにより大きく分けて，エクソソームとマイクロベシクルの二つに分類できる（エクソソーム：～200 nm，マイクロベシクル：0.2～1 μm）．そのほかにも，細胞がアポトーシス経路により死を迎えたときに生じるアポトーシスベシクル（1～5 μm）も知られている．細胞膜から直接出芽（シェディング）するタイプのベシクルがマイクロベシクルである．また，細胞内の後期エンドソーム膜が内向きに陥入して形成される多胞体（multi vesicular body：MVB）が，エキソサイトーシス経路に乗って細胞膜と融合し，多胞体内部の小胞が細胞外に分泌されたものが，エクソソームと定義されている（図 3.11）．このエクソソームには，とくにテトラスパニン（CD 9，CD 63，CD 81 など）と総称されている4回膜貫通タンパク質が多く含まれており，エクソソームマーカーとしてよく用いら

3.5 エクソソーム

れている.一方で,これらの細胞外小胞は物理化学的特性が類似しているので厳密な区別が難しく,現在においてもその分離精製法は課題となっている[2]).

エクソソームを構成するタンパク質や核酸の構造,機能解析と疾患との関連に関する研究は急速に進展している.たとえば,がん細胞由来エクソソーム中の miRNA が,がんの浸潤,転移に関わっていることや,プリオン病やヒト免疫不全ウイルス(HIV)などの感染症において,その関連タンパク質がエクソソームを介して正常細胞へと運ばれることなどが報告されており,エクソソームの機能解析は疾患診断や治療に貢献すると考えられている.とくに,エクソソーム中に含まれている miRNA は,PCR 法やマイクロアレイ法などの高感度な検出法があるので,がんなどの疾患のバイオマーカーや,がんの早期診断手法として期待されている[3]).

一方,生体由来のナノキャリアとして,DDS や再生医療分野での利用においても関心が高まっている.エクソソーム中の核酸が,ほかの細胞に取り込まれ,標的遺伝子の発現を制御し得るという発見から,核酸医薬品の新規 DDS としての利用が注目されている.エクソソームの細胞内取込機構の詳細はまだ十分に明らかではないが,膜融合機構により核酸医薬品を細胞質内に効率よく輸送している可能性がある点は魅力的である.

エクソソームの体内動態に関して,血中投与での血中のクリアランスや組織指向性は,同じようなサイズを有するリポソームと同様の挙動を示し,由来する細胞によってとくに厳密な組織指向性はないような結果が報告されている[1]).しかし,エクソソーム膜の PS は,マクロファージへの取込のシグナル(eat me signal)として機能するという報告もあり[4]),もとの細胞に由来するエクソソームの脂質組成は組織指向性にも重要であると考えられている.また,がん細胞由来エクソソームの組織指向性は,エクソソーム表面のインテグリンファミリーの種類により決定しているということや,ある種のエクソソームが血液脳関門を突破し得ることも報告されている[5]).

人為的にエクソソームに組織指向性を付与するための手法も試みられている.たとえば,細胞に遺伝子操作によって標的指向性を有するペプチドを組み込んだ膜タンパク質を発現させ,そこから指向性を有する分子をエクソソーム膜上に搭載させる方法やエクソソームを単離後にがんを認識し得る葉酸などを結合させる手法などが報告されている[6]).

エクソソームの DDS 利用の場合には,薬物をいかに搭載するかが重要である.エクソソーム単離後に,エレクトロポレーション法により siRNA をエクソソーム中に封入する方法や細胞に核酸をトランスフェクション法によりあらかじめ導入しておき,そこから核酸封入エクソソームを得るという方法が報告されているが[1]),いずれ

も封入効率が低く，封入法の開発は課題となっている．エクソソームのDDS応用は，まだ始まったばかりで解決すべき問題も多い．生物学的なエクソソームの機能解析が急速に展開しており，エクソソームの分泌過程や核酸の封入機構，細胞との相互作用や組織移行性の機序が解明されることで，今後エクソソームのDDS応用の戦略の幅も拡大することが期待される．

引用文献

3.1節
1) 菊池 寛, 膜, **34**(6), 328 (2009).
2) Y. Wang, et al., *Adv. Drug Delivery Rev.*, **87**, 68 (2015).
3) B. Sternberg, F. L. Sorgi, L. Hung, *FEBS Lett.*, **356**, 361 (1994).
4) L. B. Jeffs, et al., *Pharm. Res.*, **22**(3), 362 (2005).
5) D. V. Morrissey, et al., *Nat. Biotechnol*, **23**(8), 1002 (2005).
6) S. C. Semple, et al., *Nat. Biotechnol*, **28**(2), 172 (2010).
7) J. Heyes, et al., *Mol. Ther.*, **15**(4), 713 (2007).
8) D. Peer, et al., *Science*, **319**, 627 (2008).
9) M. Yamauchi, et al., *J. Controlled Release*, **114**, 268 (2006).
10) 八木信宏, 薬剤学, **68**(5), 339 (2008).
11) 小暮健太朗, *YAKUGAKU ZASSHI*, **127**(10), 1685 (2007).
12) 小暮健太朗, 秋田英万, 原島秀吉, *YAKUGAKU ZASSHI*, **128**(2), 219 (2008).
13) Y. Nakamura, et al., *J. Pharm. Pharmacol.*, **58**, 431 (2006).
14) H. Akita, et al., *Biomaterials*, **30**, 2940 (2009).
15) A. Yamada, et al., *Biomater. Sci.*, **4**, 439 (2016).
16) K. Kitazoe, et al., *Lab Chip*, **11**(19), 3256 (2011).
17) K. Kitazoe, et al., *PLOS ONE*, **7**(6), e39057 (2012).
18) I. U. Khan, et al., *Expert Opin. Drug Deliv.*, **12**(4), 547 (2015).
19) M. E. Gindy, et al., *Mol. Pharmaceutics*, **11**(11), 4143 (2014).
20) I. V. Zhigaltsev, et al., *Langmuir*, **28**(7), 3633 (2012).
21) A. Jahn, et al., *J. Am. Chem. Soc.*, **126**(9), 2674 (2004).
22) A. D. Stroock, et al., *Science*, **295**(5555), 647 (2002).
23) I. V. Zhigaltsev, et al., *Langmuir*, **28**(7), 3633 (2012).
24) https://www.precisionnanosystems.com/
25) A. K. Leung, et al., *J. Phys. Chem. C*, **116**(34), 18440 (2012).
26) N. M. Belliveau, et al., *Mol. Ther. Nucleic Acids*, **1**, e37 (2012).
27) N. Pardi, et al., *Nature*, **543**(7644), 248 (2017).
28) K. Bahl, et al., *Mol. Ther.*, **25**(6), 1316 (2017).
29) Y. Sato, et al., *J. Controlled Release*, **229**, 48 (2016).
30) H. Jung, et al., *Int. J. Pharm.*, **516**, 258 (2017).
31) S. Hama, et al., *J. Controlled Release*, **161**, 843 (2012).

3.2節
1) T. Nomoto, et al., *J. Controlled Release*, **151**, 104 (2011).
2) M. Ogris, et al., *Gene Ther.*, **6**, 595 (1999).
3) F. Sakurai, et al., *Eur. J. Pharm. Biopharm.*, **52**, 165 (2001).
4) S. Kawakami, et al., *J. Pharmacol. Exp. Ther.*, **317**, 1382 (2006).
5) R. N. Cohen, et al., *J. Controlled Release*, **135**, 166 (2009).

6) C. M. Varga, et al., *Gene Therapy*, **12**, 1023 (2005).
7) S. Hama, et al., *Nucleic Acids Res.*, **35**, 1533 (2007).
8) I. Canton, G. Battaglia, *Chem. Soc. Rev.*, **41**, 2718 (2012).
9) T. Masuda, et al., *Biomaterials*, **30**, 4806 (2009).
10) H. Akita, et al., *J. Controlled Release*, **143**, 311 (2010).
11) Y. Suzuki, et al., *Int. J. Pharm.*, **519**, 34 (2017).
12) K. A. Whitehead, et al., *Nat. commun.*, **5**, 4277 (2014).
13) M. A. Maier, et al., *Mol. Ther.*, **21**, 1570 (2013).
14) H. Akita, et al., *Adv. Healthcare Mater.*, **2**, 1120 (2013).
15) A. Akinc, et al., *Nat. Biotechnol.*, **26**, 561, (2008).
16) K. T. Love, et al., *Proc. Natl. Acad. Sci. U. S. A.*, **107**, 1864 (2010).
17) Y. Dong, et al., *Proc. Natl. Acad. Sci. U. S. A.*, **111**, 3955 (2014).
18) C. A. Alabi, et al., *Proc. Natl. Acad. Sci. U. S. A.*, **110**, 12881 (2013).
19) K. J. Kauffman, M. J. Webber, D. G. Anderson, *J. Controlled Release*, **240**, 227 (2016).
20) O. S. Fenton, et al., *Adv. Mater. (Deerfield Beach, Fla.)*, **28**, 2939 (2016).
21) O. S. Fenton, et al., *Adv. Mater. (Deerfield Beach, Fla.)*, **29**, 1606944 (2017).

3.3節

1) M. Jayaraman, et al., *Angew. Chem., Int. Ed.*, **51**(31), 8529 (2012).
2) Y. Sato, et al., *Mol. Ther.*, **24**(4), 788 (2016).
3) J. Zhang, et al., *Langmuir*, **27**(5), 1907 (2011).
4) A. L. Bailey, P. R. Cullis, *Biochemistry*, **33**(42), 12573 (1994).
5) J. heyes, et al., *J. Controlled Release*, **107**, 276 (2005).
6) S. C. Semple, et al., *Nat. Biotechnol*, **28**(2), 172 (2010).
7) Y. Sato, et al., *J. Controlled Release*, **163**, 267 (2012).
8) T. Watanabe, et al., *Sci. Rep.*, **4**, 4750 (2014).
9) N. Yamamoto, et al., *J. Hepatol.*, **64**(3), 547 (2016).
10) A. Wittrup, et al., *J. Nat. Biotechnol.*, **33**(8), 870 (2015).
11) J. Gilleron, et al., *Nat. Biotechnol.*, **31**(7), 638 (2013).
12) Y. Xu, et al., *J. Mol. Pharm.*, **11**(5), 1424 (2014).
13) J. B. Ma, et al., *Nature*, **434**(7033), 666 (2005).
14) V. S. Trubetskoy, et al., *Nucleic Acids Res.*, **45**(3), 1469 (2017).
15) D. M. Kenski, et al., *Nucleic Acids Res.*, **38**(2), 660 (2010).
16) G. Sahay, et al., *Nat. Biotechnol.*, **31**(7), 653 (2013).

3.4節

1) H. Harashima, et al., *Pharm. Res.*, **11**(3), 403 (1994).
2) E. Wisse, et al., *Gene Ther.*, **15**(17), 1193 (2008).
3) L. Miao, C. M. Lin, L. Huang, *J. Controlled Release*, **219**, 192 (2015).
4) A. I. Minchinton, I. F. Tannock, *Nat. Rev. Cancer*, **6**(8), 583 (2006).
5) I. V. Zhigaltsev, et al., *Langmuir*, **28**(7), 3633 (2012).
6) A. Jahn, et al., *J. Am. Chem. Soc.*, **126**(9), 2674 (2004).
7) I. V. Zhigaltsev, et al., *J. Liposome Res.*, **26**(2), 96 (2016).
8) C. Oussoren, G. Storm, *Adv. Drug. Delivery Rev.*, **50**(1-2), 143 (2001).
9) S. Chen, et al., *J. Controlled Release*, **196**, 106 (2014).
10) A. D. Bangham, M. M. Standish, J. C. Watkins, *J. Mol. Biol.*, **13**(1), 238 (1965).
11) L. D. Mayer, M. J. Hope, P. R. Cullis, *Biochim. Biophys. Acta, Biomembr.*, **858**(1), 161 (1986).
12) S. Batzri, E. D. Korn, *Biochim. Biophys. Acta, Biomembr.*, **298**(4), 1015 (1973).
13) I. U. Khan, et al., *Expert Opin. Drug Deliv.*, **12**(4), 547 (2015).
14) S. Chen, et al., *J. Controlled Release*, **235**, 236 (2016).
15) Y. Sato, et al., *J. Controlled Release*, **229**, 48 (2016).

3.5節
1) 落谷孝広 編, "エクソソーム機能研究最前線", NTS (2017).
2) K. Boriachek, *et al.*, *Small*, **14**, 1702153 (2018).
3) S. L. N. Maas, X. O. Breakefield, A. M. Weaver, *Trends Cell Biol.*, **27**, 172 (2017).
4) H. Higuchi, *et al.*, *Blood*, **131**, 2552 (2018).
5) N. Tominaga, *et al.*, *Nat. Commun.*, **6**, 6716 (2015).
6) P. Vader, *et al.*, *Adv. Drug Delivery Rev.*, **106**, 148 (2016).

◆ **DDS 研究 最前線** ◆

抗体と DDS

　抗体はその標的特異性により，単体でも医薬として有用なのはもちろんだが，抗体で修飾した DDS のキャリア設計にも大きな期待が寄せられている．DDS キャリアにおいて，患部への薬物の送達速度や量を向上するために，しばしば患部特異的に結合するリガンド分子がキャリア表面に導入される．ここで，抗体をリガンド分子として用いることで，その目的が達成される．そのような発想のもと，低分子薬物を抗体に化学結合にて担持させた ADC（antibody-drug conjugate）が開発されてきた．しかし ADC においては，抗体分子の体内動態や標的特異性に影響を与えないようにするため，担持できる薬物の数や物性（おもに水溶性）が重要であるうえ，薬物と抗体との結合構造にも細心の注意が払われる．たとえば，抗体 1 分子に担持する薬物の最適な数は 4 個程度だという報告もある[1]．

　DDS に用いられる高分子ミセルやリポソームなどのコアシェル構造体と抗体との組合せでは，前述の ADC とは分子設計指針が異なる．高分子ミセルやリポソームにおいては，薬物を担持するコアと生体環境に接触するシェルとが区別されており，リガンド能を有する抗体分子はシェルに結合される．結果として，構築されるキャリアにおいて抗体分子周囲に存在するのはシェルを構成する分子であり，コアに担持された薬物の物性による抗体の標的特異性への影響は小さくなると予想される．つまり，コアシェル構造体の表面を抗体修飾する設計を確立すると，同様の設計にて種々の薬物を担持するキャリアへと展開される．さらに，コアには多くの薬物を担持可能であるため（たとえば高分子ミセル 1 個あたり数百～数万個），抗体 1 分子あたりの薬物搭載量は飛躍的に増大し，患部への効率的な薬物送達が期待される．

　このように，DDS キャリアに抗体の標的特異性を導入することで，薬物の効能をさらに向上可能である．そして，抗体が標的可能な組織や患部は多岐にわたるため，それに応じて抗体修飾型の DDS キャリアでは種々の疾患を対象とすることができる．

（武元　宏泰）

引用文献
1) A. Beck, et al., *Nat. Rev. Drug Discov.*, **16**, 315 (2017).

金属系ナノ粒子設計

　金属あるいは金属酸化物からなるナノ粒子は，高分子とは異なる特徴的な分光特性あるいは化学的性質をもつ．金ナノ粒子，銀ナノ粒子，酸化鉄ナノ粒子，半導体ナノ粒子などがその代表例として知られ，本書においてこれまで紹介してきた薬物やリガンド，温度感受性ポリマー，環境応答性基などの機能性を与えれば，多機能性無機-有機ハイブリッドキャリアとなる．以下にそれぞれの金属あるいは金属酸化物ナノ粒子の特徴とその薬物キャリアとしての機能化について紹介する．

4.1　金ナノ粒子

　金ナノ粒子は古くから赤い色素としてステンドグラスなどに使われ，現在では，イムノクロマトグラフィーの色素として，インフルエンザの診断や妊娠の簡易診断などに応用されている．金ナノ粒子は金イオンをクエン酸などの還元剤で還元するだけで簡単に調製できる．金というと高額な材料というイメージがあるが，1 g あたり 5,000 円程度という金の相場（2018 年 11 月時点）を考えると，医薬品，医療材料の世界では安価な素材といえる．その分光特性や表面修飾のしやすさから，造影剤や DDS キャリアとして利用しようという研究が盛んに進められている．

4.1.1　さまざまな形状の金ナノ粒子と分光特性

　金ナノ粒子は球状，ロッド状，スター状，キューブ状，球形コアシェル状などさまざまな形状をつくることができる（図 4.1）．球状粒子は単純に塩化金酸（$HAuCl_4$）をクエン酸やホウ素化水素ナトリウムで還元することで得られ，その濃度などの条件

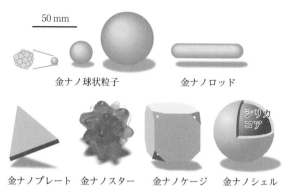

図 4.1　さまざまな形の金ナノ粒子

表 4.1　金ナノ粒子の形状と吸収波長

形状	サイズ	吸収波長
球状	数 nm〜100 nm	500〜560 nm
ロッド状	短軸方向：10〜50 nm	520 nm 付近
	長軸方向：50〜200 nm	600〜1,000 nm
三角プレート状	40〜100 nm	600〜650 nm
スター状	50〜100 nm	600〜800 nm
キューブ状（中空ゲージ）	約 50 nm	800 nm 付近
コアシェル状	約 70 nm	750〜1,000 nm

を変えることで，数〜数百 nm のサイズの粒子を作製できる．そして，金ナノ粒子は表面プラズモン共鳴（surface plasmon resonance：SPR）とよばれる電子の振動現象により，特定波長の光の吸収と散乱が起こる．この現象は分光光度計では吸収として観測でき，金ナノ粒子のサイズ，形状などに強く依存する（表 4.1）．

金ナノロッドは棒状の金ナノ粒子で臭化ヘキサデシルトリメチルアンモニウム（臭化セチルトリメチルアンモニウム，cetyl trimethylammonium bromide：CTAB）の共存下で塩化金酸を還元して得られる．CTAB が結晶成長の方向を特定の結晶面に限定するために，ロッド状となると考えられている．金ナノロッドは単軸方向と長軸方向の電子振動に由来する SPR が観察され，とくに長軸方向に由来する SPR が近赤外領域にあることが特徴である．近赤外領域の光は生体組織透過性が高いことが知られており，光イメージングや光治療に適している．したがって，金ナノロッドはバイオイメージングのための造影剤や光応答素子として利用できる．

金ナノプレートや金ナノスターも金イオンを還元するさい，界面活性剤やポリマーにより結晶成長の方向をコントロールすることで調製される．金ナノプレートは 600

nm 付近に,金ナノスターは 600~800 nm 付近に吸収をもち,見た目は青色である.

金ナノケージは,銀ナノキューブの表面を金でコートし,銀を溶解させることで,中空の立方体として得ることができる.サイズは約 50 nm で,800 nm 付近に吸収をもつ.中空構造なので,その内部に薬物を入れ運ぶことができる(後述).

シリカナノ粒子の表面に金を薄くコートした金ナノシェルも近赤外領域に吸収をもつナノ粒子として使われている.たとえば直径 60 nm のシリカナノ粒子に 5 nm の厚さの金をコートすれば 1,000 nm に,20 nm の厚さの金をコートすれば,750 nm に最大吸収を示し,コートする金の大きさによって最大吸収波長を変えることができる.

4.1.2 フォトサーマル効果による温熱治療

金ナノ粒子はその吸収バンドに相当する波長の光を照射すると,発熱する(フォトサーマル効果).この現象を利用した,がんの温熱治療に関する研究が行われている.がんの温熱治療とはがん細胞が正常細胞より熱に弱いという性質に着目し,全身,あるいは局所を加温し,がん組織を縮小させる治療法である.これには加温による免疫増強効果も関与していると考えられている.局所を加温する方法として,一般にマイクロ波やラジオ波が使われているが,本法はこの加温を金ナノ粒子のフォトサーマル効果で行おうというアイデアである.金ナノ粒子をがん組織に局所投与,もしくは,静脈内投与ののちに標的部位に集積させ,光照射する.このとき,より体内深部まで光が到達する必要があるため,近赤外光の利用が好ましい.この近赤外領域に吸収をもつ金ナノ粒子が,金ナノロッド,金ナノスター,金ナノキューブ,金ナノシェルである.

初期の研究として,米国の Halas らのグループは金ナノシェルを PEG で修飾し,それをマウスのがん組織に局所投与した.そこへ近赤外光を照射した結果,金ナノシェルはがん組織内で発熱し,がん組織を傷害した[1].担がんマウスへ金ナノシェルを静脈内投与した場合にも,がん組織を近赤外光照射すれば,がん組織の縮小が見られ,マウスの生存率も飛躍的に高まった.これは EPR 効果により,金ナノシェルががん組織に集積したためと考えられる[2].その後,臨床試験もはじめられ,その有効性が示された.これら金ナノ粒子をリガンドや抗体で修飾し,より効果的にがん組織に集積させる試みも行われている.

4.1.3 バイオイメージングのための造影剤

静脈内投与などの全身投与後,特定の組織に集積させることができれば,金ナノ粒

子のさまざまな特長を使ったバイオイメージングが可能になる．金はX線を通さないため，X線CTの造影剤となるし，眼科や循環器科でよく使われている光干渉断層法（optical coherence tomography：OCT）の造影剤ともなる．また，パルス光レーザー照射により金ナノ粒子は超音波を発するので，光音響イメージング（photoacoustic imaging：PAI）の造影剤ともなる．

Xiaらのグループは，放射性同位元素を含む塩化金酸（$H^{198}AuCl_4$）を原料として，金ナノケージを調製し，金の放射性同位元素から放射されるチェレンコフ光を用いたバイオイメージング法を報告している[3]．金の放射性同位体を使うという斬新なアイデアは他元素にも適用可能で，今後の展開が期待されている．

複数のバイオイメージング技術に対応するナノ粒子の開発も行われている．Bardhanらは金ナノシェルをマグネタイトナノ粒子（後述），蛍光分子で修飾し，さらにその表面をPEGと抗体で修飾したナノ粒子を調製した[4]．これは核磁気共鳴画像（magnetic resonance imaging：MRI）や蛍光イメージングの造影剤としてはたらき，同時に，フォトサーマル効果も示すので，その部位の温熱治療も可能にする．金ナノスターでは，その表面を蛍光基やガドリニウム錯体で修飾し，MRIと同時に表面増強ラマン散乱イメージングも可能にする粒子がつくられている[5]．ほかにもこういったオールインワンタイプの造影剤が開発されており，サイエンスとしては興味深いが，構造がきわめて複雑になり，実用化までの課題は多いと考えられる．

4.1.4　薬物のコントロールドリリースシステム

金ナノ粒子に温度応答性の結合で薬物を修飾すれば，フォトサーマル効果による発熱でその薬物が放出される。それはすなわち，近赤外光でコントロールする薬物放出システムとなる．

二本鎖DNAはその融点以上に加熱すると，一本鎖へと解離する．そこで，二本鎖DNAを介して，薬物を金ナノ粒子表面に結合させると，光照射に応答する一本鎖DNAの放出システムとなる（図4.2(a)）．実際に，金ナノシェルや金ナノロッドに二本鎖DNAを修飾したところ，近赤外光照射によって一本鎖DNAの放出が確認された．これにより，アンチセンスDNAやsiRNAといった核酸医薬への適用が可能であることが示された[6〜8]．

温度応答性の結合として，Diels-Alder環化付加体も利用できる．共役ジエンとアルケンが環化付加反応するDiels-Alder反応はよく知られた有機化学反応であり，温度をさらに上げると，逆反応を起こす．すなわち，環化付加体が共役ジエンとアルケンに解離する．そこで，新留らのグループは金ナノロッドの表面に環化付加体を介し

4.1 金ナノ粒子   131

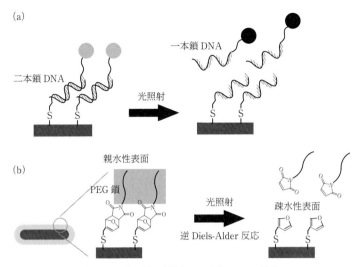

図 4.2 光照射に応答する二本鎖 DNA の解離

て，PEG を修飾した．これに近赤外光を照射すると，PEG 鎖が解離することを明らかにした（図 4.2(b)）[9]．この PEG 鎖を薬物に置き換える，あるいは，PEG 鎖とマレイミド基の間にアルキル鎖を挿入し，そこに薬物を疎水性相互作用で担持させておけば，光照射でコントロールできる薬物放出システムとなることが期待される．

金ナノロッドは連続光レーザーを照射すると，連続的な温度上昇が見られる．一方，パルス光レーザーを照射すると，瞬間的にかつきわめて強いエネルギーが金ナノロッドに吸収され，ロッド状から球状へと変形する．これによる表面積の減少を利用した薬物放出も報告されている（図 4.3）[10]．この報告では，分光特性の異なる 2 種類の金ナノロッドに別々の一本鎖 DNA を修飾し，波長の異なる光を照射することで，2 種類の DNA 放出を個別にコントロールするといった，より高度なコントロールドリリースを実現した．

金ナノケージは中空構造をもち，その角は外部とつながっているので（図 4.1），その内部を薬物のリザーバーとして利用できる．Xia らのグループは金ナノケージ表面を温度感受性ポリマーで修飾し，ケージ内部に抗がん剤を内包させた（図 4.4）[11]．常温では温度感受性ポリマーは親水性であり，ケージ全体を覆っているので，内部の薬物は出てくることはできない．しかし，これに光照射し，金ナノケージを加温すると，ポリマーが相転移し，疎水性となって，収縮する．その結果，抗がん剤が外部に漏れ出てくる．

132　4　金属系ナノ粒子設計

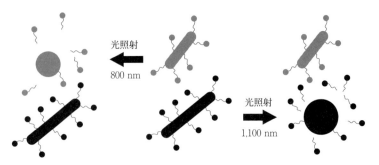

図4.3　異なる波長の光で2種類のDNA放出を個別にコントロールするシステム

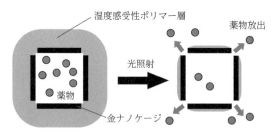

図4.4　金ナノケージ内部からの薬物放出システム

4.2　銀ナノ粒子

　銀ナノ粒子も銀イオンを還元して得られる安価なナノ粒子である．銀ナノ粒子自体，あるいはそれから放出される銀イオンが抗菌活性を示すため，抗菌剤はもちろん，消臭剤や脱臭剤として実用化されている．また，その細胞毒性から，抗がん剤としても期待されている．

4.2.1　さまざまな形状の銀ナノ粒子

　銀ナノ粒子も銀イオンを還元するさい，還元剤や安定剤などの諸条件を変えることで，球状，ロッド状，キューブ状，プレート状，スター状，ワイヤー状，四面体状などさまざまな形状の粒子を作製できる[1]．それぞれ特徴的な分光特性をもち，超微量分析を可能にする表面増強ラマン分光技術にも利用される．

4.2.2　銀ナノ粒子の抗菌活性

　銀ナノ粒子は抗菌剤として機能する[2,3]．銀ナノ粒子自体が，細菌表面のタンパク

質と結合，あるいは，銀ナノ粒子から放出される銀イオンが細菌のタンパク質などに結合し，その機能を低下させると考えられている[1]．そのため，幅広い種類の細菌に対して，効果的な抗菌活性を示す．抗菌スプレー，抗菌コートなどわれわれの身の回りには多くの銀ナノ粒子が使われているが，抗菌剤のドラッグデリバリーという観点からの研究はまだ進んでいない．

4.2.3 銀ナノ粒子の細胞傷害性と抗がん活性

銀ナノ粒子を抗がん剤として利用する研究も行われている．たとえば，カーボンナノ粒子を銀コートし，それをがん細胞に取り込ませ，そこに紫外線あるいはX線を照射することで，効果的に細胞を傷害できることがわかっている[5]．Locatelliらは，ポリマーナノ粒子に抗がん剤と銀ナノ粒子を内包させ，その表面をがん細胞に高発現しているMMP-2に結合するペプチドで修飾した．担がんマウスにそれを投与するとがん組織に集積し，その成長を抑制することが明らかになった[6]．これら研究はまだ動物モデルでの研究ではあるが，銀ナノ粒子ががん治療にも治療できる可能性を示している．

4.2.4 銀ナノ粒子の創傷治癒効果

銀ナノ粒子は皮膚の傷の修復（創傷治癒）も促進することが知られている．マウスの皮膚を一部除去し，そこへ銀ナノ粒子を添加すると，ケラチノサイトや線維芽細胞の増殖が促進され，より早く治癒した．これには，創傷部位での細菌増殖による炎症を銀ナノ粒子が抑制し，皮膚を構成する細胞の分化誘導を抑制したためと考えられるが，それ以外にもさまざまな要因が考えられる[7,8]．

ナノトキシコロジー

ナノ材料は医療材料や工業材料のみならず，汚染物質としても知られている．マイクロサイズの粒子も含めれば，アスベストをはじめ，$PM_{2.5}$など，健康に影響するマイクロ・ナノ粒子が数多く知られている．このようにナノ材料の毒性を研究するナノトキシコロジーも，ナノテクノロジーの重要な研究テーマである．日本国内では，国立環境研究所や各大学の研究室が中心となってさまざまな角度から研究が進められている．

ナノ材料の安全性を考えるうえで，その化学物質としての毒性はもちろん，その形状に由来する毒性も考慮する必要があり，従来の毒性学とは異なる視点が必要である．また，空中に浮遊しているナノ粒子と水中に分散しているナノ粒子の特性も異なる．空中に分散

しているナノ粒子が，必ずしも水中に分散できるとは限らず，培養細胞などに対する毒性試験ではそのデータは信用できない．アスベストの発がん性も，発症するまでにきわめて時間がかかるため，培養細胞レベルではそのような評価はできず，長期的な毒性を短期間で正しく評価する手法の開発が急務である．逆に，極端に高い濃度でのみ現れる毒性については，それほど神経質になる必要もない．

現在，タンパク質レベル，培養細胞レベル，動物レベルなどさまざまなレベルでの毒性試験が行われている．これらはヒトへの毒性を意識した評価であるが，環境へ目を向けると，河川や海洋におけるナノ材料の汚染による魚類，その他海洋生物への毒性はもちろん，さらに，食物連鎖による生物濃縮など，広範囲な評価が必要とされる．たとえば銀については，近年，抗菌剤や消臭剤としてその消費量が増えている．それに伴い，下水や排水中の銀イオンの濃度が上昇していることが指摘されている．その結果，下水処理施設の活性汚泥中の銀イオンが有用なバクテリアを死滅させたり，放流先の河川の魚に銀イオンが濃縮されていることが指摘されている．具体的なヒトへの影響はまだ報告されてはいないが，今後継続して，河川水中，あるいは，水生動物や水生植物の銀イオン量のモニタリングは必要であろう．

このように，ナノ材料でわれわれの社会が豊かになると同時に，その危険性についてもしっかり予測し，対応していく必要がある． 〔新留 琢郎〕

4.3 マグネタイトナノ粒子

マグネタイトは Fe^{2+} と Fe^{3+} からなる酸化鉄で，Fe_3O_4（$FeO\cdot Fe_2O_3$）という組成をもつ．そのナノ粒子は磁気記録材料や印刷用トナーとしてはもちろん，MRI造影剤，温熱治療のための発熱素子，DDSキャリアなど医療材料としても利用されている．

4.3.1 マグネタイトナノ粒子の調製と生体適合性

一般にマグネタイトナノ粒子は塩化鉄などを原料に，共沈法，マイクロエマルション法，水熱法，熱分解法などさまざまな調製方法がある．それぞれに，収率は良いが粒子径の分散度が高い，収率が悪いが分散度が低いなどの利点や欠点がある．また，諸条件を変えることで，数〜数百 nm の粒子を調製することができる．医療材料として利用するためには，水中での高い分散安定性や生体適合性が要求される．そのために，ナノ粒子表面の電荷やポリマーコーティングも必要になる．たとえば，クエン酸が表面に結合している 12 nm のマグネタイトナノ粒子は，ラットの血中での半減期は 9 分であったが[1]，中性多糖であるデキストランでコートした 20 nm のマグネタイ

トナノ粒子は2時間の血中半減期を示した[2]．粒子表面の化学構造やサイズは，血中タンパク質の吸着にも影響され，その生体適合性に大きく影響する．

4.3.2 マグネタイトナノ粒子への薬物担持

マグネタイトナノ粒子を薬物キャリアとして用いれば，体外からの磁力で，特定の場所に薬物を集積させることができる．また，粒子をリガントなどで特定の部位へターゲティングできるようにすれば，その場所をMRIで造影し，そこで薬物を放出することも可能になる．

マグネタイトナノ粒子表面を薬物で修飾する方法はさまざまである．ラウリル酸を表面に結合させ，二重膜構造を形成させればそこに疎水場ができるため，疎水性の薬物を疎水性相互作用で担持することが可能になる（図4.5）[3]．ほかにも，長鎖アルキル基とPEGを組み合わせた両親媒性ポリマーを利用した例[4]や，マグネタイトナノ粒子表面の酸素原子に鉄イオンを介してドキソルビシン（DOX）を配位させる手法も報告されている（図4.6）[5]．

ほかにもDOX選択的に結合するアプタマーを介してDOXを結合させたり（図4.7），メソポーラスシリカをナノ粒子表面に修飾し，そこにDOXを内包させたりと（図4.8），さまざまな手法が報告されている[6,7]．たとえば担がんマウスにおいて，体内にナノ粒子を投与したのち，がん部位に磁場をあててナノ粒子を集積させ，交番磁場照射にて加熱することで，薬物を積極的に放出させることに成功している．その結果，がん組織の増殖抑制が観察されている．

4.1.4項で紹介した逆Diels-Alder反応もマグネタイトナノ粒子からの薬物放出に適用されている．N'Guyenらはマグネタイトナノ粒子表面をフラン基（ジエン）で修飾し，マレイミド基で修飾した薬物をDiels-Alder反応により結合させた．これに，交番磁場を照射した結果，ナノ粒子が発熱され，図4.2と同じように，マグネタ

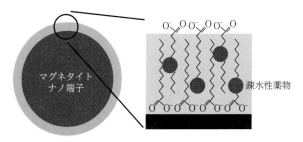

図4.5 長鎖脂肪酸でコーティングしたマグネタイトナノ粒子

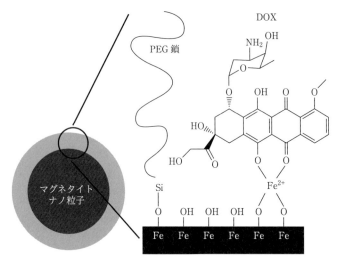

図 4.6　鉄を介して DOX を結合させたマグネタイトナノ粒子

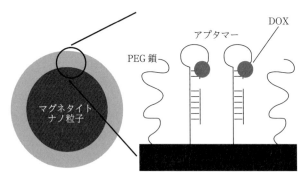

図 4.7　アプタマーを介して DOX を担持させたマグネタイトナノ粒子

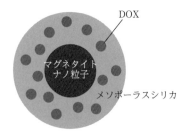

図 4.8　メソポーラスシリカ層に DOX を担持させたマグネタイトナノ粒子

イトナノ粒子上で逆 Diels-Alder 反応が起こり，薬物放出が観察された[8]．

4.4 蛍光ナノ粒子

　CdS や CdSe といった半導体を数 nm のナノ粒子とすると，蛍光を発するようになる．また，そのサイズを小さくすれば，バンドギャップが広がり，発光波長が短波長側にシフトする．量子ドットとよばれるこのナノ粒子は発光波長を自由にチューニングでき，また，高い量子効率をもつ．有機蛍光色素のように長時間の蛍光観察において，消光されることもなく，細胞や組織の蛍光染色のみならず，体内の量子ドットを直接観察する *in vivo* イメージングにもよく利用されている．

4.4.1 量子ドット

　量子ドットにはさまざまなタイプがある．合金型量子ドット，たとえば，CdS_xSe_{1-x}/ZnS の組成をもつものは，その組成によって蛍光波長を変えることができる．バンドギャップが大きく異なる半導体を組み合わせたコアシェル型の量子ドットもある．CdSe/CdS コアシェル型，CdSe/ZnS コアシェル型などが知られている．一方，カドミウムは毒性をもつため，このような量子ドットを実際の診断や治療に利用することは難しい．そこで，$CuInSe_2/ZnS$ や，InP/ZnS コアシェル型といったカドミウムフリーの量子ドットも数多く報告されている．

　このような量子ドットのマーケットは活発で，表面を生体適合化し，スクシンイミド基やマレイミド基でリガンドなどを簡単に修飾できるようにしたナノ粒子が試薬として市販されている．これらに薬物を担持すれば，標的部位のバイオイメージングと同時にその場所の治療も行える，セラノスティクス（theranostics）のためのナノ材料となる（コラム「診断を行う DDS」）．

4.4.2 希土類含有セラミックスナノ粒子

　上述の量子ドットは一般に可視光領域～近赤外領域の蛍光を発するものが多く利用されてきた．一方，1,000 nm 以上の近赤外領域に発光をもつナノ粒子が注目を集めている．Y_2O_3, Gd_2O_3, LaF_3, $LaPO_4$ といった希土類酸化物や希土類フッ化物のナノ粒子はこの領域に発光特性をもち，*in vivo* イメージングの蛍光プローブとして機能する．この 1,000 nm 以上の近赤外領域は第二の生体の窓とよばれ，700～900 nm の近赤外領域（第一の生体の窓）に比べ，光の散乱度が低く，より深部のイメージングを可能にすることが期待される．また，1,000 nm 以上の光を検出する InGaAs カメラ

の発達もこの領域の発展に寄与している．このカメラを搭載したバイオイメージャーはすでに市販されているので，希土類含有セラミックスナノ粒子の DDS を指向した表面修飾を行えば，新たなセラノスティクスシステムとなることが期待できる．

4.5　おわりに

　金属，金属酸化物，あるいは，半導体からなるナノ粒子の特徴的な性質，そして，それに機能性有機分子を組み合わせた DDS やバイオイメージングについて紹介した．臨床応用を考えると，構成物質が複雑になればなるほど，製造が難しくなり，医療材料として認可されるためのハードルは上がるが，それをも越えるメリットがあれば，開発は進められる．世界的にも注目を集めているこの分野は，さらにさまざまな分野のサイエンスと組み合わされながら，より高度な機能をもつ無機-有機ハイブリッドキャリアが開発されるだろう．

引用文献

4.1 節
1) L. R. Hirsch, *et al.*, *Proc. Natl. Acad. Sci. U. S. A.*, **23**, 13549 (2003).
2) D. P. O'Neal, *et al.*, *Cancer Lett.*, **209**, 171 (2004).
3) Y. Wang, *et al.*, *Nano Lett.*, **13**, 581 (2013).
4) R. Bardhan, *et al.*, *Nano Lett.*, **10**, 4920 (2010).
5) Y. Gao, *et al.*, *Biomaterials*, **60**, 31 (2015).
6) R. Huschka, *et al.*, *J. Am. Chem. Soc.*, **133**, 12247 (2011).
7) G. B. Braun, *et al.*, *ACS Nano*, **3**, 2007 (2009).
8) S. Yamashita, *et al.*, *Bioorg. Med. Chem.*, **19**, 2130 (2011).
9) S. Yamashita, *et al.*, *Langmuir*, **27**, 14621 (2011).
10) A. Wijaya, *et al.*, *ACS Nano*, **3**, 80 (2008).
11) M. S. Yavuz, *et al.*, *Nat. Mater.*, **8**, 935 (2009).

4.2 節
1) Z. Zhang, *et al.*, *Nanoscale Res. Lett.*, **13**, 54 (2018).
2) M. K. Rai, S. D. Deshmukh, A. P. Ingle, *J. Appl. Microbiol.*, **112**, 841 (2012).
3) D. Manikprabhu, K. Lingappa, *J. Pharm. Res.*, **6**, 255 (2013).
4) I. Chopra, *J. Antimicrob. Chemother.*, **59**, 587 (2007).
5) A. Kleinauskas, *et al.*, *Nanotechnology*, **24**, 325103 (2013).
6) E. Locatelli, *et al.*, *Nanomedicine*, **9**, 839 (2014).
7) J. Tian, *et al.*, *ChemMedChem*, **2**, 129 (2007).
8) X. Liu, *et al.*, *ChemMedChem*, **5**, 468 (2010).

4.3 節
1) J. Schnorr, *et al.*, *J. Magn. Reson. Imaging*, **12**, 740 (2000).
2) C. Chambon, *et al.*, *J. Magn. Reson. Imaging*, **11**, 509 (1993).
3) R. Tietze, *et al.*, *Nanomedicine*: *NBM*, **9**, 961 (2013).
4) D. Wang, *et al.*, *ACS Nano*, **8**, 6620 (2014).

5) J. Gautier, *et al.*, *J. Biomed. Nanotechnol.*, **11**, 177 (2015).
6) M.K. Yu, *et al.*, *Small*, **7**, 2241 (2011).
7) J. Lee, *et al.*, *J. Mater. Chem.*, **22**, 14061 (2012).
8) T.T.T. N'Guyen, *et al.*, *Angew. Chem., Int. Ed.*, **52**, 14152 (2013).

◆ DDS 研究 最前線 ◆

診断を行う DDS

　近年，セラノスティクスというキーワードをもつ多くの論文が報告されている．その名を冠する学術雑誌も 2011 年に創刊され，高いインパクトファクターをもっている．セラノスティクスとは，診断と同時に治療を行い，さらにはその治療経過も追跡しようという画期的なアイデアである．

　診断には MRI，X 線 CT，光イメージング，超音波イメージングなどさまざまな手法があり，それにあわせた造影剤と，その標的部位へのターゲティング技術，そして，薬物の搭載とその放出技術から構成される．MRI には，ガドリニウムイオンを内包するリポソームやマグネタイトナノ粒子が造影剤として組み合わされ，X 線 CT には金ナノ粒子，光イメージングには量子ドットや，蛍光分子ラベルしたリポソームやポリマーミセルなどが使われる．超音波イメージングにはパーフルオロプロパンを内包させたバブルリポソームが造影剤として利用される．さらに，これら造影剤にリガンドや抗体を修飾し，標的部位へ集積させることにより，病変部位をイメージングし，診断する．

　治療については，金ナノ粒子にレーザー光を照射することにより発生する熱で細胞に傷害を与えたり（フォトサーマル治療），ポルフィリンなどを造影剤に加えておき，それに光照射することで発生するラジカルによって細胞に傷害を与える方法（光線力学療法），また，バブルリポソームに高強度の超音波を照射し，発生するキャビテーション（マイクロバブルの発生と消滅）で細胞に傷害を与える方法，さらには，このような外部刺激で造影剤に搭載していた薬物が放出するような仕組みを組み合わせる方法などがある．

　具体例として，Peng らはガドリウムイオンをドープした単層ナノシートに近赤外域に蛍光をもつインドシアニングリーン，抗がん剤である DOX を修飾し，担がんマウスに尾静脈投与した．そのナノシートが腫瘍部位に集積する様子は MRI や近赤外蛍光イメージングで確認でき，そこへ強い近赤外光を照射することで，ナノシートのフォトサーマル効果，ラジカル発生，そして放出される DOX でがん細胞を傷害し，がん組織の成長を抑制することに成功している[1]．Yan らはマイクロバブル表面に VCAM-1 抗体，ICAM-1 抗体およびシアリル Le 抗原を修飾し，動脈硬化を起こした ApoE 欠損マウスにそのマイクロバブルを尾静脈投与し，大動脈の超音波イメージングを行った．その結果，動脈硬化部位を明確にイメージングすることができ，また，アトロバスタチンで治療を行うと，それに伴って造影されなくなることが示された[2]．これは超音波イメージングで簡便に動脈硬化を診断し，また，治療経過を追跡する手法として期待されている．

（新留　琢郎）

引用文献
1) L. Peng, *et al*., *Adv. Matter*., **30**, 1707389 (2018).
2) F. Yan, *et al*., *Theranostics*, **8**, 1879 (2018).

5

ワクチンへの応用

5.1 ワクチン,免疫の基礎

　免疫は,その字のごとくヒトが疫病から免れることを意味しているが,現在では感染症だけではなく,アレルギー,がん,自己免疫疾患,肥満,動脈硬化性疾患,神経変性疾患などさまざまな疾患に深く関与する.免疫学は凄まじい速度で発展しており,医学・生命科学領域の発展を牽引し,現在も新しい発見・知見が続々と報告されている.免疫学は免疫療法というかたちで医療へと大きく貢献しており,ワクチンの開発は感染症の脅威から人類を救った.最近では,抗体医薬の普及や免疫チェックポイント阻害療法(2018年本庶佑ノーベル生理学・医学賞)に代表されるがん免疫療法の成功が記憶に新しい.免疫療法の発展においてもDDS技術は貢献しており,抗体医薬品や抗体-薬物複合体といった抗体技術を利用したアクティブターゲティングがあげられる.本書で扱うDDSキャリアは,感染症に対するワクチンやがんワクチンの開発に利用されている.ここでは,免疫療法におけるDDSキャリア設計を理解するうえで重要な免疫学の基礎知識を概説するにとどめる.複雑かつ広大な免疫学の世界を深く理解したい場合は専門書を参照してほしい.

5.1.1 自然免疫と獲得免疫

　免疫系とは,細菌やウイルスなどの病原体やがんなどの異常な細胞といった非自己を認識し排除するシステムであり,生体にとって最重要な防御システムである.ヒトのような脊椎動物は,自然免疫と獲得免疫の二段構えの免疫系により非自己を排除す

る．皮膚などの物理的バリアを越えて病原体などの異物が体内に侵入すると，まず自然免疫系が反応する．自然免疫による防御は非特異的かつ包括的な応答であるため，異物の侵入に対して即時に反応することができる．自然免疫応答に続いて起こる獲得免疫応答は自然免疫応答により得られた異物情報に基づいた特異的応答であり，免疫記憶が成立する．この免疫記憶が"一度感染症に罹ると二度目は罹らない"という免疫の本質であり，人類にワクチンをもたらした．ワクチンの効果を最大にするためには，効率的に自然免疫と獲得免疫を活性化させなければならない．

a．自然免疫のしくみ

自然免疫は即時型の免疫応答であり，ここではたらく細胞はおもに樹状細胞，マクロファージ，好中球などの貪食細胞と非特異的な細胞傷害活性を有するナチュラルキラー（natural killer：NK）細胞などの自然リンパ球である．自然免疫応答では，異物の認識と貪食，サイトカイン分泌を介した炎症反応が起こる．この一連の反応には，病原体に固有の分子構造を認識するパターン認識受容体（pattern-recognition receptors：PRRs）が深く関与している．貪食細胞がPRRsを介して病原体を認識し取込が起こると，細胞内シグナル伝達経路が活性化され，さまざまな炎症性サイトカインやケモカインが産生される．その結果，ほかの自然免疫系の細胞の活性化や獲得免疫への連携がはかられる．つまり，PRRsによる病原体の認識が自然免疫から獲得免疫の一連の免疫応答のトリガーになっている．PRRsは多種多様な病原体に対応するため，toll様受容体（toll-like receptor：TLR），C型レクチン受容体（C-type lectin receptor：CLR），RIG-I様受容体（retinoic acid-inducible gene-I (RIG-I)-like receptor：RLR），NOD様受容体（nucleotide binding-oligomerization domain (NOD)-like receptor：NLR），細胞内DNAセンサーなどの複数のファミリーが存在する（図5.1）．それぞれのPRRsの役割を理解することは，目的に応じた自然免疫応答を効率的に誘導するためのDDSキャリアを設計するにあたり，重要な情報となる．

(i) **TLR**　TLRはヒトにおいて10種類（TLR 1～10），マウスで12種類（TLR 1～9, 11～13）が同定されており，それぞれ異なる病原体の構造を認識する．TLRの局在は病原体の特徴に大きく関係しており，細胞外の細菌に対しては細胞表面に局在するTLR 1, 2, 4～6が対応し，細菌のリポタンパク質，ペプチドグリカン，リポ多糖，鞭毛成分のフラジェリンを認識する（図5.1(a)）．一方で，細胞内に感染する細菌やウイルスに対しては，エンドソームに局在するTLR 3, 7～9が対応し，細菌やウイルス由来の核酸を認識する（図5.1(a)）．また，下流のシグナル伝達経路も病原体の種類に適切な免疫応答を誘導する．細胞膜表面のTLR 1, 2, 4～6はおもにIL-6や腫瘍壊死因子（tumor necrosis factor：TNF）などの炎症性サイトカインの産

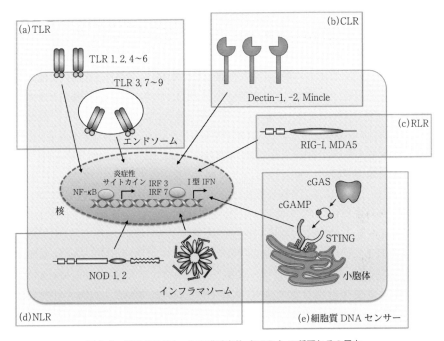

図 5.1　認識するパターン認識受容体（PRRs）の種類とその局在

生を誘導し，細菌感染に対応する．対照的に，エンドソーム内で細胞内に感染する細菌やウイルス由来の核酸を認識する TLR 3，7〜9 は炎症性サイトカインを誘導する経路に加え，I 型インターフェロン（interferon：IFN）産生を強く誘導する経路を備えており，細胞内感染に対応している．

(ii)　**CLR**　レクチンは糖鎖に特異的に結合するタンパク質のうち，抗体以外の物質のことであり，そのなかでも CLR は自然免疫応答において重要なはたらきを担っている．CLR は細胞膜表面に発現している膜貫通型受容体であり，カルシウムイオン依存的に糖を認識する（図 5.1(b)）．代表的な CLR として，Dectin-1，Dectin-2，Mincle などが知られており，真菌や結核菌などのマイコバクテリアの成分を認識し，炎症性サイトカインの産生を促す．

(iii)　**RLR**　RLR は細胞質内に侵入したウイルスを認識する PRRs として同定され，ウイルス由来の細胞内 RNA を認識し，おもに I 型 IFN を産生することで抗ウイルス応答を担っている（図 5.1(c)）．RLR には RIG-I とメラノーマ分化関連遺伝子 5（melanoma differentiation antigen 5：MDA 5）がある．RNA 結合ドメインにウイルス由来の RNA が結合することで立体構造が変化し，下流へとシグナルが伝達されて

Ⅰ型IFNや炎症性サイトカインの産生を誘導する．RIG-IとMDA5はウイルスRNAの認識特異性が異なり，RIG-Iは短いRNA，MDA5は長いRNAを認識することが知られている．

(ⅳ) **NLR** 　NLRはおもに細胞質内に局在しているPRRsであり，細胞内に侵入した細菌を認識する（図5.1(d)）．ヒトでは約20種類，マウスでは約30種類と多くのNLRが同定されているため，ここでは一部を紹介するにとどめる．NOD1とNOD2はともに細菌の細胞壁を構成するペプチドグリカンを認識し炎症性サイトカインの産生を誘導する．また，NLRP3やNLRC4などの一部のNLRは細菌成分やATPなどの内因性物質を認識したあと，インフラマソームを形成する．インフラマソームとは，カスパーゼⅠの活性化を介してIL-1βやIL-18前駆体を切断・活性化するタンパク質複合体のことで炎症反応に関与している．IL-1βやIL-18はIL-1ファミリーに属するサイトカインであり，急性・慢性炎症を誘導する．

(ⅴ) **細胞質DNAセンサー** 　細胞質DNAセンサーは病原体や自己に由来するDNAを細胞質内で認識するセンサーであり，DNAウイルス感染やがんに対する免疫応答に重要な役割を果たしている（図5.1(e)）．cGAS (cyclic GMP-AMP (cGAMP) synthase) は2013年に細胞質DNAセンサーとして同定された．cGASはDNAの配列や種類によらずDNAと結合し，ATPとGMPからセカンドメッセンジャーとしてcGAMPを合成する．合成されたcGAMPは小胞体（endoplasmic reticulum：ER）に局在するアダプター分子stimulator of IFN genes（STING）を介してⅠ型IFNや炎症性サイトカインの産生を誘導する．とくにがんに対する免疫応答の誘導にcGAS-STING経路は深く関与しており，cGAS-STING経路を活性化するリガンドのがん免疫療法への応用が進められている．

b．獲得免疫のしくみ

　獲得免疫応答は，自然免疫応答中に得られた異物情報をもとに異物特異的に反応し，異物を排除する遅延型の免疫応答である．その反応は特異的であるがゆえに強力であり，得られた異物情報は記憶されるため（免疫記憶），再度同じ異物が侵入したさいには迅速かつ効果的な免疫応答が誘導される．自然免疫から獲得免疫への橋渡しには樹状細胞が重要な役割を担い，獲得免疫ではおもにT細胞やB細胞がはたらき，その反応様式から体液性免疫と細胞性免疫に大別される．

(ⅰ) **樹状細胞による自然免疫から獲得免疫への橋渡し** 　樹状細胞は樹状突起を進展させた形態を有するもっとも強力な抗原提示細胞であり，さまざまな組織に分布している．自然免疫応答において，末梢の樹状細胞はPRRsを介して異物を認識することで，活性化（成熟化）するとともに，異物（抗原）を貪食し，その抗原情報を主要組

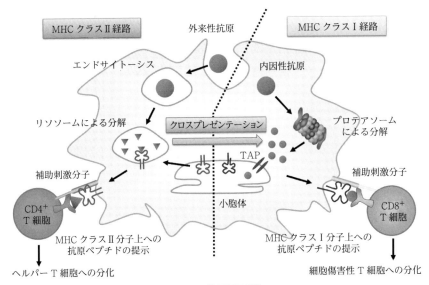

図 5.2 抗原提示経路

織適合遺伝子複合体（major histocompatibility complex：MHC）上に提示する．その後，リンパ節に移動し，T細胞へと抗原情報を提示することで獲得免疫応答が開始される．獲得免疫を誘導するためのT細胞活性化には，MHC上への抗原提示に加え，樹状細胞の成熟化によって発現するCD 80やCD 86などの補助刺激分子を介したT細胞への二つの刺激が必要である．未成熟樹状細胞による抗原提示刺激のみの場合，T細胞不応答（アナジー）が誘導される．この機構は自己に対する免疫応答の抑制に重要である．このことから，ワクチンを開発するうえで樹状細胞への抗原送達とPRRsを介した刺激の二つの要素を考慮しなければならないことが理解できる．

(ii) **抗原提示経路**　T細胞は抗原をそのままの形で認識することはできず，MHC分子と抗原由来のペプチドの複合体をT細胞受容体を介して認識する．それゆえ，抗原提示細胞は貪食した抗原をペプチドへと分解（プロセシング）し，MHC分子上に提示する必要がある．MHC分子にはMHCクラスI分子とMHCクラスII分子が存在し，それぞれに対応したプロセシング経路が存在する（図5.2）．

MHCクラスI分子はほとんどの細胞に発現しており，自己抗原や細胞内に侵入した異物抗原由来のペプチドを提示する（図5.2）．細胞質内の抗原は細胞質酵素複合体であるプロテアソームによって分解され，ペプチドが生成される．ペプチドはTAP（transporter associated with antigen processing）とよばれるトランスポー

ターを介して小胞体内に輸送され，ERAP（ER amino peptidase）によって MHC クラス I 分子に適したペプチドサイズへとトリミングされる．トリミングされたペプチドは MHC クラス I 分子上に提示され，その複合体が細胞膜上へと輸送される．細胞表面に提示された MHC クラス I 分子とペプチドの複合体はナイーブ（未感作な）CD8$^+$T 細胞の T 細胞受容体によって認識され，補助刺激分子を介した刺激が加わると細胞傷害性 T 細胞（cytotoxic T lymphocyte：CTL）へと分化する．その結果，細胞性免疫が誘導される．

　MHC クラス II 分子は抗原提示細胞などの特定の細胞においてのみ発現しており，抗原提示細胞が取り込んだ外来性の抗原由来のペプチドを提示する（図 5.2）．エンドサイトーシスによって取り込まれた外来性抗原はリソソームにて分解を受け，抗原ペプチドが生成される．生成された抗原ペプチドはリソソームへと輸送されてきた MHC クラス II 分子上に提示され，その複合体は細胞膜へと輸送される．細胞表面に提示された MHC クラス II 分子とペプチドの複合体はナイーブ CD4$^+$T 細胞の T 細胞受容体によって認識され，補助刺激分子を介した刺激が加わるとヘルパー T 細胞へと分化する．ヘルパー T 細胞には，サイトカイン産生パターンが異なる Th 1（T helper-1），Th 2，Th 17，Tfh（follicular helper T）というサブセットが存在し，抗原提示時のサイトカイン環境によって分化が制御されている．ヘルパー T 細胞は，細胞性免疫と体液性免疫の活性化に重要な役割を果たしている．

　樹状細胞にはクロスプレゼンテーションとよばれる外来抗原由来のペプチドを MHC クラス I 分子上に提示する機構がある（図 5.2）．リソソーム内で生成された外来抗原由来のペプチドの一部が細胞質へと放出され，TAP により小胞体内へと輸送される．その後，MHC クラス I 分子上に提示される．細胞内に感染するウイルスやがん細胞を排除するためには，MHC クラス I への抗原提示を介した CTL の誘導が必要であるが，樹状細胞自身がウイルスに感染したり，がん化するわけではないので通常の経路を介して MHC クラス I へと抗原提示することはできない．このクロスプレゼンテーション機構を利用することで，樹状細胞はウイルスやがん細胞に対する免疫応答を効果的に誘導している．

(iii) **細胞性免疫**　細胞性免疫は細胞に感染するウイルスなどの病原体やがん細胞などを細胞ごと排除するための獲得免疫応答である．細胞性免疫にてはたらく細胞は CTL と Th 1 細胞である．樹状細胞からの MHC クラス I 抗原提示により誘導された CTL はウイルス感染細胞やがん細胞上の同じ MHC クラス I 分子と抗原ペプチドの複合体を認識することで，標的細胞特異的に排除することができる．標的細胞を認識した CTL はパーフォリンやグランザイムなどの細胞傷害性顆粒や Fas リガンドを介

した刺激により標的細胞のアポトーシスを誘導する．一方，Th1細胞はIFN-γを産生することでCTLへの分化や活性化を促す．また，Th1細胞が産生するIFN-γは結核菌などの細胞内寄生細菌を取り込んだマクロファージを活性化させることで殺菌効果を増強させる．

(iv) **体液性免疫** 体液性免疫とは，細胞外で増殖する病原体や毒素に対する防御機構としてはたらき，活性化B細胞から産生される抗体が主役を担う．リンパ節などのリンパ組織にはT細胞やB細胞がおのおの集積している領域が存在し，それらは互いに隣りあっている．リンパ組織に流入した抗原はB細胞表面に発現しているB細胞抗原受容体により認識される．抗原を認識したB細胞はT細胞領域とB細胞領域の境界へと遊走し，同じ抗原情報の提示を受けたヘルパーT細胞と相互作用することでB細胞は抗体を産生する形質細胞へと分化する．脂質や糖類などの胸腺非依存性抗原を認識した場合，B細胞はT細胞との相互作用なしに形質細胞へと分化する．一方で，抗原との親和性が比較的低いB細胞抗原受容体を有するB細胞は，B細胞領域において胚中心とよばれる微小空間を形成し，Tfh細胞と相互作用することでB細胞抗原受容体の変異が起こる．これにより，抗原に対して高い親和性をもつB細胞のみが選択される．選択されたB細胞は形質細胞やメモリーB細胞へと分化する．形質細胞から産生された抗体は，細胞外の病原体や毒素などに結合して物理的に感染や作用を防ぐとともに，マクロファージなどの貪食細胞に貪食されやすくする．また補体経路を活性化することで病原体や毒素を破壊するという作用を示す．

5.1.2 ワクチンによる生体防御

ワクチンとは，これまでに解説した生体の免疫機構を利用することで，病原体に対する獲得免疫応答と記憶免疫を誘導する治療法である．がんワクチンを除き，感染予防の目的で使用される．現在用いられているワクチンは生ワクチンと不活化ワクチンに大別される．生ワクチンは弱毒化した細菌やウイルスをそのまま用いるものであり，わが国ではBCG，ポリオ，麻疹，風疹，ロタウイルスなどに対して使用されている．生ワクチンは生きたままの病原体を接種するため，その病原体の感染防御に必要な細胞性免疫と体液性免疫を効果的に誘導することができ，1回の接種で長期間にわたり免疫が持続する．一方で，不活化ワクチンは細菌やウイルスなどを加熱やホルマリン処理により不活性化したワクチンである．不活化ワクチンには全粒子ワクチン，スプリットワクチン，サブユニットワクチンなどの種類がある．不活化ワクチンの特徴は，生ワクチンと比較して安全性が高く，免疫不全患者や妊婦への接種も可能である．その一方で，体液性免疫しか誘導できず，複数回の接種が必要である．全粒

子ワクチン，スプリットワクチン，サブユニットワクチンの順に病原体の成分が除去され，安全性が高くなるとともに免疫誘導能が低下する．そのため，抗原タンパク質のみを精製して用いるサブユニットワクチンでは，免疫誘導にアジュバント（免疫賦活化剤，5.4.1 項）が加えられている．このようなワクチンに含まれる成分と有効性の関係性からいえることは，予防したい病原体により近いワクチンが，より効果的に免疫システムを活性化できるということである．

5.1.3 がん免疫

がんに対するワクチン，いわゆるがんワクチンは通常のワクチンとは異なり，治療に用いられるワクチンである．これはがん免疫療法の一種であり，がん免疫療法は外科的療法，化学療法，放射線療法に次ぐ第四のがん治療法として期待されていたが，その地位を得るに至るまでに長い年月がかかった．2014 年 7 月，世界初の抗 PD-1（programmed cell death-1）抗体がわが国において承認された．免疫チェックポイント阻害療法といわれる本治療法は，従来の化学療法を凌駕する有効率を示し，がん治療に革命をもたらした．この成功により，がん免疫療法は第四の治療法としての地位を確固たるものにした．

免疫システムによるがんにつながる変異細胞の認識と排除は免疫監視とよばれている．これが機能するためにはさまざまなステップが正しく作動する必要がある．① アポトーシスなどによりがん細胞が破壊され，がん細胞由来の腫瘍抗原や内因性アジュバント物質（DNA など）が放出される，② 樹状細胞などの抗原提示細胞が貪食するとともに成熟化し，所属リンパ節へと移動する，③ リンパ節にて樹状細胞から T 細胞への抗原提示が行われ，CTL が活性化する，④ CTL はがん組織へと遊走し，⑤ CTL によるがん細胞の認識と排除が行われる．この一連の機構はがん免疫サイクル[1]とよばれ，正常に機能することでがん化を防いでいる．しかしながら，がん患者ではさまざまな機序でこのサイクルが妨害されている．がん免疫療法は，それぞれの妨害を治療し，正常にがん免疫サイクルを回すことを目的とした治療法である．

5.2 免疫治療におけるキャリア型 DDS の重要性

もっとも効果的かつ強力に免疫を活性化でき，十分な生体防御を実現できるワクチンは生ワクチンである．それは，生ワクチンが病原体がもつ本来の高い抗原性を有する抗原を含み，効果的に自然免疫を活性化するアジュバント成分も含んでいるためである．加えて，生きた病原体であるため，病原体自身の感染動態に応じた PRRs に認

識され，適した種類の自然免疫・獲得免疫が誘導される．たとえば，エボラウイルスは致死性の出血熱を引き起こす感染症であり，ワクチンは開発されていないが，遺伝子の一部を欠損させたふつうの細胞では増殖しない変異エボラウイルスをサルに接種すると完璧な感染予防が成立することが報告されている[1]．一方で，先述したサブユニットワクチンは病原体から精製した一部の抗原が主成分であるため，感染防御に必要な十分な免疫応答を誘導することができない．これらの事実は，適切な抗原とアジュバントを病原体の感染動態を模した体内動態・細胞内動態で作用させる必要性を示している．薬物を搭載し，その体内動態・細胞内動態を自在に制御することはキャリア型DDSの得意とするところである．それゆえ，必要な抗原とアジュバントを一つのキャリアDDSに搭載し，病原体本来の感染動態を実現するという点において，ワクチン開発におけるキャリア型DDSの重要性は明白である．加えて，抗原やアジュバントの生体内における安定性を確保する点においても有効である．

　がんワクチンを含むがん免疫療法においても，キャリア型DDSによる体内動態・細胞内動態制御は強力なツールとなる[2,3]．がんに対する効果的な免疫応答を誘導するためには，先述したがん免疫サイクルを正常に回すことが必要である．がんワクチンは腫瘍抗原やアジュバントを用いて，腫瘍特異的なCTLを誘導するために樹状細胞における抗原提示や成熟化を促進することを目的としており，その開発にはキャリア型DDSが重要な役割を担っている[4,5]．腫瘍抗原やアジュバントを分解から保護する目的でキャリア型DDSに搭載し，それらを効率的に樹状細胞へ送達する[6]．これらの戦略はがん免疫サイクルの前半部分を促進するものである．一方で，活性化したCTLが担う後半のがん免疫サイクルにおいては，抗体や低分子が中心となる免疫チェックポイント阻害療法やT細胞自身を強化するキメラ抗原受容体導入T細胞（chimeic antigen receptor T：CAR-T）療法などの細胞療法が基盤技術となっている．しかしながら，抗体や低分子を用いた免疫チェックポイント阻害は，全身の免疫チェックポイント機構にも作用するため，自己免疫疾患などの副作用が認められている．キャリア型DDSに免疫チェックポイント阻害分子を搭載し，がん組織や所属リンパ節のみに送達することで副作用の軽減や薬効の増強が期待できる．また，現在のCAR-T療法は血液がんに対する高い有効性を示すものの，固形がんへの適用が課題とされている．たとえば，核酸や遺伝子を搭載したキャリア型DDS[7~9]を用いることで，がん組織や所属リンパ節におけるCTLの機能を改善することも可能であるため，がん免疫サイクルの後半に関しても，キャリア型DDSは重要なツールとなると考えられる．

5.3 タンパク質，ペプチド抗原デリバリー

5.3.1 タンパク質 DDS ナノキャリアの設計

　ウイルス，病原菌やがん細胞などにおいて，体液性免疫や細胞性免疫を誘導する MHC クラス I 分子や MHC クラス II 分子と相互作用する 9 ～ 11 残基程度のエピトープペプチドが同定されている．通常，タンパク質にはこれらの多くのエピトープが含まれており，一度に多くの免疫誘導が生じている．最近では，同定されたエピトープペプチドを合成して，とくに人工がん抗原ペプチドとして用いる例も報告されている．いずれにしても，抗原であるタンパク質やペプチドに対する免疫を効率よく誘導するためには，抗原を投与部位にとどめる徐放作用，リンパ節への送達，そしてマクロファージや樹状細胞などの抗原提示細胞に効率よく取り込ませる DDS 技術が重要である．さらに，誘導させたい免疫作用が体液性免疫か細胞性免疫かによって，DDS の戦略も大きく異なる．先述したように外来抗原タンパク質の細胞内への取込過程は，一般にエンドサイトーシスであり，その後 MHC クラス II 分子経路を経て，抗体産生に向かう体液性免疫経路が活性化される．一方，がん免疫による治療効果を狙うためには，細胞性免疫経路を活性化（クロスプレゼンテーション）する必要があり，抗原タンパク質を細胞質に運ぶ必要がある．エンドソーム内へのデリバリー，そしてエンドソームを出て細胞質内に物質を効率よく運ぶ DDS 技術の開発は，今でも重要な課題である．

　これまでに，ナノキャリアとして，リポソーム，ポリ乳酸/グリコール酸（poly (lactic-*co*-glycolic acid）：PLGA）ナノ粒子，ポリ硫化プロピレン（poly-propylene sulfide：PPS）ナノ粒子，ポリ γ-グルタミン酸（γ-polyglutamic acid：γ-PGA）誘導体ナノ粒子，疎水化多糖ナノゲルなどさまざまなナノキャリアが報告されている[1]．エンドソームを脱出させる手法として，ポリエチレンイミンなどの緩衝作用を有する分子を用いたプロトンスポンジ効果や pH 応答性分子によるエンドソーム膜の破壊を起こさせるように工夫されたナノキャリア設計，また，膜融合性ペプチドなどを組み込み，エンドソーム膜と融合し得る機能性リポソーム，さらに細胞膜透過性ペプチドによる細胞質デリバリーなどさまざまな手法が報告されている．以下，粘膜ワクチンとがん免疫ワクチンにおけるタンパク質抗原デリバリーの具体的な例を紹介する．

5.3.2 粘膜ワクチン

　これまで，ワクチンの投与は注射による皮下投与が一般的であったが，経皮膚や経粘膜などの新たな投与経路を用いたワクチンの研究が進められている．これらの投与経路は比較的非侵襲であり，小児へのワクチン接種やとくに開発途上国での接種に有効である．注射投与は全身系の免疫を活性化し，IgG 抗体産生を誘導する．一方，粘膜投与は IgG 抗体のみならず IgA 抗体産生を誘導する．IgA 抗体は粘膜近傍で産生・分泌され，粘膜から侵入してくる感染症に対してはとくに有用である．しかし，抗原タンパク質を粘膜上皮から，その下に存在する粘膜関連リンパ組織（MALT）へいかに効率的に輸送するかという課題がある．MALT は腸管，鼻咽頭，喉頭，気管支上皮などの粘膜下に存在しており，これらをターゲットとした経口，経鼻粘膜ワクチンが研究されている．とくに，経鼻吸収型インフルエンザワクチンの開発が進んでおり，2003 年に米国の MedImmune 社が開発した FluMist® が欧米で承認・上市されている．そのほかにも，肺炎レンサ球菌の経鼻ワクチンの開発も進んでいる．カチオン性多糖ナノゲルキャリアを用いた経鼻ワクチンは，ナノゲルが粘膜へ付着することにより長時間にわたって経鼻へ抗原を提示可能で，また，鼻腔内粘膜から抗原タンパク質を粘膜下の樹状細胞に効率よく輸送し，IgA 抗体の産生を高めることが明らかにされた[2]．この経鼻ワクチンは，マウス系のみならず，カニクイザルなどの霊長類においても効果的であり，血清や鼻洗浄液だけでなく気管支肺胞洗浄液においても高い抗体産生が確認され，肺炎に対する経鼻ワクチンとして有効であることがわかった[3]．これまでは，無毒化コレラ毒素などが，粘膜アジュバントとして用いられてきたが，生体への安全性に課題が残されていた．カチオン性多糖ナノゲルワクチン系は，とくにアジュバントは必要とせず，次世代経鼻ワクチンとして実用化を視野に研究が進められている．

5.3.3 がん免疫ワクチン

　ヒト T 細胞により認識されるがん抗原分子である MAGE-1 タンパク質が，メラノーマ細胞から 1991 年にはじめて発見された．その後，相補的 DNA（cDNA）発現クローニング技術などにより数多くの腫瘍関連抗原（tumor associated antigen：TAA）が同定されてきた．それとともに，この腫瘍特異的抗原を投与して免疫応答を誘導する，いわゆるがん免疫ワクチンの研究が活発になされてきた．腫瘍に対する免疫には CTL の誘導が重要であるが，外来抗原である TAA は通常液性免疫を誘導する MHC クラス II 分子へ優先的に抗原提示され，抗体産生の経路がおもに進行す

る．CTLの活性化には樹状細胞中でMHCクラスⅠ分子への抗原提示が必要であるので，TAAを効率よく細胞質内に輸送し，MHCクラスⅠ分子へ提示するデリバリーシステムの開発が必要である．また，先述のアジュバントの作用による抗原提示細胞の活性化も同時に重要である．これまでに，リポソームやポリグルタミン酸ナノ粒子，多価電解質カプセル，疎水化多糖ナノゲルなどの抗原デリバリーキャリアを用いた例が報告されている．リポソームはもっとも古くから用いられており，抗原の徐放効果やpH応答性融合リポソームにより抗原提示細胞の細胞質に抗原を効率的に輸送する．これによりCTLの誘導が高められるため，高い腫瘍効果が得られている．また，疎水化多糖ナノゲルを用いたがん治療では，抗原タンパク質やペプチドを安定に封入したナノ微粒子製剤化が可能であり，マウス皮下投与により効率よくリンパ節に抗原が運ばれ，効率よくCTLが誘導された．現在用いられているエマルション系非生物由来アジュバント系に比べても高いCTL誘導と優れた治療成果が報告されている．現在，実用化を目指した臨床治療も進められている[4]．

近年，がん細胞やT細胞との免疫反応に関わっているPD-1やCTLA-4などの免疫チェックポイントタンパク質の機能を制御し得る抗体を用いると，さまざまながん種に対して効率的な抗腫瘍効果を示すことが注目されている．本来がん細胞を攻撃するCTL表面に存在するPD-1膜タンパク質が，がん細胞に表面に存在するそのレセプターであるPDL-1と結合することにより，CTLの活性が弱められてしまう．そこで，抗体によりその相互作用をブロックすることで，CTLが，がん細胞を攻撃できるようになり治療効果が上がるという仕組みである．この免疫チェックポイント抗体療法とがんワクチン療法を組み合わせることで，高い治療効果が得られることが報告されつつあり，今後の進展が期待されている[5]．

5.4 アジュバントデリバリー

5.4.1 アジュバント

アジュバントとは，ワクチンに添加することでワクチン効果を増強させる物質や基材などの総称である．この概念の由来は，生ワクチンからサブユニットワクチンなどの開発過程で除かれていった抗原以外の不純物が，実は自然免疫を活性化していたという事実からきている．これらの不純物は生ワクチンにおける発熱や炎症反応などの副作用の原因にもなっており，安全かつ効果的に自然免疫を活性化できるアジュバントの開発が焦点になっている．アジュバントの作用は，① 抗原を投与部位に長くとどめることで徐々に放出する作用，② 抗原を凝集化・粒子化することで貪食細胞に

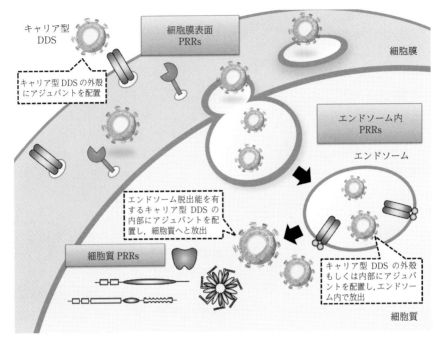

図 5.3 アジュバントデリバリーのためのキャリア型 DDS 設計戦略

取り込まれやすくする作用，③ 自然免疫を活性化する作用である．いずれも，キャリア型 DDS に抗原を搭載することにより実現可能なものであるが，①，② については 5.3 節にて解説済であるので，本項では③の自然免疫を活性化するためのアジュバント開発におけるキャリア型 DDS の設計理論について解説する．

5.4.2 アジュバントデリバリーにおけるキャリア型 DDS の設計戦略

　まず，対象とする病原体やがんの予防や治療にはどのような免疫応答を誘導する必要があるのかを把握する．細胞外で増殖する細菌や毒素に対しては抗体産生を促す体液性免疫，細胞に感染するウイルスやがんに対しては CTL を誘導する細胞性免疫が必要となる．続いて，対象となる病原体が認識される PRRs のアゴニスト（作動薬）や目的とする免疫応答を誘導可能な PRRs のアゴニストをアジュバントとして選択する．PRRs は種類によって局在が異なることから，PRRs が発現している部位においてアジュバントが効率的に認識されるようにキャリア型 DDS に配置する（図 5.3）．効果的なアジュバントデリバリーを実現するためには，対象疾患に対する免疫システ

ムの防御機構に基づいた適切なアジュバントの選択と，PRRs の局在に基づいたキャリア型 DDS への配置，すなわちトポロジーを考慮した設計が重要である．

5.4.3 TLR アゴニストデリバリー

　新規のアジュバントとして，TLR アゴニストはもっとも開発が進んでいる．先述のように，TLR は種類によって認識する成分や局在，誘導される免疫応答が異なる．その局在は細胞膜表面とエンドソーム内に分かれており，細胞外で増殖する細菌や毒素に関連する成分を認識する TLR（1, 2, 4~6）は細胞膜表面に発現，細胞内感染細菌やウイルスに関連する成分を認識する TLR（3, 7~9）はエンドソーム内に発現している．

　細胞膜に発現している TLR に効率的にアゴニストを認識させる場合には，キャリア型 DDS の表面にアゴニストを配置する必要がある（図 5.3）．キャリア型 DDS のシェルを構成する成分や，提示されている機能性素子に静電相互作用や共有結合を利用して結合させることにより，アゴニストをキャリア型 DDS の表面へと配置する．細胞表面に発現している TLR のアゴニストは MPLA（monophosphory lipid A）などの疎水性成分が多いことから，リポソームでは脂質膜に搭載することで効率的に認識させることが可能である．そのさい，TLR が認識するコンフォメーションがキャリア型 DDS の表面に提示されていることが重要である．

　エンドソーム内に発現している TLR は病原体由来の DNA や RNA を認識する．代表的なアゴニストとして，CpG 配列を含むオリゴヌクレオチド（CpG-ODN）や合成二本鎖 RNA である polyI:C（polyinosinic polycytidylic acid）がある．これらのアゴニストのキャリア型 DDS における配置には二つの戦略があげられる．一つ目はカチオン性キャリア型 DDS の表面に静電相互作用を利用して結合させる方法である（図 5.3）．キャリア型 DDS が細胞にエンドサイトーシスにより取り込まれたあと，エンドソーム内の TLR によって認識される．この場合，核酸がキャリア型 DDS の外側に露出する形となるため，生体内でも分解や解離を考慮する必要がある．もう一つの戦略は，キャリア型 DDS の内部に搭載する方法である（図 5.3）[1]．水溶性の核酸はリポソームであれば内水相に配置し，カチオン性ポリマーを用いた場合では複合体を形成する．これらの場合，生体内での分解や解離の可能性は低くなるが，エンドソーム内でアゴニストを放出する必要があるため，エンドソーム内の低 pH 環境によるキャリア型 DDS の崩壊もしくは放出といったシステムを組み込む必要がある．

5.4.4 細胞質内PRRsアゴニストデリバリー

細胞質に局在するPRRsに対するアゴニストをアジュバントとして使用する場合，細胞質まで送達しなければならないため，キャリア型DDS技術が必須である．細胞質に存在するPRRsにはRLRやcGAS-STINGなどのDNAセンサーがある．これらのPRRsはウイルス感染やがんに対して有効である細胞性免疫に重要なI型IFNの産生を誘導することから，ウイルスに対するワクチンや，がんワクチンのアジュバントとして注目されている．これらのアゴニストのデリバリーには，エンドソームから効率的に脱出し，細胞質へとアゴニストを放出できる機能を有するキャリア型DDSの設計が不可欠である（図5.3）．多くの場合，アゴニストはキャリア型DDSの内部に配置される．キャリア型DDSの設計としては，プロトンスポンジ効果を利用したエンドソーム破壊，エンドソーム内の低pHに応じたエンドソーム膜との膜融合やエンドソーム破壊といった機能設計が行われる．たとえば，polyI:Cはエンドソーム内のTLR3に加え，細胞質内のMDA5に認識される．polyI:Cを内水相に配置したエンドソーム脱出能を備えた膜融合性リポソームと，エンドソーム脱出能がないポリカチオンとpolyI:Cの複合体とでは，膜融合性リポソームの方が効率的に細胞性免疫を誘導できる[1]．また，がんワクチンのアジュバントとしての有用性が期待されるcGAS-STING経路のアゴニストは，pH応答性カチオン性脂質を主成分とする脂質ナノ粒子に搭載されることで，効率的に作用することができ，強力ながん免疫応答を誘導する[2,3]．

5.5 DNAワクチン

DNAワクチンは，抗原がコードされた遺伝子を *ex vivo* あるいは *in vivo* で発現させ，免疫担当細胞に抗原情報を認識させる（教育する）技術である．とくに樹状細胞は，サイトカイン産生や抗原提示を介して免疫の開始や制御を司る中心的な役割を果たす細胞であり，遺伝子を導入するうえでの重要な標的といえよう．

生体内に抗原コードDNAを投与した場合，抗原タンパク質は体細胞あるいは免疫担当細胞で発現する．体細胞で発現した場合，本細胞から分泌された，あるいは，細胞死に伴い放出された抗原は隣接する免疫担当細胞にエンドサイトーシスやファゴサイトーシスによって取り込まれ，MHCクラスII分子へと提示される．この場合，細胞傷害性免疫の誘導に有利なTh1型，あるいは液性免疫の誘導に有利なTh2型のCD4$^+$T細胞が活性化される（図5.4）．一方，抗腫瘍効果においてはCTL（CD8$^+$

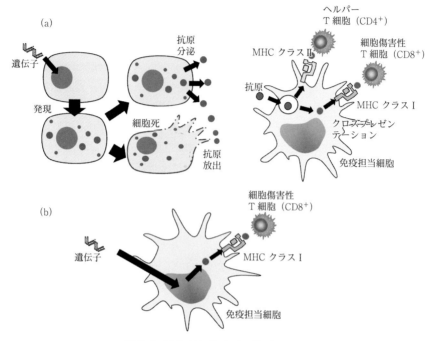

図 5.4 DNA ワクチンによる抗原提示機構
(a)体細胞に抗原をコードした遺伝子が導入された場合，分泌あるいは細胞死に伴い放出された抗原タンパク質は免疫担当細胞（樹状細胞）にマクロピノサイトーシスなどによって取り込まれ，MHC クラス II へと提示される．この場合，$CD4^+$ のヘルパー T 細胞が活性化される．一方，エンドソームより脱出した一部の抗原タンパク質は細胞質にてプロテオソームにより分解され，MHC クラス I へと提示される．この場合，$CD8^+$ の細胞傷害性 T 細胞が活性化される．(b)抗原がコードされた遺伝子が抗原提示細胞で発現された場合，発現された遺伝子は細胞質にて発現することから，MHC クラス I 分子を介して $CD8^+$ の細胞傷害性 T 細胞の活性化が効率的に行われる．

T 細胞）の活性化が重要な課題となる．本細胞を活性化するためには，免疫担当細胞内において抗原がエンドソームから細胞質に放出され，プロテアソームにより分解されることが重要である．本プロセスが達成されれば，MHC クラス I 分子へ抗原が提示され（クロスプレゼンテーション），CTL（$CD8^+$ T 細胞）が活性化される．一方，抗原コード DNA が免疫担当細胞内で発現した場合，抗原は細胞質内で発現することから，比較的容易に MHC クラス I 分子への抗原提示とそれに引き続く CTL の活性化を誘導できる．

　抗原は，個々のアミノ酸配列の違いにより，一つひとつの製剤に対して製造法を変える必要があるが，DNA ワクチンにおいては抗原を遺伝子情報として搭載すること

から，原理的にはいったん製剤化プロセスが確立すれば，あらゆる抗原にも適用が可能となる．また，近年，がんのゲノム情報からさまざまなネオアンチゲンが同定されている[1]が，これらを同時に発現する，あるいは，融合した人工抗原を簡単に利用可能な点も DNA ワクチンの大きな利点であろう．

これまで，樹状細胞への *ex vivo* 遺伝子導入にはエレクトロポレーション（後述）などの物理刺激を利用した方法などが用いられてきたが，細胞毒性を考慮した実験条件の最適化が必要であった[2]．そこで，人工材料（リポソームなど）を用いた遺伝子導入が試みられてきた．樹状細胞は，人工材料を用いた遺伝子導入が困難な細胞の一つである．たとえば，膜透過性ペプチドの一つであるオクタアルギニン（R8）を修飾したリポソームは，一般的な培養細胞では高い遺伝子発現活性を示すものの，樹状細胞においてはまったく発現が認められていない．一般の培養細胞と樹状細胞の大きく異なる点は，細胞分裂の有無である．したがって，分裂期にいったん核膜が消失する培養細胞と比較して，非分裂細胞である樹状細胞においては，核膜がつねに存在するために核輸送効率がきわめて低いのではないかと考えられる．本仮説に基づき，核移行性シグナルを表面修飾した遺伝子搭載リポソームなども開発されたが，十分な遺伝子導入効率は得られていない[3]．

樹状細胞を標的とした *ex vivo* 遺伝子導入技術の成功例の一つの例として，生理的 pH 環境下で α ヘリックス構造を有するペプチド（KALA）[4]が表面に搭載された遺伝子搭載ナノ粒子（多機能性エンベロープ型ナノ構造体（multifunctional envelope-type nano device：MEND））が開発されており，マウス骨髄由来樹状細胞に対して高い遺伝子導入活性を発揮できることが明らかになっている[5]．本粒子は，遺伝子とプロタミンから形成されるコンパクション体が脂質膜でコーティングされた構造を有しており，KALA のステアリン酸誘導体がナノ粒子表面に挿入された構造を有する．また，搭載する遺伝子として，これまで用いられてきたサイトメガロウイルス（CMV）プロモーターではなく，hEF1α プロモーターを用いることで，遺伝子発現レベルが劇的に向上していることから，用いるプロモーターの選択もきわめて重要なファクターといえよう．

さらに，R8 修飾あるいは KALA 修飾された多機能性エンベロープ型ナノ構造体を用いて遺伝子を導入した場合，KALA-MEND のみにおいて高い遺伝子導入が得られるのにかかわらず，核移行量は両者でほとんど変わらないことが明らかとなった．このことから，KALA-MEND によって発揮される高い遺伝子導入効率は，細胞内動態の違いでは説明できないことが示唆された[6]．

KALA-MEND による高い遺伝子導入能を生み出すメカニズムを解明するため，マ

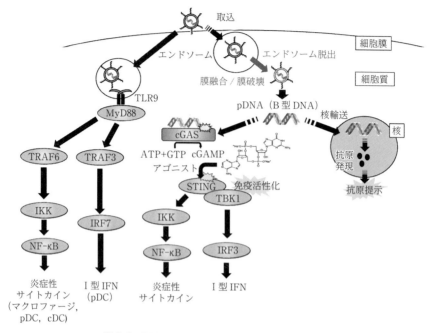

図 5.5 DNA ワクチンによる代表的な免疫活性化機構
細胞に取り込まれた遺伝子上の非メチル化 CpG 配列は TLR 9 を刺激することにより，炎症性サイトカインや I 型 IFN を誘導する．また，非メチル化 CpG 配列によらず，B 型 DNA は細胞質センサーにより認識されると STING/TBK 1 パスウェイを刺激することにより，炎症性サイトカインや I 型 IFN を誘導する．TLR 9：toll 様受容体 9，STING：stimulator of interferon genes，cGAS：環状 GMP-AMP シンターゼ，cGAMP：環状 GMP-AMP，IFN：インターフェロン．

ウス樹状細胞由来細胞株 JAWS II に対して R8-MEND および KALA-MEND を導入したさいの内因性遺伝子の発現変動をマイクロアレイにより解析した結果，KALA-MEND により遺伝子導入したさいにのみ，きわめて多くの遺伝子群に発現変動が認められている[6]．さらに，転写に関わる因子を中心に解析したところ，NF-κB や STAT などの免疫が活性化したさいに特徴的に見られる転写因子群や，それに伴う多くの種類のサイトカイン，ケモカイン類の発現も亢進していることが認められた．このことは，DNA ワクチン製剤は，遺伝子導入時において，同時に免疫活性化も誘導できることを示す重要な知見といえよう[5]．

DNA を介した免疫活性化機構の一つとして，エンドソーム上に発現している TLR 9 が古くから知られている（図5.5）．本受容体は，プラスミド DNA 上にある非メチル化 CpG 配列を認識して活性化する．本配列は，バクテリアゲノムに多く存在する

配列であるため，哺乳類細胞にとっては非自己分子として認識される．本経路の活性化により，MYD 88 や TRAF 3，IRF 7 の活性化を介した I 型 IFN の産生や，TRAF 6，NF-κB を介した炎症性サイトカインの産生が誘起される[7]．一方で，さらに近年では，細胞質に存在する DNA センサーが，TLR 9 非依存的な免疫活性化機構として同定されている．その代表例が環状 GMP-AMP シンターゼ（cGAS）である．本分子は，B 型 DNA を認識するとセカンドメッセンジャーとして環状ジヌクレオチドである cGAMP（2′,3′-GMP-AMP）の合成を誘導し，小胞体上の STING と TBK 1（TANK-binding kinase 1）の複合体形成を促進する．本活性化はオートファジーを誘導するとともに，IRF 3 や NF-κB などの転写因子を誘導することで，I 型 IFN や炎症性サイトカインの産生に寄与する（図 5.5）[8]．これらの知見は，TLR 9 のノックアウトマウスにおいても，DNA ワクチンに対する免疫活性化能が残ること[9]や，STING ノックアウトマウスにおいては，DNA ワクチンの獲得免疫が減弱すること[10]からも示唆される[5]．

上述の KALA-MEND の例においては，CpG 配列をすべて除去した pDNA を用いていることから，免疫活性化に関する TLR 9 の寄与は小さいと考えられる．この免疫活性化に必須な KALA-MEND 側の因子を探索すべく，KALA ペプチドや遺伝子，膜の融合性を排除したナノ粒子を調製し，樹状細胞への応答性を解析した結果，すべての条件において免疫活性化能が低下することが示された．したがって，これらすべての因子が機能し，遺伝子が細胞質へされることが免疫活性化に重要であることが示唆される．STING/TBK 1 経路の阻害剤により，サイトカイン産生は劇的に減少することからも，これらの経路が免疫活性化に重要であることが示唆されている．これら ex vivo において遺伝子を導入した樹状細胞を投与することにより，抗腫瘍効果も認められることから，ワクチンとして有用な技術といえよう．

一方，より利便性の高い DNA ワクチンとして，筋肉内注射，皮下注射，皮内注射を中心とした直接投与型製剤が長い間にわたって開発が進んでいる．1990 年に Wolff らによってはじめて，naked DNA を筋肉内に投与することで遺伝子が発現することが見出された[11]．1993 年にはインフルエンザ由来抗原をコードした遺伝子を投与することにより，CTL が誘導されることが見出されている[12]．エレクトロポレーション法は，筋肉内に投与するさいに短い電気パルスをかける方法であり，細胞膜の一時的な透過性の向上により，効率的な細胞質への遺伝子導入が可能となる[13]．また，エレクロポレーションは，サイトカイン産生を誘導し，抗原提示細胞をリクルートすることで，細胞性免疫と液性免疫をともに誘導できる[14,15]．エレクトロポレーションは，現在行われている臨床試験のうち約 50％ に用いられている方法である[16]．そ

のほかの方法として，pDNAでコーティングされた金粒子などを生体内に投与するための遺伝子銃[17]や，超音波と微小気泡を用いた音響穿孔法（ソノポレーション）[18]などを用いた細胞への遺伝子導入技術がDNAワクチン技術として開発されている．また，ナノ粒子を用いた直接投与型DNAワクチンとして，免疫担当細胞への標的化能を高めたマンノース修飾マイクロバブル搭載リポソームが開発されており，遺伝子との複合体としての投与と超音波処理を組み合わせることにより，メラノーマに対する治療効果を得ることに成功している[19]．

ナノ粒子としては，さまざまな生体内分解性ポリマーが利用されている．安全性に優れたポリマーの代表例として，PLA（polylactic acid）およびPLGAがあげられる．遺伝子を搭載したカチオン化PLGAマイクロスフェア粒子などがDNAワクチン製剤として開発されてきた[20]が，近年では，PLGA以外の加水分解性を示すカチオン性マイクロスフェアも開発されている[21]．

5.6　今後のワクチン開発におけるDDS技術の位置付け
5.6.1　感染症ワクチンにおけるDDS開発

生ワクチンが高い効果を発揮するのは，病原体特異的な細胞性免疫と体液性免疫を十分に誘導可能な抗原と，自然免疫を活性化させるアジュバントを含んでおり，さらには予防対象となる病原体と類似した体内・細胞内動態を示すことから，もっとも適した免疫応答が選択されるためである．しかしながら，エボラウイルスなどの病原性が高い感染症に対する生ワクチンのリスクやワクチン開発においても安全性が重要視される昨今の状況をふまえると，抗原のみを精製したサブユニットワクチンが開発の主流になるだろう．抗原のみでは免疫応答が誘導できないため，アジュバントを追加する場合が多いが，単に追加するだけでは効果が弱い．そこで，キャリア型DDSに抗原とアジュバントを搭載する戦略が有用となる．抗原やアジュバントの物性は予防する病原体によって異なるが，キャリア型DDSは幅広い物性の分子を搭載することが可能であり，抗原やアジュバントの安定性を確保する点においても有用である．さらに，予防する病原体の動態を模倣するように設計することにより，サブユニットワクチンでありながら，生ワクチンに近い効果を誘導することも期待できる．最近では粘膜ワクチン（5.3.2項）に注目が集まっており，多くの病原体の侵入門戸である粘膜面での防御が期待されている．抗原やアジュバントのみでは粘膜バリアを突破し，粘膜関連リンパ組織へと到達することは非常に難しいため，キャリア型DDSが利用されている．

5.6.2 がん免疫療法における DDS 開発

　がん免疫療法を成功させるためには，がん免疫サイクルの正常な進展が不可欠である．それゆえ，がん患者によって，がん免疫サイクルのどのステップがどのような機構によって阻害されているのかを解析することの重要性が高まっており，がんイムノグラム[1]やがん免疫フェノタイプ[2]が提唱されている．これらの概念は，がん患者の腫瘍微小環境の免疫ステータスに基づいて分類し，適切な治療法を選択する指針とするというものである．がん免疫療法における DDS 開発においても，腫瘍微小環境の免疫ステータスに応じた免疫機能分子の搭載や体内動態・細胞内動態の制御を考慮した設計が求められるだろう．抗原やアジュバントのデリバリーに加え，がんを攻撃する T 細胞や NK 細胞の機能をキャリア型 DDS を用いて制御するという研究が進められており[3]，がん免疫療法におけるキャリア型 DDS の重要性はますます高まっている．

5.6.3 DNA ワクチンにおける DDS 開発

　DNA ワクチンは DNA にコードされた抗原タンパク質が細胞内で発現するため，細胞性免疫と体液性免疫の両法を誘導可能であり，生ワクチンのように生体内で強毒復帰する懸念もないため，安全性の高い次世代のワクチンとして大きな期待が寄せられている．また DNA は細胞内の自然免疫受容体に認識されることでアジュバントとして機能することも明らかになっており，一つの DNA で効果的に免疫応答を惹起できる．DNA ワクチンの成功の鍵は如何に効率よく抗原を発現させるか，すなわち細胞への導入効率にある．DNA の導入には筋肉注射やエレクトロポレーション法がおもに用いられているが，効果や取り扱い（特殊な機器が必要）に課題がある．樹状細胞へと効率的な DNA 導入，投与方法の拡大，簡便性などの面から，キャリア型 DDS の利用が不可欠であり，今後の DNA ワクチン開発に大きく貢献することは間違いない．

引用文献

5.1 節
1) D. S. Chen, I. Mellman, *Immunity*, 39, 1 (2013).

5.2 節
1) A. Marzi, *et al.*, *Science*, 348, 439 (2015).
2) T. Nakamura, H. Harashima, *Ther. Delivery*, 8, 987 (2017).
3) 中村孝司, *YAKUGAKU ZASSHI*, 136, 1477 (2016).
4) T. Nakamura, *et al.*, *Mol. Ther.*, 16, 1507 (2008).

5) T. Nakamura, et al., Mol. Pharm., **11**, 2787 (2014).
6) T. Nakamura, et al., J. Controlled Release, **171**, 216 (2013).
7) S. Warashina, et al., J. Controlled Release, **225**, 183 (2016).
8) T. Nakamura, et al., Sci. Rep., **6**, 37849 (2016).
9) T. Nakamura, et al., Mol. Pharm., **15**, 2142 (2018).
5.3節
1) S. Sau, et al., J. Controlled Release, **274**, 24 (2018).
2) T. Nochi, et al., Nat. Mater., **9**, 572 (2010).
3) Y. Fukuyama, et al., Mucosal Immunol., **8**, 1144 (2015).
4) Y. Tahara, K. Akiyoshi, Adv. Drug Delivery Rev., **95**, 65 (2015).
5) S. Samaresh, et al., J. Controlled Release, **274**, 24 (2018).
5.4節
1) T. Nakamura, et al., Int. J. Pharm., **441**, 476 (2013).
2) H. Miyabe, et al., J. Controlled Release, **184**, 20 (2014).
3) T. Nakamura, et al., J. Controlled Release, **216**, 149 (2015).
5.5節
1) U. Sahin, et al., Nature, **547**, 222 (2017).
2) M. Bros, et al., J. Immunol. Methods, **343**, 13 (2009).
3) T. Nakamura, et al., Biol. Pharm. Bull., **29**, 1290 (2006).
4) T. B. Wyman, et al., Biochemistry, **36**, 3008 (1997).
5) N. Miura, et al., Nucleic Acids Res., **43**, 1317 (2015).
6) H. Akita, et al., Biomaterials, **34**, 8979 (2013).
7) O. Takeuchi, S. Akira, Cell, **140**, 805 (2010).
8) G. N. Barber, Nat. Rev. Immunol., **15**, 760 (2015).
9) S. Babiuk, et al., Immunology, **113**, 114 (2004).
10) H. Ishikawa, Z. Ma, G. N. Barber, Nature, **461**, 788 (2009).
11) J. A. Wolff, et al., Science, **247**, 1465 (1990).
12) J. B. Ulmer, et al., Science, **259**, 1745 (1993).
13) M. Wallace, et al., **17**, 922 (2009).
14) G. Ahlen, et al., J. Immunol., **179**, 4741 (2007).
15) P. Chiarella, et al., Expert Opin. Biol. Ther., **8**, 1645 (2008).
16) A. Tiptiri-Kourpeti, et al., Pharmacol. Ther., **165**, 32 (2016).
17) M. Smahel, et al., Clin. Dev. Immunol., **2011**, 176759.
18) A. van Wamel, et al., J. Controlled Release, **112**, 149 (2006).
19) K. Un, et al., Mol. Pharmaceutics, **8**, 543 (2011).
20) K. S. Reddy, et al., J. Gene. Med., **14**, 348 (2012).
21) L. Zhang, et al., Small, **9**, 3439 (2013).
5.6節
1) C. U. Blank, et al., Science, **352**, 658 (2016).
2) D. S. Chen, I. Mellman, Nature, **541**, 321 (2017).
3) T. Nakamura, et al., Sci. Rep., **6**, 37849 (2016).
参考文献
1) 熊ノ郷 淳 編,"免疫ペディア",羊土社(2017).
2) 笹月健彦 監,"エッセンシャル免疫学 第3版",メディカル・サイエンス・インターナショナル(2016).
3) 岡 三喜男,"読んで見てわかる免疫腫瘍学",中外医学社(2017).

◆ **DDS 研究 最前線** ◆

免疫療法と DDS

　免疫療法とは，生体に備わっている免疫システムによる免疫応答を誘導，強化もしくは抑制することで疾患を予防・治療する方法である．そのなかで，ワクチンはもっとも成功した免疫療法であり，DDS キャリアと関連が深い免疫療法でもある．しかしながら，ワクチンは万能ではなく，副作用，効果，利便性などに課題が残されており，ワクチンが開発されていない疾患も多く存在している．それゆえ，現行のワクチンの問題点を解決する安全性，効果，利便性の向上を目指した新しいワクチンの開発が進められており，その実現には DDS キャリアが重要な役割を担っている．安全性を向上させるために病原体から精製された抗原の多くはタンパク質やペプチドであるため，抗原提示細胞への取込効率が非常に悪い．そこで，DDS キャリアに抗原を搭載すると，抗原の分解保護・細胞への親和性増加・細胞/組織標的化といった多くの恩恵が加算され，抗原提示細胞への抗原送達効率が飛躍的に向上する．加えて，DDS キャリアを用いることで細胞内に取り込まれた抗原の動態も制御することが可能である．また，抗原だけではなく，抗原提示細胞を活性化させるために必須なアジュバント成分に対しても DDS キャリアは重要な役割を担う．アジュバント成分は病原体に含まれる副作用を引き起こす成分であるため，慎重な使用が求められる．幸いにも自然免疫学の発展により，アジュバントによる抗原提示細胞の活性化機構が分子レベルで明らかになってきており，DDS キャリアを用いたアジュバント成分の戦略的な使用が可能となっている．その結果，投与量や副作用の軽減，効果の増強が期待できる．とくに，がんワクチンでは腫瘍関連微小環境の複雑かつ巧妙な免疫回避機構を打破するために，DDS キャリアによる抗原やアジュバント成分の戦略的動態制御が必要とされている．最近では，病原体の侵入門戸における免疫誘導や利便性の向上を目的とし，新しい概念のワクチンとして粘膜ワクチンの開発が進められている．病原体本来の侵入経路を模倣することによる最適な免疫誘導と経口や経鼻という簡便な投与方法であるといった利点が多くあるが，異物の侵入を防ぐ粘膜バリアが大きな障壁となり，十分な免疫応答を誘導することが困難である．この粘膜バリアを突破する技術として，DDS キャリアに大きな期待が寄せられている．ここではすべてを紹介することは難しいが，このように免疫療法における DDS 技術の貢献度は高く，免疫応答を制御するための DDS 技術の開発はますます重要になっていくだろう．

（中村　孝司）

6

DDS を越えるナノ医薬品の世界

6.1 オルガネラターゲティング

　細胞には種々の細胞内小器官（オルガネラ）が存在し，それぞれが独自の役割を担い協調的に生命を維持している（細胞の形態・機能の制御）．核は遺伝情報の管理，ミトコンドリアはエネルギー産生，ゴルジ体はタンパク質輸送先の選定，などがあげられる．オルガネラの機能不全はさまざまな疾患の原因となることから，目的のオルガネラに治療分子を送達する"オルガネラターゲティング"が注目されている．細胞内にはオルガネラ間の交通網が整備されており，オルガネラ移行性ペプチドによるタンパク質輸送，細胞骨格・小胞を介したオルガネラ輸送などはオルガネラ間コミュニケーションのツールとして重要な役割を果たしている．核移行シグナル（nuclear localization signal：NLS）は，細胞環境に応じて転写レベルで核−細胞質間のタンパク質局在を制御し，ミトコンドリア移行シグナル（mitochondrial targeting signal：MTS）は，ミトコンドリア内部でのタンパク質の局在を厳密に制御すること，などが報告されている．近年では，オルガネラ移行性シグナルを利用したDDSの設計も行われており，細胞をオルガネラレベルから制御し，細胞の形態・機能をコントロールする次世代型DDSの創造も試みられている．オルガネラ間を時空間的に自由に行き来できるDDSの創製は，オルガネラ疾患治療・細胞生物学の発展に大きく寄与することが期待される．本節では，オルガネラターゲティングに関わるトピックスとしてエンドソーム脱出，核輸送，ミトコンドリア輸送に関する情報を提供する．

6.1.1 エンドソーム脱出

　細胞への選択性をナノ粒子に付加するためには，レセプターを介したエンドサイトーシス経路をターゲットとすることはきわめて有効である．しかし，この経路をターゲットとする以上，エンドソームのリソソームとの融合による分解[1]や，リサイクリングによる細胞外への放出[2]は，ナノ粒子を用いた遺伝子・核酸DDSが機能するうえで大きなバリアとなる．実際，リソソームの破壊能を有する試薬であるクロロキン存在下において，遺伝子導入効率が向上することが報告されている[3,4]．そのため，とくに遺伝子・核酸DDSを考えるうえでは，エンドソーム膜を突破するための巧みな戦略が不可欠となる．

　細胞外からエンドサイトーシスによって取り込まれた粒子は，15分以内にリソソームへと輸送される[5]．本プロセスのなかで，エンドソーム中のpHは徐々に低下する[5]．より最近の報告では，エンドソーム内のpHは4.0〜4.5にまで低下するとの報告もある[6,7]．遺伝子・核酸DDSにおいては，この酸性環境を利用してエンドソーム脱出を促進するための戦略がきわめて重要である．ここでは，脂質やポリマー，ミセルなどを用いたDDSにおけるエンドソーム脱出戦略について概説する．

a．脂質系キャリアにおける戦略

　リポソームを基盤としたDDSにおいて，エンドソーム脱出戦略は，① 負電荷から中性電荷への表面電位変化を伴う膜融合性脂質の利用，② pH感受性膜融合性ペプチドの利用，③ 中性電荷から正電荷への表面電位変化を伴う膜融合性脂質の利用という三つに大別される（図6.1）．

　①に関しては，従来から，DOPE*が遺伝子導入用の脂質構成成分として頻用されてきた．DOPEは不飽和脂肪酸を足場として有し，空間的に親水性基と比較して疎水性足場が大きいコーン型脂質に分類される．したがって，DOPE単独では安定な脂質二重層を形成することは困難である．一方，コレステロールコハク酸エステル（CHEMS）を脂質構成成分の20%以上加えることにより，DOPEを用いた安定的なリポソームの形成が可能となる[8]．CHEMSは親水基としてカルボン酸を有し，中性のpH条件において負電荷を有する脂質である．疎水基と比較して親水基が大きい逆コーン型脂質であり，さらにリポソーム間あるいは，隣接するCHEMS分子間の静電的な反発により，DOPEから形成される脂質二重層構造を安定化する．一方，エンドソーム内に取り込まれ，pHがCHEMSのpK_a値（〜5.8）付近になると，イオ

---

*　1,2-dioleoyl-*sn*-glycero-3-phosphoethanolamine

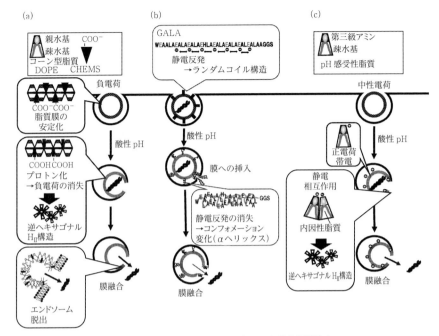

図6.1 脂質系キャリアのエンドソーム脱出促進戦略
(a)負電荷から中性電荷への表面電位変化を伴う膜融合性脂質：エンドソーム内の低pH環境に伴い電荷を失うことで逆ヘキサゴナル構造へ変化し，エンドソーム膜構造との融合が誘起される．(b)pH感受性膜融合性ペプチド：エンドソーム内の低pH環境に伴いペプチド内の負電荷が消失し，αヘリックス構造をとることでエンドソーム膜との融合を誘導する．(c)中性電荷から正電荷への表面電位変化を伴う膜融合性脂質：第三級アミンを頭部に有する脂質は中性粒子を形成するが，エンドソーム内の低pH環境に伴いプロトン化を受け，正に帯電することで生体膜との相互作用が増強され，膜融合が誘起される．

ン型のCHEMSの割合が減少し，DOPEの脂質二重層構造を安定化する能力が低下する[9,10]．これにより，疎水部を外側に向けたヘキサゴナルⅡ相構造をとり，エンドソーム膜との融合が誘起される[11]．

②に関しては，ウイルスのエンドソーム脱出機能を人工的に再現するというコンセプトのもと，さまざまなペプチドが設計されてきた．インフルエンザウイルスは，エンベロープ型ウイルスの一つであるが，エンドサイトーシスで取り込まれたあと，エンベロープ上に存在するHA2（hemagglutinin 2）タンパク質が弱酸性条件下で非可逆的なαヘリックス構造をとり，疎水部がエンドソームと相互作用したあとに膜融合を誘導する[12]．この機構を利用して，Wagnerらは，HA2タンパク質の機能ドメインであるN末端の配列を基にしたペプチドをトランスフェリン/ポリカチオン体を主

体とした遺伝子ベクターに修飾することにより，遺伝子発現の上昇に成功している[13]．さらに，このようなウイルスのエンドソーム脱出機構を参考に，ヘリックスなど，酸性条件下で構造変化を起こすことが可能な人工ペプチドが開発されてきた．その一つとして，GALA があげられる．GALA は，その名のとおり，グルタミン酸，アラニン，ロイシン，アラニンの繰返し配列を有するペプチドである．本ペプチドは中性 pH において，そのグルタミン酸に由来する負電荷同士の静電反発によりランダムコイル構造をとる．一方で酸性条件下においては，グルタミン酸の電荷が中和されて α ヘリックス構造をとり，膜中でポアを形成する[14]．このような膜融合性ペプチドの脂質誘導体化により，これらをリポソーム膜上に修飾することが可能となる．たとえば，上記の GALA のコレステロール誘導体を合成し，リポソーム脂質表面にトランスフェリンとともに GALA を提示させることにより，トランスフェリン受容体を介して細胞内に取り込まれたあと，リポソーム内封物を細胞質内に効率的に放出することが可能となる[15]．これらのペプチドを表面に修飾することにより，リポソームに搭載した遺伝子の発現や，siRNA などの核酸のノックダウン効率を高めることも報告されている[16]．その後の解析により，GALA ペプチド修飾リポソームは血中に投与された場合，血管内皮細胞のシアル酸末端糖鎖を認識し，肺などへ蓄積することが示されている[17]．この場合，肺血管内皮の標的化能と，取り込まれたあとのエンドソーム脱出能の段階的な機能により，肺血管内皮細胞への siRNA 送達が可能となっている．

さらに最近では，クモ由来の毒素に含まれるロイシンをグルタミン酸に置換することにより，抗体などの高分子を効率的に細胞質に送達させる技術も報告されている．これら機能性ペプチドは今後も開発が進むと考えられ，リポソームの細胞内動態制御技術へと応用できる可能性も秘めている[18]．

③に関しては，イオン化アミノ脂質として DODAP* が 1994 年に報告された[19]．DODAP は親水性部位にプロトンのアクセプターである第三級アミノ基を有し，その pK_a は 6.6~7 である．したがって，DODAP は血中などの生理的 pH においては電気的に中性付近の性質を示し，エンドソーム/リソソーム内のような弱酸性 pH 環境下においてカチオン性へ変化する．それにより，エンドソームに存在する LBPA (lysobisphosphatidic acid)[20] (BMP (bis(monoacylglycero) phosphate) ともよばれる) などのアニオン性脂質と静電的に結合しイオン対を形成する．イオン化アミノ脂質間やアニオン性脂質間の静電反発が消失することで親水性部位の見掛けのかさ高さ

---

* 1,2-dioleoyl-3-dimethylaminopropane

が低下し，逆コーン型様の構造へ変化する．その結果，エンドソーム膜のラメラ相からヘキサゴナルⅡ相への相転移を誘起し，リポソームとエンドソーム膜との膜融合が生じる[21]．本原理に基づいて pK_a や相転移能が最適化された DLin-MC3-DMA とよばれるイオン化アミノ脂質[22]を含有する siRNA 搭載脂質ナノ粒子製剤が開発された．2017 年にトランスサイレチン型家族性アミロイドポリニューロパチー患者に対する第三相試験を終了し，米国食品医薬品局（Food and Drug Administration：FDA）による画期的治療薬（ブレイクスルー・セラピー）指定を受けた．2018 年 8 月には米国および欧州において世界初の RNA 干渉治療薬（ONPATTRO®）として承認された．

b．高分子系キャリアにおける戦略

　脂質系キャリアと同様に，高分子系キャリアも細胞膜を直接通過できず，細胞内への移行はエンドサイトーシスを介して行われる．したがって，核酸を細胞質へと効率よく送達するには，やはりエンドソーム脱出機能が必要になる．エンドソーム脱出機能を示す高分子材料としては，ポリエチレンイミン（PEI）がもっとも広く検討されている．PEI のエンドソーム脱出は，PEI に含まれる pK_a の低いアミンがエンドソーム内でプロトン化することにより誘起されると考えられている．すなわち，アミンがエンドソーム内でプロトン化すると，それに伴って細胞質よりプロトンおよび対イオン（たとえば塩化物イオン）がエンドソーム内へと流入し，エンドソーム内部のイオン浸透圧が上昇する．このイオン浸透圧に耐えられなくなったエンドソームが崩壊し，高分子系キャリアが細胞質に移行するという説明であり，プロトンスポンジ効果として知られている（図 6.2(a)）[23〜25]．一方，プロトンスポンジ効果だけでは説明困難な実験結果も多く，もう一つの説明として，カチオン性高分子とエンドソーム膜の直接的な相互作用を介した膜傷害作用も提案されている．これは，エンドソーム内でのアミンのプロトン化に伴い PEI 鎖の正電荷密度が増大し，負に帯電したエンドソーム膜に強く相互作用して膜構造を壊すというものである（図 6.2(b)）[24,25]．実際に，pDNA と PEI の間で調製された高分子複合体（ポリプレックス）を培養細胞に添加すると，pK_a の高いポリリシン（$pK_a = \sim 10$）で調製されたポリプレックスと比べて，数桁高い遺伝子導入効率を得ることができる[24,25]．

　一方，PEI を核酸 DDS として医療応用するさいの問題は，細胞毒性である．これは PEI に限った性質ではない．多くのカチオン性高分子は，アニオン性生体分子との非特異的な相互作用を通じて細胞の恒常性を乱し，アポトーシスやネクローシスを惹起する[26,27]．とくに，分子量が大きく生体内で分解されないカチオン性高分子ほど，細胞内への蓄積による強い細胞毒性が懸念される．この問題を克服するためのシ

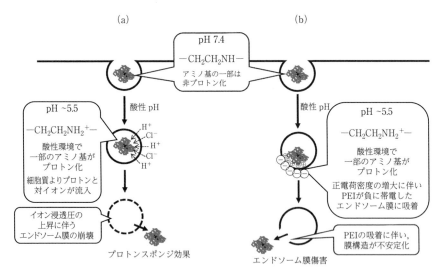

図 6.2　高分子系キャリアのエンドソーム脱出促進戦略
(a)イオン浸透圧の利用．エンドソーム内の低 pH 環境下でアミノ基の一部がプロトン化すると，細胞質よりプロトンと対イオンの流入が惹起され，エンドソーム内のイオン浸透圧が上昇する．その結果，イオン浸透圧の上昇に耐えきれなくなったエンドソームが崩壊する．(b)直接相互作用による膜傷害．エンドソーム内の低 pH 環境下でアミノ基の一部がプロトン化すると，高分子もしくはキャリア表面の正電荷密度が増大し，負に帯電したエンドソーム膜に強く吸着する．その結果，エンドソーム膜構造が不安定化する．

ンプルな方法論は，カチオン性高分子の重合度を小さくすることである．これにより，カチオン性高分子と生体成分とのイオン対形成サイトが減少し，非特異的相互作用が弱められ，細胞毒性も緩和される．しかしながら，重合度の小さいカチオン性高分子を用いると，送達すべき核酸との相互作用も弱まり，ポリプレックスの安定性が低下してしまう．さらには，エンドソーム膜に対する膜傷害作用も弱まり，結果としてエンドソーム脱出効率も低下することになる．

　上述のエンドソーム脱出効率と細胞毒性のトレードオフを解決するための方法論として，カチオン性高分子に生体内での分解性（生分解性）を付与する材料設計があげられる．すなわち，細胞内で切断されやすい化学結合を介してカチオン性高分子を合成する，という設計指針である．具体例として，分子量が小さい（たとえば 1,000 以下の）オリゴエチレンイミンをジスルフィド結合により連結すると，見掛け上高分子量（たとえば数万）の PEI を得ることができる．このようにして得られた PEI は，細胞外では安定なポリプレックスを形成する一方で，細胞質では速やかにオリゴエチレンイミンへと分解される．これにより，ジスルフィド結合を含まない高分子量の

PEIと比べ，細胞毒性が有意に低減する．この設計指針に適用可能な化学結合としては，ジスルフィド結合のほかに，細胞質で酵素分解を受けるペプチド基質などがあげられる（2.3節）．

6.1.2　核　輸　送

遺伝子治療用ベクターを開発するためには，最終的な転写部位である核にまで遺伝子を到達させる必要がある．核は，2枚の核膜で覆われており，これは遺伝子治療を実現するうえできわめて大きな膜バリアとなる．遺伝子の核膜突破の重要性をもっとも明確に示す報告としては，Pollardによって行われた，遺伝子のマイクロインジェクションがあげられる[28]．LacZをコードする遺伝子を細胞質と核内にインジェクションし，遺伝子発現を示した細胞数の割合を評価した結果，細胞質内にインジェクションしたほうが核内にインジェクションした場合と比較して，10～1,000倍多くのコピー数が必要であった．このデータは，細胞質にインジェクションしたうちのごく微量しか，核に移行しないことを明確に示している．また，さまざまなベクターにおいて，核膜の消失する細胞分裂時に遺伝子発現が亢進するという報告があることからも，核膜が大きなバリアであることがうかがえる[29～31]．とくに生体内の大部分は非増殖細胞であることからも，核膜突破の成功は，遺伝子デリバリーの適応範囲を劇的に拡大し，大きなブレイクスルーとなると期待される．

生体内においては，核と細胞質間の物質輸送は，すべて核膜孔複合体（nuclear pore complex：NPC）を介して行われている．核膜孔は多くのタンパク質の複合体であり，核膜の2枚膜を貫通した構造を有している．核膜孔を自由に受動拡散できる物質サイズは，～9 nm（40～90 kDa相当）であるといわれており，それより大きなタンパク質はNLS依存的に能動的に輸送されると考えている[32]．もっとも典型的な例としては，SV40ラージT抗原由来NLSが有名であるが，本分子内のNLS配列が約60 kDaのレセプターであるインポーチンαによって認識され，そのN末端領域がインポーチンβによって認識され，NLS/インポーチンα/インポーチンβの複合体を形成し，細胞質から核へ核膜孔を通過する．この過程においては，核膜孔は39 nm程度の分子まで透過させることができると考えられている．

Wolffらは直線型DNAの核移行性を評価した結果，短いDNA（< 200 bp）は効率的に核内に入ることが示されたものの，長くなるにつれ効率が減少し，1.5 kbpより大きくなると核移行が観察されないという結果となった[33,34]．遺伝子治療に用いるpDNAは，小さいもので3 kbp程度であると考えられるが，そのさいの分子量は数百万にも及び，サイズ的にも遺伝子の核膜を介した受動的な拡散は著しく制限され

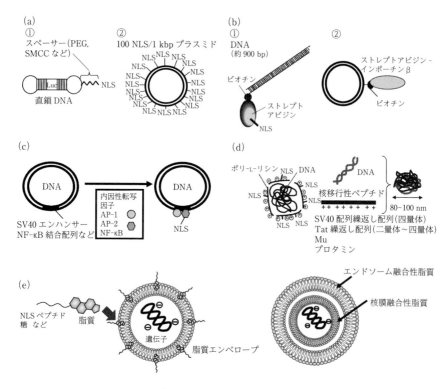

図6.3 DNAの核膜突破戦略

遺伝子の核輸送戦略として，(a)核移行性ペプチドの化学修飾：1～複数個の核移行性ペプチドを直線型遺伝子の末端（①）に結合する，あるいは，多量の核移行性ペプチドを環状遺伝子に直接化学修飾する結合する（②），(b)核移行性素子の間接的結合型：ビオチン修飾型DNAに対してNLSを修飾したストレプトアビジンを結合する（①），あるいはビオチン修飾したDNAに対してストレプトアビジン/インポーチンβ融合タンパク質を結合する（②），(c)転写因子の認識配列結合型：pDNAの配列内に核輸送性を有する転写因子の結合配列を導入する戦略，(d)核移行性ペプチド（カチオン性）によるコンパクション型：核移行性ポリマーや核移行性ペプチドとの複合体を形成させる戦略，(e)核移行機能を有する脂質への遺伝子搭載：核移行性素子や核膜融合性脂質などを搭載した脂質膜に遺伝子を内封する，などがあげられる．

ていると考えられる．

長年の研究にもかかわらず，核輸送は依然として遺伝子デリバリーの大きな障壁であり，人工材料を用いた遺伝子治療用ベクターが実用化されていない大きな原因となっている．ここでは，これまで試みられてきた核輸送戦略を概説する（図6.3）．

a．DNA分子自身の核移行性促進

積極的に核膜透過を上昇させるアプローチとして，まず，プラスミド自身にNLS

を結合させるアプローチがなされてきた．Behr らのグループは，直線型約 3.3 kbp のプラスミドの末端に NLS を共有結合させることにより，10～数百倍に遺伝子発現効率が上昇することを示している[35]（図 6.3(a)①）．しかし，同様の構造を有する NLS 修飾遺伝子，あるいは，さらに末端の NLS 数を増やした遺伝子（図 6.3(a)②）を細胞質にインジェクションしても，その遺伝子発現効率は非修飾に比較して有意に上昇しないことから，現在では，Behr らの報告は特殊な事例であり，一般には核移行には数個の NLS 分子では不十分であろうと考えられている[36,37]．この大きな要因として，NLS 配列は一般に非常にカチオン性に富んでおり，遺伝子のもつ負電荷と静電的に相互作用してしまうために核輸送タンパク質による認識が抑えられてしまうことがあげられる．Wolff らは，遺伝子に対し，NLS をランダムに共有結合させた結果，核移行が上昇することを報告しているが，その移行には多くの NLS の結合が重要であり，遺伝子としての機能が失われる程の数（10 bp につき 1 個の NLS）が必要であることを示している[38]．また，DNA に対して NLS あるいは核膜孔を介した能動的な輸送タンパク質であるインポーチン β をストレピトアビジン/ビオチン結合を介して修飾する方法も報告されている（図 6.3(b)）[39,40]．

別のアプローチとして，核移行性を有する転写因子が結合する遺伝子配列をプラスミドに挿入することにより，naked DNA 自身の遺伝子発現亢進を狙ったアプローチも報告されている（図 6.3(c)）[41〜45]．本配列中には，AP-1，AP-2，NF-κB などの基礎転写因子の結合領域が多数存在しており，pDNA が細胞質で転写因子に認識されれば，転写因子内の NLS によって核内に輸送されるという戦略である．また，平滑筋特異的に発現する SMGA（smooth muscle gamma-actin）のプロモーターをもつ pDNA は，平滑筋細胞特異的に遺伝子の核移行促進が認められることが示唆されている[44]．このことより平滑筋特異的な転写因子に認識され，pDNA が核移行を示したと考えられる．このほかにも，NF-κB の認識配列[46,47]や Epstein-Barr ウイルス由来の *ori*P 配列[48]を pDNA 内に導入することで遺伝子発現効率が上昇するなどの報告もある．これらは細胞内炎症シグナル依存的あるいは，ウイルス感染細胞依存的な核移行性制御など，環境応答的な核移行戦略である．

b．核移行性ポリカチオンとの複合体形成

遺伝子の細胞内安定性を高める方法として，遺伝子を核移行性を有するカチオン性高分子と複合体を形成する方法があげられる（図 6.3(d)）．ポリプレックスを用いて，塩化カルシウム法やリポフェクション法によってトランスフェクションが試みられたが，その遺伝子発現効率の上昇は 2 倍にも満たない，わずかなものであった[49]．NLS も PLL（ポリ-L-リシン）同様，高いカチオン性を有するため，NLS がコンパ

クションに消費され，核輸送タンパク質に認識されなかったことが大きな要因と考えられ，NLSのトポロジーをいかにコントロールするかが鍵を握ると考えられる.

c. リポソームを用いた核輸送戦略

NLSを遺伝子搭載型脂質ナノ粒子の表面に対して修飾することにより，核移行を促進するアプローチが報告されている（図6.3(e)）[50]．NLS以外の素子として，糖の利用も有用であると考えられる．1993年にはじめてグルコース修飾BSA（ウシ血清アルブミン）が核に集積するという結果が得られてから[51]，ある種の糖も核レクチンによって認識され，核移行性素子として認識されるようになった．一例として，マルトトリオースを修飾した量子ドットが核に集積することが示されている[52]．各種の糖を遺伝子搭載リポソーム修飾することにより，遺伝子発現の向上が認められている．

また，核膜融合性脂質やエンドソーム融合性脂質を用いて，遺伝子を段階的にコートしたナノ粒子は，非分裂細胞である樹状細胞に対して従来よりも高い遺伝子導入活性が得られることも見出されている[53]．

6.1.3 ミトコンドリアへの分子送達

ミトコンドリアの機能異常は種々の疾患（進行性変性疾患，糖尿病，ミトコンドリア遺伝病など）を誘発することが報告されている[54]．これらの疾患を治療するためには，ミトコンドリアへ治療薬物を効率的に送達する必要がある．

ミトコンドリアは，外膜・内膜からなる2層の膜構造を有しており，電子伝達系の存在する膜間腔領域とミトコンドリアDNA（mtDNA）の存在するマトリックス領域から構成されている．ミトコンドリアの外膜は5 kDaまでの低分子を非特異的に透過させるが，内膜において膜透過性に対する抵抗性がきわめて高く薬物の送達は非常に困難である．ミトコンドリアへの薬物送達を達成するためには，細胞質まで送達された薬物をこの鉄壁のバリアを乗り越えて，ミトコンドリア内部まで送達しなければならない．

これまでに，ミトコンドリアを標的としたDDSがいくつか報告されてきたが[55,56]，疾患治療を実現するレベルには達していない．とくに，タンパク質や核酸などの高分子は堅固なミトコンドリア膜を突破することが難しく，タンパク質治療・遺伝子治療の実現は非常に困難な状況にある．この課題を解決する戦略として，ナノ技術を駆使したDDS開発が注目されており，送達分子をミトコンドリアまで届けるナノDDS開発研究が進められている．本項では，ミトコンドリアを標的としたDDSについて，低分子薬物，タンパク質，核酸など，さまざまな分子の送達戦略を概説す

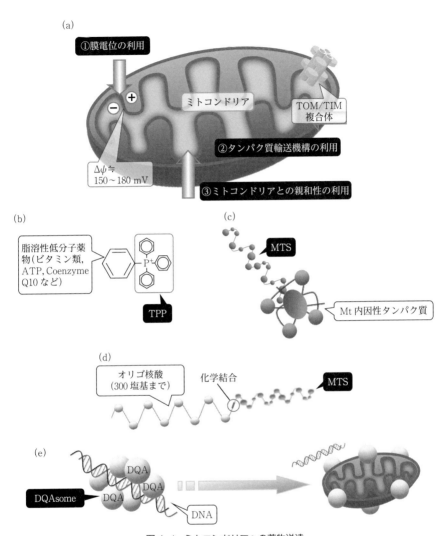

図6.4 ミトコンドリアへの薬物送達

(a)ミトコンドリアへの薬物送達の概略図．①膜電位の利用：TPP（triphenylphosphonium）による低分子送達．TPPは脂溶性カチオン物質である．薬物と結合させることでミトコンドリアの有する大きな負電位を利用してミトコンドリア内に薬物を送達する．②タンパク質輸送機構の利用：MTSによるオリゴ核酸タンパク質送達．MTS誘導体は，TOM/TIM複合体を介してミトコンドリアへ選択的に送達される．③ミトコンドリアとの親和性の利用：DQAsomeによるpDNA送達．DQAsomeは，ミトコンドリア親和性のあるカチオン性リポソームである．DNAと複合体を形成したDQAsomeはミトコンドリアと接触することで特異的にDNAを放出する．(b)TPPと薬物の結合体，(c)MTS融合タンパク質，(d)MTS化学修飾体，(e)DQAplexe．

る（図6.4）[55,56]．さらに，ミトコンドリア標的型ナノDDSによる分子送達戦略に関する最新の研究も紹介する．

多彩な機能を有するミトコンドリアとさまざまな疾患との関連

　ミトコンドリアは非常に多彩な機能を有したオルガネラであり，エネルギー（ATP）産生，アポトーシスの誘導制御，カルシウムシグナル調節など生命の維持に必要不可欠な役割を担っている．また，独自のゲノム（mtDNA）を保有し，核ゲノムと協調して細胞機能を維持する重要なオルガネラである．このような生命維持に必須な機能を有するミトコンドリアは，その機能異常（不全）により種々の疾患を誘発する．たとえば，エネルギー産生の中核となる電子伝達系の機能低下による糖尿病，アポトーシスの制御異常によるがん・心筋梗塞，マイトファジー誘導異常によるパーキンソン病，ミトコンドリア融合・分裂異常による神経筋疾患，mtDNAの変異・欠損によるミトコンドリア遺伝病などがあげられる[1〜3]．

（山田　勇磨）

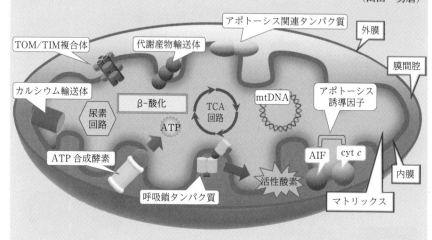

図　多彩な機能を有するミトコンドリア

AIF：アポトーシス誘導因子，cyt c：シトクロム c，TOM：translocator of mitochondrial outer membrane, TIM：translocator of mitochondrial inner membrane.

引用文献
1) D. C. Chan, *Cell*, **125**, 1241 (2006).
2) R. W. Taylor, D. M. Turnbull, *Nat. Rev. Genet.*, **6**, 389 (2005).
3) A. H. Schapira, *Lancet*, **379**, 1825 (2012).

a. ミトコンドリア病治療の現状と低分子薬物送達

　近年，ミトコンドリア病を対象とした臨床研究が世界的に増加しており，さまざまな分子の治験が現在遂行されている．2010年頃よりCoQ10（Coenzyme Q10）の投与によるミトコンドリア病への有効性が臨床試験で検証されてきたが，CoQ10は疎水性が高く，水への溶解性が低いことから生体内で上手く機能せず，臨床症状の大きな改善効果はみられていない．ミトコンドリア病治療に用いられるidebenoneは炭素鎖が短く，溶解性がCoQ10よりも高いことから，食事とともに服用することによって高いバイオアベイラビリティが得られることが報告されている．レーベル遺伝性視神経症（Leber's hereditary optic neuropathy：LHON）は，呼吸鎖複合体Iに関連するmtDNA上に点変異を有する疾患であり，日本では1万人程度の患者が存在するといわれている（指定難病，告示番号：302）．idebenoneがLHONに対して有効であることが示され，2015年に世界ではじめてLHONの医薬品として欧州医薬品庁（european medicines agency：EMA）で承認された．

　idebenoneはCoQ10のバイオアベイラビリティを向上させた製剤の成功例であるが，従来より対症療法に用いられている製剤は十分な治療効果を得ることができていない．ミトコンドリア内部で薬理効果を発揮するためには，理想的には薬物の組織移行，細胞導入，細胞内動態の過程を制御し，その薬物にミトコンドリア移行を促進する仕掛けを付加する必要がある．Smithらは，脂溶性カチオン物質でであるTPPをビタミンE，CoQ10に化学結合させることで，ミトコンドリアに効率的に送達することに成功している[57,58]．彼らは，ミトコンドリアが非常に大きな負電位を有することに着目し，正電荷を有するTPPとの静電相互作用によってミトコンドリア膜を介して脂溶性低分子薬物を取り込ませる戦略をとった（図6.4(b)）[57]．本戦略はビタミンEのような脂溶性低分子薬物の送達に有用であるが，ミトコンドリア膜を通過する戦略のため，構造の変化による薬物物性の変化を考慮する必要がある．

b. ミトコンドリア移行性シグナルを用いた薬物送達

　ミトコンドリア移行シグナル（mitochondrial targeting signal：MTS）を用いた分子送達は選択的かつ効率的なため，ミトコンドリアを標的とした薬物送達戦略として非常に有望である（図6.4(c, d)）．MTSによるタンパク質送達研究の大部分は，MTSと送達タンパク質を融合させた遺伝子をコードするpDNAを作成し，標的細胞内でMTS融合タンパク質を発現させ，ミトコンドリアへ送達させる手法で達成されている．この手法により，本来はミトコンドリアに存在しない細胞質タンパク質や蛍光タンパク質などの送達が可能であることが報告されており，さまざまな外来タンパク質のミトコンドリア送達においてMTSが有用なツールであると期待されている．

MTSを介したミトコンドリアタンパク質輸送機構

ミトコンドリアには，約千種のタンパク質が存在しており，そのタンパク質の99%以上は核DNA由来のタンパク質である[1]．これらのタンパク質には，ミトコンドリア移行能を有するアミノ酸配列であるMTSが備わっており，ミトコンドリアまで輸送する．

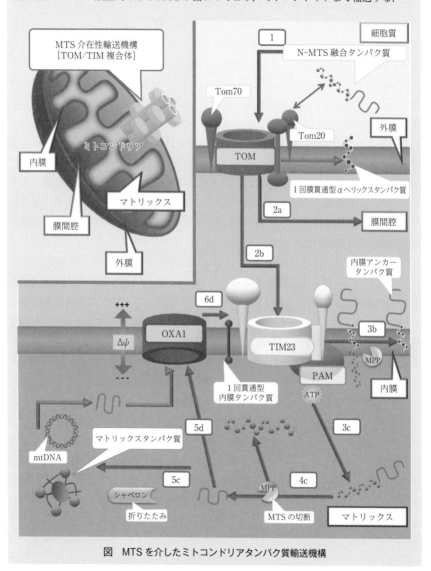

図　MTSを介したミトコンドリアタンパク質輸送機構

MTSには，タンパク質のN末端側に配置されたタイプのN-MTS（amino-terminal MTS）とタンパク質の内部に配置されたタイプのINT-MTS（internal MTS）がある[2,3]．N-MTSは，おもに膜間腔，内膜，マトリックスへのタンパク質輸送を担っている．一方，INT-MTSは，おもに外膜，内膜へのタンパク質輸送を行うことが報告されている．ここではミトコンドリア分子送達ツールとして利用され，タンパク質および核酸の送達例が報告されているN-MTSの輸送機構を説明する．

　ミトコンドリアタンパク質のミトコンドリア内への輸送は，ミトコンドリア外膜上に存在するTOM（translocator of mitochondrial outer membrane）に，MTSが認識されることからはじまる[2]．TOMは，複数種のタンパク質から構成されたミトコンドリア外膜上のチャネルであり，その透過孔の直径はわずか2〜2.5 nmといわれている．したがって，タンパク質がミトコンドリア内に輸送されるためには，TOMが形成する非常に小さな透過孔を通過する必要があり，高次構造からアンフォールディング構造となる必要がある．また，ミトコンドリアタンパク質は，TOMを通過するさいにミトコンドリアのどの領域に輸送されるのかが決定される．つまり，TOMはミトコンドリアタンパク質の共通の入場ゲートであり，タンパク質に外膜，内膜，膜間腔，マトリックスのいずれかの行き先が記されたチケットを配布する役割を担っている．

　N-MTS融合タンパク質は，TOMを通過したあとに膜間腔領域に輸送されるか（経路2a），またはミトコンドリア内膜上に存在するTIM（translocator of mitochondrial inner membrane）の一つであるTIM 23に輸送される（経路2b）．TIM 23は，複数種のタンパク質から形成されたミトコンドリア内膜上のチャネルであり，その直径は1.3〜1.4 nmと非常に小さい．TIM 23は，輸送されてきたN-MTS融合タンパク質を，N-MTSの特性にあわせてミトコンドリア内膜またはミトコンドリアマトリックスへと振り分ける．マトリックスタンパク質は，PAM（presequence translocase-associated motor）のATP依存的な駆動力により，TIM 23を通過してマトリックス内まで輸送される．マトリックスに輸送されたタンパク質は，速やかにN-MTSがMPP（mitochondrial processing peptidase）によって切断され，シャペロンを介して高次構造を再構築する（経路3c-4c-5c）[2]．

　内膜への輸送経路は2通り報告されており，"stop-transfer"配列による輸送（経路3b），またはOxa1を介した輸送経路が存在する（経路3c-4c-5d-6d）．Oxa1はmtDNA由来のタンパク質を内膜に送達する輸送機構としても機能している[4]．　　　　（山田　勇磨）

引用文献
1）内海耕慥，井上正康，"新ミトコンドリア学"，共立出版，(2001)．
2）M. Bohnert, N. Pfanner, M. van der Laan, *FEBS Lett.*, **581**, 2802 (2007).
3）P. Dolezal, *et al.*, *Science*, **313**, 314 (2006).
4）J. M. Herrmann, *et al.*, *J. Biol. Chem.*, **270**, 27079 (1995).

田中らは，MTS を利用した制限酵素 SmaI のミトコンドリア送達および遺伝子治療戦略の検証を実施している[59]．NARP（neurogenic muscle weakness, ataxia and retinitis pigmentosa disease）および Leigh 脳症患者はエネルギー産生にかかわるミトコンドリアタンパク質をコードする mtDNA 領域に点変異を有しており，変異 mtDNA は SmaI で切断され，正常 mtDNA 配列は切断されない．そのため，ミトコンドリア内部に SmaI を送達することで変異型 mtDNA のみを切断し，正常 mtDNA の比率を増加させる疾患治療が可能となる．田中らは，MTS 融合 SmaI を患者由来細胞で発現させ，変異型 mtDNA の分解およびエネルギー産生を回復させることに成功している．

　オリゴ核酸の送達においては，MTS を化学結合することで単離ミトコンドリア内への送達が可能であるということを Seibel らが報告している[60]．彼らは，さらに MTS 結合型のペプチド核酸（peptide nucleic acid：PNA）も調製し，生細胞ミトコンドリアへの選択的な送達が可能であることを細胞内動態観察より確認している[61]．今後は，オリゴ核酸送達の検証だけではなく，薬理作用としての遺伝子修復効果，アンチセンス効果などの報告が期待される．

　MTS を用いたタンパク質送達はミトコンドリアを標的とした薬物送達戦略として非常に有望であるが，非常に狭い透過孔を通過するため送達分子の大きさに制限があり，高次構造を有する mtDNA などの送達は不可能である[62]．また，mtDNA 由来のタンパク質（呼吸鎖関連タンパク質）は疎水性が非常に高いためアンフォールディング構造を形成できず，TOM/TIM 複合体を介したミトコンドリア内への送達は不可能である[63]．したがって，MTS を用いた送達戦略では，ミトコンドリア病の大半を占める呼吸鎖異常の治療は困難である．また，ミトコンドリアタンパク質輸送機構が機能異常を示す X-linked human deafness-dystonia syndrome も報告されており[64]，MTS による送達戦略が適応不可能な疾患も多数存在する．

c．ミトコンドリアを標的化するナノ DDS

　MTS などの修飾を必要とする DDS は，送達物質の種類・大きさ，操作の煩雑性，送達分子の失活，そのほかにも細胞導入能の欠如など，解決すべき課題が山積している．複合粒子およびベシクルを含むナノ DDS は，さまざまな送達分子を DDS 内部に封入し，細胞内動態を制御する機能性分子を搭載することが可能である．ここでは，ミトコンドリア薬物送達のためのナノ DDS に関する物性，送達戦略，送達分子などに関する情報を概説する（表 6.1）．

(i) **ミトコンドリアを標的化する複合粒子**　　複合粒子を構成する材料として使用される高分子ポリマーは，化学的修飾や標的リガンドの連結が容易なため，ほかの材料

6.1 オルガネラターゲティング

表 6.1 ミトコンドリアを標的化するナノ DDS

分類	DDS	特性	送達戦略		送達分子
			細胞導入	ミトコンドリア送達	
複合粒子	ABC miktoarm ポリマー	ポリマーミセル（約 25〜60 nm、〜+10 mV）	不明	TPP を介した静電相互作用を利用したミトコンドリア送達	CoenzymeQ10
	PLGA-b-PEG-TPP ポリマー	ポリマーミセル（約 80〜100 nm、約 +20〜+30 mV）	エンドサイトーシスを介した細胞導入、プロトンスポンジ効果を利用したエンドソーム脱出		lonidamine、α-tocopheryl succinate、curcumin、2,4-dinitrophenol、ZnPc
	MTS-PEI	DNA/MTS-PEI 複合粒子	PTD を介した細胞膜透過	MTS を介したミトコンドリア送達	pDNA
	MTD-TFAM	mtDNA/MTD-TFAM 複合粒子			mtDNA
	RNA signal tag、RIC 1	RNA/RIC 1 複合粒子	カベオラ経路	ミトコンドリア RNA 輸送機構を介したミトコンドリア送達	tRNA
ベシクル	DQAsome	DQA を含有するベシクル（約 300〜800 nm）	エンドサイトーシスを介した細胞導入	ミトコンドリア膜との接触時に送達分子を放出	pDNA、パクリタキセル
	TPP-LP	TPP 修飾リポソーム（〜50 nm、〜+30 mV）		TPP を介したミトコンドリア送達	セラミド
	MITO-Porter	ミトコンドリア融合性リポソーム（約 150〜250 nm、約 +30〜+50 mV）	マクロピノサイトーシスを介した細胞導入、膜融合を介したエンドソーム脱出	膜融合を介したミトコンドリア送達	GFP、CoenzymeQ10、DOX、DNase I、Oligo DNA/RNA、pDNA

よりも多くの利点を有する．Sharma らは，ミトコンドリア標的リガンド TPP を含む ABC miktoarm ポリマーを合成し，本ポリマーが自己組織化されたミトコンドリア標的型複合粒子を開発し，CoQ10 の封入およびミトコンドリア送達に成功している[65]．Marrache らは，TPP を含有するミトコンドリア標的型ポリマー（poly (D,L-lactic-*co*-glycolic acid)-block（PLGA-*b*）-PEG-TPP ポリマー）と非標的型ポリマーを混合した複合粒子を開発し，抗がん剤などの低分子を内封し，*in vivo* においても効果を得ることに成功している[66]．脂溶性カチオン物質の TPP 含有ポリマーからなる複合粒子は，大きな負電位を有するミトコンドリアと静電相互作用によって結合し，効率的にミトコンドリアに蓄積する．

Lee らは，ミトコンドリアに DNA を送達するための MTS 結合ポリエチレンイミン（MTS-PEI）を開発し，MTS-PEI/DNA 複合粒子を形成し，本粒子が生細胞ミトコンドリアへの送達されることを確認している[67]．Lyer らは，ミトコンドリアに mtDNA を送達するための複合粒子材料として，ヒトミトコンドリア転写因子 A タンパク質（TFAM）の N 末端に MTS および TAT タンパク質由来の PTD（protein transduction domain）を結合させた遺伝子組換えタンパク質 MTD-TFAM を開発した[68]．TFAM は mtDNA との結合領域を有しているため，これらを混合することで MTD-TFAM/mtDNA 複合体を形成する．本複合粒子は，PTD を介して細胞膜を透過し細胞内に迅速に導入されたあと，MTS 輸入機構を介してミトコンドリアに送達される．

Adhya らは，トリパノソーマ科に属する原生生物である *Leishmania tropica* の RNA 輸送複合体 1 型（RIC 1）がミトコンドリア RNA 輸送にとって重要な因子であることを見出した．彼らは，RIC 1 とトランスファー RNA（tRNA）からなる複合体を形成させ，ヒト細胞内で tRNA をミトコンドリア内へ輸送し，ミトコンドリア変異疾患細胞の呼吸活性を上昇させることに成功している[69]．

(ii) **ミトコンドリア標的型ベシクルの開発**　ミトコンドリア標的型ベシクルとして，Weissig らが開発した DQAsomes，TPP 修飾リポソーム（TPP-LP）[70,71]，山田らが開発した MITO-Porter[72,73]が報告されている．

Weissig らは，正に荷電した脂溶性化合物である DQA（dequalinium）からなるリポソーム（DQAsomes）と pDNA の複合体（DQAplexes）を調製し，ミトコンドリアと接触すると pDNA を選択的に放出することを報告した[70]．さらに，DQAplexes は pDNA を保持した状態で細胞に取り込まれ，エンドソームを脱出し，ミトコンドリアに近接して pDNA を放出することを報告した[74]．本送達戦略はミトコンドリアを標的とした pDNA 送達ベシクルとして非常に画期的な戦略であるが，ミトコンド

リア近傍の pDNA がミトコンドリア内に送達されるためには，さらなる DDS の改良が期待されている．

D'Souza らは，TPP-LP を用いて，ミトコンドリアに作用して抗がん作用を発揮する分子として報告されているセラミドのミトコンドリア送達を試みた[75]．細胞内動態観察の結果，TPP-LP が 4T1 乳がん細胞のミトコンドリア内に局在することが確認された．さらに，これらのリポソームが 4T1 乳がん細胞においてアポトーシスを誘導することを実証した．本戦略では，正に帯電する TPP-LP は静電相互作用を介して負電位を有するミトコンドリアに蓄積した．

山田らはミトコンドリアと膜融合可能なリポソーム，MITO-Porter を考案し，タンパク質・核酸などの高分子送達を実現している（特許第 5067733 号）[72,73]．本戦略では，"膜融合を介して内封分子をミトコンドリアへ送達する"ため，送達分子の物性やサイズを制限しない．これまでに，本システムを用いた，細胞治療，がん治療，虚血性疾患治療，ミトコンドリア遺伝子治療に関する研究を展開している（詳細は本書の WEB 補遺参照）．

6.2 物理エネルギーを利用した DDS

6.2.1 ケミカルサージェリー

レーザーや放射線（X線，陽子線，重粒子線），超音波（収束超音波）などの物理エネルギーを利用してがん細胞を殺傷する方法は，低侵襲的に疾患部のみを治療することが可能であり，さらにがんの根治も望むことができるため重要な技術である[1～3]．これらの物理エネルギーだけでがんを治療する場合，疾患部を明確に正常組織と区別することが，副作用を抑えて根治を目指すためにはきわめて重要である．しかし，がん患者一人がつねに一つの明確な腫瘍の塊をもっているわけではないように，実際の腫瘍を正常な組織と正確に区別して見つけ出すことは必ずしも容易ではない．とくに膀胱がんのような多発性・びまん性のがんの場合[4]，すべてのがん組織を一つずつ治療することは困難である．したがって，そのような検出が容易ではないがんを治療するためには，高感度にがんを検出する診断薬を開発することが解決策の一つとなる[5,6]．そして，もう一つの解決策としては，物理エネルギーに応答して治療効果を発揮するような薬物をがんに選択的に集積させて，物理エネルギーを疾患部近辺に均質に照射することにより取りこぼしなく治療を行う方法（ケミカルサージェリー）が有用であると考えられる（図 6.5）．表 6.2 には各種ケミカルサージェリーに用いられる物理エネルギーと薬物をまとめている．

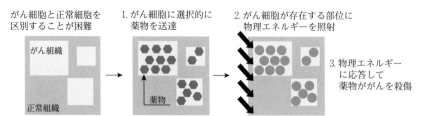

図 6.5 ケミカルサージェリーのコンセプト
(a)がん組織が正常組織と明確に区別できる場合：物理エネルギーのピンポイント照射，(b)多発性・びまん性のがんの場合（物理エネルギーのピンポイント照射が困難）：薬物の選択的集積と物理エネルギーの局所的照射によるケミカルサージェリー．

表 6.2　ケミカルサージェリーに用いられる物理エネルギーと DDS

物理エネルギー	薬　　物	ケミカルサージェリーの形式
磁　気	磁性粒子	温熱療法
超音波	マイクロバブル，音響増感剤	薬物浸透性向上，音響化学療法
光	光増感剤，金ナノ粒子	光線力学療法，光熱療法

　ケミカルサージェリーとして広く普及している技術の一つが光線力学療法（photodynamic therapy：PDT，6.2.2項）である（図6.6(a)）．PDT の詳細なメカニズムと概要については，Agostinis らによってまとめられているので，そちらの総説を参照されたい[7]．PDT は，光増感剤を疾患部に選択的に集積させたあとに，光照射により光増感剤を活性化させてそのエネルギーを酸素分子に与え，活性酸素種の一つである一重項酸素を産生して細胞を殺傷する方法である．PDT では細胞に直接的に傷害を与えるだけでなく，腫瘍血管にもダメージを与えて血流を止めることにより，がん細胞への栄養や酸素の供給を遮断して抗腫瘍効果をもたらす．一重項酸素の細胞内での移動距離は 10〜55 nm と短いために，いかに光増感剤を標的の細胞まで多く送

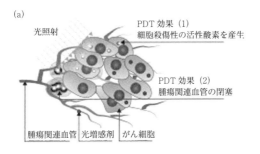

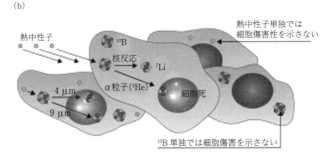

図 6.6 光線力学療法とホウ素中性子捕捉療法の概要
(a)光線力学療法，(b)ホウ素中性子捕捉療法．

り届けるかが重要となっている．PDT に用いられる光は，生体浸透性の高い近赤外領域（600～800 nm）の波長をもつものである．800 nm 以上の光になると，活性酸素を産生する効率が落ちてしまい，600 nm より低い波長になると生体浸透性が低下してしまうという課題がある．それゆえに，実用上は 600～800 nm の波長範囲で使用されることが多い．実際に光増感剤を活性化できるほどの光を供給できる深さとしては，1 cm 程度であると考えられており，表層がんに対して限局的な治療効果をもたらすことが可能である．

PDT と同様のアプローチで，より深部のがんも治療できる方法としては中性子捕捉療法（neutron capture therapy：NCT，6.2.3 項）がある（図 6.6(b)）[8,9]．NCT とは，ホウ素（^{10}B）やガドリニウム（^{157}Gd）などの中性子捕獲断面積が高い原子核に対して熱中性子/熱外中性子を照射して核反応を起こし，α 線や γ 線などの細胞殺傷効果の高い放射線を発生させて部位選択的に治療を行う方法である．とくにホウ素と中性子の核反応により生成される α 線の飛程は 5～9 μm ときわめて限局的であることから，疾患部に選択的にホウ素を送達することができればきわめて腫瘍選択的な殺傷効果を得ることができる．熱外中性子線は約 8 cm の深さまで高いフラックスで

浸透することが可能であるため[10]，PDTよりも大きながんや深部のがんを治療することができる．このような利点がある一方で，水素や窒素などは中性子捕獲断面積が小さいものの，生体内には大量に存在しているので，これらと中性子の核反応により生じる放射線が正常組織に無視できないほどの影響を与えることが知られている．したがって，正常組織へのダメージを最小限にしながら腫瘍を治療するには，中性子線照射時にこの正常組織への被曝が許容できるレベルまで，腫瘍組織に選択的に中性子を捕捉する原子核を送達する必要がある．

　PDTとNCTに共通していえることは，どれだけ薬物を腫瘍に選択的に送達できるかが副作用と治療効果のバランスを決定するということである．PDTでとくに問題とされているのは，皮膚などに光増感剤が残存し，光過敏症を惹起することである．光増感剤を皮膚などの日常光にさらされる正常組織に移行しないようにしながら，腫瘍に選択的に集積させることが重要である[11]．一方，NCTで重要とされるのは，正常組織への被曝を考慮した治療用中性子捕捉原子核の腫瘍への選択的集積とその腫瘍内濃度である．たとえばホウ素NCT（BNCT）では腫瘍内ホウ素濃度は25 ppm以上で，腫瘍/正常組織，腫瘍/血液ホウ素濃度比はいずれも2.5以上であることが臨床では求められる．詳細については後述するが，これを達成するためには大量のホウ素を投与する必要があり，薬物の腫瘍集積性だけでなく，薬物の安全性がきわめて重要となってくる．現在，NCTでヒトに応用されている薬物としてはホウ素クラスターのBSH（mercaptoundecahydrododecaborate）とBPA（L-*p*-boronophenyl-alanine）があるが，適用疾患を拡大していくためにも新しい薬物の開発が求められている．本節では，これらのケミカルサージェリーを指向したDDSを構築するのに求められる機能とその構築方法について紹介する．

6.2.2　光増感剤デリバリー

a．PDT用DDSに求められる機能

　光増感剤は近赤外領域にて励起される必要があるため，光増感剤の化学構造は一般的に大きなπ電子共役系をもつことが多い．実際，現在臨床的に承認を受けている光増感剤としては，Photofrin®，Foscan®，Laserphyrin®，Photosense®があるが，これらはそれぞれ，ポルフィリン，クロリン，フタロシアニンの骨格を有する[12]．これらの光増感剤は臨床的に優れた治療効果を示している一方で，光増感剤が生体内から完全に消失するまでに時間を要するため，治療後から数週間は光を避けながら生活することを強いられる[11]．また，実際に光を疾患部に照射するさいには，少なからず散乱した光が周囲の正常組織にもあたるため，正常組織を可能な限り温存するとい

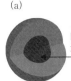

(a) コアに光増感剤を内包することにより，光増感剤の光活性を制御
(b) 三層構造にすることにより，増感剤と他剤を同時に内包
光増感剤がPCIを誘起し，他剤の治療効果を向上

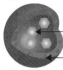
(c) PDT効果を高める薬物を内包
リポソーム膜内の光増感剤により内包薬物の光選択的リリースが可能

図 6.7 PDT 用 DDS の例
(a)正常組織への光傷害を防ぐ設計（高分子ミセル），(b) PCI（photochemical internalization）を指向した設計（三層構造高分子ミセル），(c) PDT効果を高めるための設計（リポソーム）．

う観点からは，光増感剤の腫瘍への選択的集積性をさらに向上する必要がある．このような観点から，EPR効果を利用して腫瘍に選択的に光増感剤を送達するためのDDSキャリアが開発されてきた[12]．しかし，一般にEPR効果による腫瘍への集積性を期待する場合には，DDSは長期的に血中に循環する必要があるため，光増感剤が正常組織内の血管に長期的に滞留することとなり，皮膚などの正常組織への光傷害が懸念される．PDTの大きな利点は低侵襲性であるため，このDDS化に伴う副作用を抑制することが重要である．

PDTのもう一つの利点は，根治が望めるほど強い抗腫瘍効果を得られることであるが，実際の治療においてはいくつかのケースにおいて根治が達成されない場合がある．これは，治療に必要な量の光増感剤が腫瘍まで送達されていないことに加えて，腫瘍の不均一性により光増感剤が腫瘍全体に均一に分布できないこと，光が十分に浸透できない部位の治療が行えないことなどが考えられる[13]．さらに近年の研究により，PDT後にがん細胞が細胞死を回避するためのシグナルを活性化していることが明らかとなっており，そのシグナルを抑えることが，PDTの効果を高めていくためには重要であることが示唆されている[14,15]．PDT用のDDSはこれらの点を考慮して設計する必要がある（図6.7）．

b．疾患部でのみ機能発現する工夫・副作用の低減

先述のように，EPR効果による腫瘍への集積性を期待してDDS化した光増感剤の血中滞留性は高くなる傾向にあるので，長期的に血中に滞留し光過敏症を惹起する可能性がある．したがって，EPR効果を利用したDDSは，疾患部だけで光増感剤が活性化されるようにする工夫が必要である．シンプルにこのような光活性のスイッチを

行う方法として，光増感剤がDDSに内包されたさいに起こるクエンチを利用したものがある（図6.7(a)）．前田らはPHPMA（poly[N-(2-hydroxypropyl)methacrylamide]）に亜鉛プロトポルフィリンを結合させた高分子が，生理的条件下においてミセルを形成することを見出しており，さらに，ミセルを形成している状態では光増感剤の π-π 相互作用とクエンチにより，蛍光強度が低下し，活性酸素産生効率も低下することを報告している[16,17]．しかし，腫瘍内ではこのクエンチが解消しているものと考えられ，静脈注射したこのミセルは腫瘍において強い蛍光を発する．光照射を行うときわめて優れた抗腫瘍効果を示し，一部の検体においては腫瘍の消失が確認されている．腫瘍内におけるクエンチ解消の詳細なメカニズムはまだ明らかではないが，細胞膜のレシチンのような両親媒性物質がミセルの崩壊を誘起することが示唆されている．また，リソソーム内にて高分子の一部が切断されて光増感剤がリリースされることが推測されている．内部刺激応答性リンカーを利用して光増感剤を高分子に結合すれば，腫瘍でより選択的なクエンチ解消を誘導できるものと考えられる[18〜21]．

上述のような化学結合を使わずに，光増感剤の光活性のスイッチングを行うDDSとしては，リン酸カルシウムを高分子ミセルのコアに利用した，無機-有機ハイブリッドナノキャリアがある[22]．リン酸カルシウムはさまざまな薬物を内包することが可能な材料であり，酸性環境においてその溶解性を高めるため，酸性環境に応答した薬物のリリースを行うことが可能である[23〜29]．カルシウムイオンとリン酸イオンを単純に混合するだけであると凝集体を形成してしまうが，PEG-ポリアスパラギン酸を同時に混合することにより，ポリアスパラギン酸がリン酸カルシウム部に取り込まれ，シェルをPEG，コアをリン酸カルシウムとしたナノ粒子を形成することが可能である．さらにそこに光増感剤を加えると光増感剤をリン酸カルシウム部に内包することができる．ただし，単純にこれらの材料を水中で混合しただけでは，生理的環境においてもすぐに溶解してしまうため，リン酸カルシウムナノ粒子の安定性を高めるために水熱合成が行われている．水熱合成とは高温高圧下で処理することにより，無機物質の結晶性を高める方法であり[30]，120℃で1時間，このナノ粒子を処理すると，生理条件下においても安定なハイブリッドナノキャリアを構築することができる．光増感剤がこのハイブリッドナノキャリアに内包されていると，酸素分子の光増感剤へのアクセスが遮断され，光照射下においても活性酸素産生効率を低下させることができる．興味深いことに，このキャリアでは先述のキャリアとは異なり，光増感剤の蛍光の低下はわずかであり，生理的条件においても光増感剤のイメージングを行うことが可能であるという特徴がある．これは，π-π スタッキングを利用せずにハ

イブリッドナノキャリアに光増感剤を内包できるからであると考えられる．

c．PDT効果を高めるための設計

効率的な一重項酸素を産生するのに必要な酸素と光が供給できない場合には，十分な治療効果をもたらすことができない[13]．また，近年の研究によると，一部のがんはPDTを受けたあとにシグナルを活性化させて，血管新生を促進したり，細胞死を回避するように動いたりすることがわかってきており，PDTと他剤を組み合わせていくことが有用であると考えられる[15]．

腫瘍深部のような酸素濃度が低く，光が浸透しづらい領域において治療効果を効率的に誘導する方法としては，PCI（photochemical internalization）がある[31,32]．PCIはエンドソーム・リソソーム膜に局在させた光増感剤を活性化することによりエンドソーム・リソソーム膜に選択的に傷害を与えることで，エンドソームから細胞質に移行することができず十分に薬効を発揮することができない薬物の細胞質移行を促進し，光選択的に治療効果を得る技術である．PCIはPDTに必要とされる光の量よりも少ない量で行うことが可能であり，PDT効果が十分に発揮されない腫瘍深部においてもPCIを誘導することができ，光透過性や低酸素に起因するPDTの不十分な治療効果を補塡することが期待される[13]．

PCIの研究でもっとも進展しているのは抗がん剤デリバリーである．光増感剤Amphinex®を用いた抗がん剤のPCIは，現在第一相および第二相の臨床試験が進められている．そして，より全身的な副作用を抑えながら，PCIの効果を高めていくためには，抗がん剤をDDSによりデリバリーすることが有用であると考えられる．とくにリポソームや高分子ミセルなどのキャリアが一般的にエンドサイトーシスを通じて取り込まれることを考慮すると，これらのキャリアにPCIを応用することは理にかなっていると思われる．片岡らはこのようなキャリアとして，カンプトテシン（CPT）をPEG-poly-L-lysineの側鎖にジスルフィドリンカーを介して結合した高分子から構成される高分子ミセルを報告している．この高分子ミセルは細胞質の還元環境に応答してCPTをリリースするが，その前にエンドソームから細胞質への移行を行う必要がある．そこで，片岡はPhotofrin®を利用してPCIを行って高分子ミセルの細胞質移行を促進した．フリーのCPTとPhotofrin®のPDTの組合せの場合は，著しい体重減少が見られたが，高分子ミセルのPCIではそのような体重減少は見られず，CPTとPDTの組合せと同等の優れた抗腫瘍効果を得るに至っている[33]．

PCIは抗がん剤だけでなく，エンドソームから細胞質への移行がボトルネックとされている核酸のデリバリーにおいても有用である[34~36]．しかしながら，核酸のPCIについては *in vitro* までの研究は数多く報告されてきたが，*in vivo* でその機能を実証

した研究はほとんどない．なぜならば，核酸を標的部位までデリバリーするには数多くの生体バリアを突破する必要があり[37]，その機能を一つのキャリアに統合することが容易ではないからである．この課題を解決すべく，PEG-PAsp(DET)-PLys というトリブロック共重合体と pDNA から構成される，PEG をシェル，カチオン性の PAsp(DET) を中間層，PLys/pDNA をコアとした三層構造高分子ミセルの中間層にアニオン性のデンドリマー型光増感剤（DPc）を搭載したキャリアが開発されている（図 6.7(b)）[38]．このキャリアは，シェルの PEG 層が血中における生体物質との相互作用を抑制し，コアでは pDNA を酵素分解から保護し，中間層の光増感剤が PCI を誘導する機能をもつ．pDNA と DPc 内包コンパートメントを分けているのは，キャリアに光が照射されたさいに，DPc から産生された活性酸素によって，内包されている pDNA に酸化ダメージが出ないようにするためである．また，中間層に内包している DPc は末端に 32 個のカルボキシ基を有するため，生理環境においてはアニオン性を示すが，エンドソーム・リソソーム内の低 pH 環境ではプロトン化されて疎水性となり，エンドソーム・リソソーム膜と相互作用することが可能である[34]．実際，超解像顕微鏡により，培養細胞内のキャリアの局在を観察すると，pDNA はエンドソーム内に存在し，DPc はエンドソーム・リソソーム膜にも局在することが確認されている．そして，光照射を行うと，100 倍以上の遺伝子発現効率を示す．さらに皮下腫瘍モデルに対して静脈注射したあとに，腫瘍に光を照射すると，遺伝子発現量の劇的な向上が見られ，静脈注射後の光選択的遺伝子導入にはじめて成功している．

　PDT 効果を向上するもう一つのアプローチは，PDT を行ったあとに活性化される血管新生シグナルや細胞死回避のシグナルを抑制することである．単純な方法としては，PDT 後にシグナル抑制の薬物を投与することが考えられるが，PDT を受けた腫瘍の微小血管が閉塞した場合，それらの薬物を腫瘍に届ける効率が低下してしまうことが懸念される．したがって，このようなシグナル抑制の薬物は PDT を行うと同時に腫瘍にデリバリーされることが望まれる．そのようにすれば，薬物が腫瘍に到達した状態で腫瘍の微小血管が閉塞し，薬物の長期的な腫瘍内滞留が期待される．光に応答して薬物をリリースするキャリアは現在までに数多く報告されているが，大半のキャリアは紫外光などの低波長領域の光に応答して薬物をリリースするキャリアであり，生体に応用していく場合には十分な光の浸透性を得ることができないという課題がある．そのようななか，近年，Spring らは，PDT によりがん細胞と微小血管にダメージを与えながら，細胞死を回避しようとするためのシグナル活性を抑制する薬物を近赤外光に応答してリリースする DDS を開発した（図 6.7(c)）[15]．この DDS は，ベンゾポルフィリン誘導体（BPD）を脂質二重膜に導入したリポソームに，疎水性

のマルチキナーゼ阻害薬である cabozantinib（XL 184）を搭載した PLGA（poly (lactic-co-glycolic acid)）ナノ粒子をさらに内包した構造を有する．XL 184 を PLGA ナノ粒子に内包することにより，リポソームへの内包効率を高めることができ，脂質二重膜は PLGA ナノ粒子の加水分解を抑制する役割をもつ．近赤外光照射（690 nm）により BPD を活性化すると，脂質二重膜内で光化学反応を起こし，リポソームを破壊することができ，XL 184 のナノ粒子からのリリースを促進する．XL 184 は PDT を行ったあとに活性化して細胞死を回避しようとする MET シグナルを抑制し，さらに VEGFR（血管内皮細胞増殖因子受容体）シグナルを抑えることもできるので，腫瘍内血管を縮小させることができる．このように一つの DDS に複数の機能を統合することにより，各薬物を単純に組み合わせて投与するよりも高い抗腫瘍効果を得ることが可能で，皮下腫瘍モデルにおいて顕著な抗腫瘍効果を示している．また，同所膵臓がんモデルにおいても，優れた抗腫瘍効果を示し，肝臓やリンパ節への転移を劇的に抑制することに成功している．

以上のように，PDT における DDS を構築する場合，単純に腫瘍内光増感剤濃度を高めるだけでは必ずしも十分ではない．すでに臨床応用されている光増感剤でも非常に高い治療効果を得ることができており，PDT のデリバリーシステムに求められるのはむしろ，正常組織への副作用の低減や，光が浸透しづらい部位や抵抗性を有するがんへの治療効果を高めることである．そのためには，内部刺激（pH，酸化還元環境，酵素など）と外部刺激（光）に応答する機能を導入することにより，正常組織への光傷害の可能性を極力低減し，腫瘍は根治できるように他剤を戦略的に併用していくことが重要である．

6.2.3　中性子捕捉療法（NCT）

a．NCT 用 DDS に求められる機能

NCT の研究では，BSH と BPA が NCT の薬物として臨床的に使用されてきた．BSH は水溶性が高い薬物であるが脳腫瘍以外への選択性が低い．BPA はがんで過剰発現しているアミノ酸トランスポーターを介して取り込まれるため，腫瘍選択性に優れた薬物であるが，NCT の適用範囲を広げていくにはこれらに加えてほかの薬物も開発する必要がある．それゆえに NCT の薬物開発においても，DDS を利用することが近年注目されている．

NCT 用の DDS を構築するにあたり，薬物の投与量がきわめて多いということを認識しておく必要がある．たとえば，BNCT で抗腫瘍効果を得る場合，腫瘍内の ^{10}B 濃度は 20 ppm（20 μg/g tumor）以上であることが求められる．ここで，DDS がマ

ウスの腫瘍に対して4% dose/g tumor（1gの腫瘍あたりに投与量の4％相当が含まれる）のデリバリーを達成すると仮定すると，1回の投与あたり500 μgの ^{10}B の投与が必要となり，DDS全体に占めるホウ素重量分率が仮に5％（w/w）であるとすると，10 mgの量のキャリアを体重20 gのマウスに投与することとなる．これは，500 mg/kgという投与量であり，きわめて多い．実際に臨床ではBPAが500 mg/kgで投与されている（体重60 kgのヒトに対しては30 gのDDSを投与する計算になる）．このようにホウ素の投与量はきわめて多いため，NCT用DDSに用いられる材料は大量投与を行っても安全であると同時に，DDSは高いホウ素含有率をもつ必要があるといえる．これがNCT用のDDSを開発するにあたってもっとも重要な点である．少ない投与量で効果を発揮する抗がん剤などと比べると，投与量が圧倒的に多いので，抗がん剤に使用されるようなDDSをそのままNCTのDDSに単純に転用するというのは，時として容易でない．それゆえに，できるだけDDSのホウ素重量分率を高めて，投与する薬の全体量を減らすことを目指した研究が多く見られる点も，NCTの研究の独特の特徴であるといえる．また，安全性の観点から重金属であるガドリニウムの投与量は限定されるので，ホウ素を利用したNCTの研究のほうが比較的活発に行われている．BNCTでは，^{10}B と中性子の核反応により生じる，飛程の短いα線が治療のメインの役割を果すため，根治を目指す場合は ^{10}B をできるだけ均一に腫瘍内に分布させることも重要である[39]．

現在までにホウ素デリバリーシステムとして，アクティブターゲティングの低分子型，抗体結合型，高分子型，高分子ミセル型，リポソーム型，ナノ粒子型，生体物質を利用したDDSなど，数多く報告されてきているが[9]，ここでは，リポソーム型，高分子型，高分子ミセル型，生体物質を利用したDDSのなかでも，全身投与型で *in vivo* の検討まで行っている研究にフォーカスをあてて記述する（図6.8）．

b．リポソーム型DDS

ホウ素デリバリーシステムの開発においてリポソームの研究が活発に行われてきた[40〜51]．BNCTにおいては上述のように，きわめて大量のホウ素を疾患部に送り届ける必要があり，脂質の投与量を減らすためにいかにリポソーム内のホウ素重量分率を高めるかが重要である．しかし，単純にリポソーム内にホウ素クラスターを大量に内包しようとすると，浸透圧により，リポソーム膜が脆弱化し，安定にホウ素を送達することが困難となってしまうという課題がある．この課題に対して，中村らはリポソーム膜にホウ素クラスターを搭載することで解決を試みている[43,44,46〜48]．彼らはBSHを結合した脂質を合成してリポソームを調製し，生体内に投与されても安定にリポソームの構造を維持することができるホウ素搭載リポソームを構築することに成

(a)
リポソーム内にホウ素を内包
リポソーム膜にホウ素を搭載

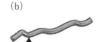
(b)
ほかのシステムと比較して小さなサイズであるため，腫瘍深部まで浸透可能
分子量を精密制御することにより，体内動態も制御可能

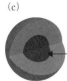
(c)
活性酸素を抑える材料を使用することにより，放射線被曝による傷害を抑制

図 6.8 BNCT 用 DDS の例
(a)ホウ素の搭載量を高めるための設計（リポソーム），(b)腫瘍への高い浸透性を指向した設計（高分子コンジュゲート），(c)正常組織への被曝を低減する設計（高分子ミセル）．

功している（図 6.8(a)）．このリポソームは 20 mg B/kg という投与量で皮下腫瘍モデルにおいて，22.7 ppm という抗腫瘍効果を得るのに必要な腫瘍内ホウ素濃度を達成することができ，実際に中性子照射を行って顕著な腫瘍増殖の抑制を得ることに成功している．一方で，彼らは，一時的に腫瘍が縮小したあとに，再度腫瘍が大きくなることを発見し，それが腫瘍内におけるホウ素薬物の不均一な分布により，十分な α 線の照射が行われなかったがん細胞の増殖によるものである可能性があることを，蛍光標識したリポソームを用いた腫瘍内分布の解析により見出した[48]．そこで彼らは，膜にホウ素クラスターを搭載したリポソーム内にさらにホウ素クラスターを内包したリポソームを開発した[49]．これにより，リポソーム内のホウ素重量分率を高めることができるだけでなく，内部のホウ素クラスターがリリースされれば腫瘍全体にホウ素を分布させることが可能となる．実際に抗腫瘍効果を検討してみると，きわめて優れた抗腫瘍効果を示して腫瘍の消失も確認されている．

c．高分子型 DDS

先述のようにリポソームの高機能化が大きく進められている一方で，高分子コンジュゲートも BNCT 用の DDS のプラットフォームとして有用である．高分子コンジュゲートは，一つの高分子に複数のホウ素クラスターを導入することができ，さらにサイズがナノ粒子と比較して小さいために，腫瘍内の深部まで効率的に浸透することが期待できるからである（図 6.8(b)）．西山らは，生体適合性高分子である PEG-poly-L-glutamic acid をベースとして，ポリグルタミン酸側鎖を化学修飾し，ジスルフィドを介して BSH を結合した高分子コンジュゲート型の DDS を構築した[52]．培

養細胞に対するホウ素取込実験では，従来のBSHよりも高い取込量を示し，in vivoの検討においても高い腫瘍集積性を示した．さらに，この高分子コンジュゲート型のキャリアは，分子量が23,000という糸球体濾過を受ける大きさであり，高分子ミセルやリポソームと比較して早期に血中から消失するため，腫瘍/血液ホウ素濃度比の向上に貢献している．また，Doxil®などのリポソームが浸透しづらい，間質の豊富な腫瘍においても，本高分子コンジュゲートは腫瘍全体に分布することが明らかにされており，先述した腫瘍内での不均一な分布に起因する抗腫瘍効果の低減を回避することができるものと期待される．C26皮下腫瘍モデルにおける腫瘍集積性評価では，高い腫瘍集積性と腫瘍/正常組織ホウ素濃度比を示し，中性子照射により優れた抗腫瘍効果も示している．このように高分子コンジュゲート型を用いれば高い腫瘍集積性と正常組織からの早期排出を実現することができ，NCTにおける正常組織の被曝を低減できると期待される．

d．高分子ミセル型DDS

正常組織の被曝による副作用という点に着目して，長崎らはユニークな高分子ミセルを構築している[53]．中性子線の照射はおもに原子炉で産生した中性子線を用いて行われるが，その中性子線源に含まれるγ線や，中性子と生体内の核反応によって産生される放射線などから活性酸素が体内で生成し，それらが生体に炎症を起こしたり，傷害を与えたりする可能性があることが知られている．この点において，長崎らは，ホウ素クラスターをデリバリーするための高分子ミセルの材料に，活性酸素除去能をもつ機能性高分子を用いた（図6.8(c)）．具体的には，このミセルは，PEG-b-PMBSH[*1]（ポリアニオン）とPEG-b-PMNT[*2]（ポリカチオン）から構成されるポリイオンコンプレックスミセルであり，スチレン構造がポリイオンコンプックスミセルの安定性を高めている．そして，PMNT側鎖のTEMPO[*3]構造が活性酸素を効率的に除去する機能をもつ．このミセルは皮下C26腫瘍マウスモデルに対して静脈注射をすると，EPR効果によりホウ素を効率的にがんに届けて，投与から48～72時間後においては約5.5% dose/g tumorという値を示した．中性子線照射を行うと，従来のBPAと同等の抗腫瘍効果を示し，BSHと比較すると有意な抗腫瘍効果を示した．とくに注目すべきは，中性子線照射後のマウスの血液を採取して，炎症インジケータの一つである白血球数を測定すると，このミセルを注射したマウスでは，コントロール群と同様の値を示したが，一方でその他の照射群については白血球数が上昇

[*1] PEG-b-poly[(closo-dodecaboranyl)thiomethylstyrene]
[*2] PEG-b-poly[4-(2,2,6,6-tetramethylpiperidine-N-oxyl)aminomethylstyrene]
[*3] 2,2,6,6-tetramethylpiperidine-N-oxyl

していた．このように，デリバリーするキャリアの材料自体に，副作用を抑制するための機能を導入する方法は有用であると考えられる．

e．生体物質を利用したDDS

デリバリーシステムを構成する材料の安全性という観点からは，もともと生体内に存在する分子を用いることが有用であると考えられる．たとえば，抗がん剤ではアルブミンにパクリタキセルを結合させたアブラキサンがあるが，このように血中タンパク質に薬物を結合させれば腫瘍への集積を向上できることが知られている．中村らは，血中アルブミンに効率的にホウ素クラスターを導入するための，きわめてシンプルな構造のホウ素クラスターマレイミド誘導体を構築した[54]．本誘導体はマレイミド基を介してアルブミンのチオール基とアミノ基に結合する．皮下腫瘍モデルに対する腫瘍集積性の評価において，この誘導体によりホウ素を導入したウシ血清アルブミン（BSA）は，30 mg B/kg の投与量で，62 ppm という非常に高い腫瘍内ホウ素濃度を達成しており，中性子線の照射を行うときわめて優れた抗腫瘍効果を示した．ホウ素クラスターマレイミド誘導体は，シンプルな構造ゆえにホウ素重量分率が高く，安全性が高いものと期待される．その他の生体物質を利用したホウ素キャリアとしては，低密度リポタンパク質（low density lipoprotein：LDL）を利用したものがある[55]．LDL はがん細胞で過剰発現しているといわれる LDL レセプターを標的としており，効率的にがんにホウ素を送り届けることが可能となる．Crich らはガドリニウムとホウ素クラスターを結合した化合物を，LDL と会合させたキャリアを形成し，優れた治療効果を得ることに成功している．

6.2.4 展望 ―イメージング技術の重要性―

ケミカルサージェリーを指向した DDS の開発においては，抗がん剤デリバリーなどの化学療法を指向した DDS 開発と違い，物理エネルギーを照射するタイミングが治療効果を大きく左右する．動物実験レベルでは疾患部を採取して定量することができるが，ヒトへ応用する場合には経時的に各部位の組織を採取して薬物分布を定量することは現実的ではない．非侵襲的に薬物集積を時空間情報とともに定量的に評価する方法の確立が重要であり，この目的においてイメージング技術がもっとも有用である．

PDT では，光増感剤由来の蛍光イメージングがもっとも簡便である．蛍光イメージングの場合，体表から深部を観察することは難しいが，近年の内視鏡技術の発達により侵襲性の低いイメージングが可能である．また，蛍光イメージングでは薬物集積の絶対定量はできないが，周辺組織とのコントラストは明確にすることができ，治療

しながらのイメージングも可能である．PDT は複数回実施することができる治療であるため，今後は治療効果をリアルタイムにモニターする機能を DDS に導入すれば，さらに精密なケミカルサージェリーを行えるものと考えられる．

　NCT の場合は，臓器によって放射線感受性が異なるため，中性子照射前に綿密な治療計画を立てることが求められ，薬物の集積を定量的に評価する手法が必要である．現在，臨床研究が進められているホウ素の追跡法としては，^{18}F-BPA を使用したポジトロン断層法（positron emission tomography：PET）がある[56]．^{18}F-BPA は BPA に近い体内動態を示すと考えられており，定量的に BPA の疾患部への集積量を調べることが可能である．これにより疾患部と正常組織でのホウ素薬物のコントラストを把握することができるようになったため，正常組織への放射線被曝の量を勘案しながら治療計画を立てることが可能となった．コンパニオン診断は，NCT において患者への負担を抑えるのにきわめて重要な技術である．一方で，BNCT でがんを根治するには薬物を腫瘍全体に均一に分布させることが重要であるが，均一性を評価するには，さらに空間分解能が高い MRI などが有用である．これらのイメージング技術を駆使して薬物分布を高度な時空間分解能とともに定量的に評価できるようになれば，患者への負担を最小限にしたケミカルサージェリーが行える．

　上述のイメージング技術の発展は，それを指向した DDS の開発にかかっている．これらの技術開発は，ケミカルサージェリーの発展だけでなく，物理エネルギーによるがん治療の発展にも貢献するものである．物理エネルギーを利用したがん治療において，DDS はますます重要な役割を果たすものと期待される．

引用文献

6.1 節
1) R. Wattiaux, *et al.*, *Adv. Drug Delivery Rev.*, **41**, 201 (2000).
2) G. Sahay, *et al.*, *Nat. Biotechnol.*, **31**, 653 (2013).
3) K. Ciftci, R. J. Levy, *Int. J. Pharm.*, **218**, 81 (2001).
4) P. Erbacher, *et al.*, *Exp. Cell. Res.*, **225**, 186 (1996).
5) D. A. Wall, A. L. Hubbard, *J. Cell Biol.*, **101**, 2104 (1985).
6) R. V. Benjaminsen, *et al.*, *Mol. Ther.*, **21**, 149 (2013).
7) Z. Diwu, *et al.*, *Chem. Biol.*, **6**, 411 (1999).
8) M. Z. Lai, W. J. Vail, F. C. Szoka, *Biochemistry*, **24**, 1654 (1985).
9) I. M. Hafez, P. R. Cullis, *Biochim. Biophys. Acta, Biomembr.*, **1463**, 107 (2000).
10) F. Van Bambeke, *et al.*, *Lipids*, **35**, 213 (2000).
11) Y. Xu, F. C. Szoka, Jr., *Biochemistry*, **35**, 5616 (1996).
12) J. Bentz, A. Mittal, *Cell Biol. Int.*, **24**, 819 (2000).
13) C. Plank, *et al.*, *J. Biol. Chem.*, **269**, 12918 (1994).
14) T. B. Wyman, *et al.*, *Biochemistry*, **36**, 3008 (1997).
15) T. Kakudo, *et al.*, *Biochemistry*, **43**, 5618 (2004).

16) I. Nakase, et al., *Methods Mol. Biol.*, **683**, 525 (2011).
17) K. Kusumoto, et al., *ACS Nano*, **7**, 7534 (2013).
18) M. Akishiba, et al., *Nat. Chem.*, **9**, 751 (2017).
19) A. L. Bailey, P. R. Cullis, *Biochemistry*, **33**, 12573 (1994).
20) T. Kobayashi, et al., *J. Biol. Chem.*, **277**, 32157 (2002).
21) I. M. Hafez, N. Maurer, P. R. Cullis, *Gene Ther.*, **8**, 1188 (2001).
22) M. Jayaraman, et al., *Angew. Chem., Int. Ed.*, **51**, 8529 (2012).
23) O. Boussif, et al., *Proc. Natl. Acad. Sci. U. S. A.*, **92**, 7297 (1995).
24) M. Neu, D. Fischer, T. Kissel, *J. Gene Med.*, **7**, 992 (2005).
25) K. Miyata, N. Nishiyama, K. Kataoka, *Chem. Soc. Rev.*, **41**, 2562 (2012).
26) S. M. Moghimi, et al., *Mol. Ther.*, **11**, 990 (2005).
27) K. Itaka, et al.,*Biomaterials*, **31**, 3707 (2010).
28) H. Pollard, et al., *J. Biol. Chem.*, **273**, 7507 (1998).
29) V. Escriou, et al., *J. Gene Med.*, **3**, 179 (2001).
30) I. Mortimer, et al., *Gene Ther.*, **6**, 403 (1999).
31) W. C. Tseng, F. R. Haselton, T. D. Giorgio, *Biochim. Biophys. Acta, Gene Struct.*, **1445**, 53 (1999).
32) T. D. Allen, et al., *J. Cell Sci.*, **113**(10), 1651 (2000).
33) J. E. Hagstrom, et al., *J. Cell Sci.*, **110**(18), 2323 (1997).
34) J. J. Ludtke, et al., *J. Cell Sci.*, **112**(12), 2033 (1999).
35) M. A. Zanta, P. Belguise-Valladier, J. P. Behr, *Proc. Natl. Acad. Sci. U. S. A.*, **96**, 91 (1999).
36) T. Nagasaki, et al., *Bioconjugare Chem.*, **14**, 282 (2003).
37) M. Tanimoto, et al., *Bioconjugare Chem.*, **14**, 1197 (2003).
38) M. G. Sebestyen, et al., *Nat. Biotechnol.*, **16**, 80 (1998).
39) J. J. Ludtke, et al., *J. Cell Sci.*, **112**, 2033 (1999).
40) T. Nagasaki, et al., *J. Controlled Release*, **103**, 199 (2005).
41) D. A. Dean, *Exp. Cell Res.*, **230**, 293 (1997).
42) D. A. Dean, et al., *Exp. Cell Res.*, **253**, 713 (1999).
43) G. L. Wilson, et al., *J. Biol. Chem.*, **274**, 22025 (1999).
44) J. Vacik, et al., *Gene Ther.*, **6**, 1006 (1999).
45) J. L. Young, J. N. Benoit, D. A. Dean, *Gene Ther.*, **10**, 1465 (2003).
46) A. Mesika, et al., *Mol. Ther.*, **3**, 653 (2001).
47) A. Mesika, et al., *Hum. Gene Ther.*, **16**, 200 (2005).
48) F. Langle-Rouault, et al., *J. Virol.*, **72**, 6181 (1998).
49) C. K. Chan, T. Senden, D. A. Jans, *Gene Ther.*, **7**, 1690 (2000).
50) T. Nakamura, et al., *Biol. Pharm. Bull.*, **29**, 1290 (2006).
51) E. Duverger, et al., *Exp. Cell Res.*, **207**, 197 (1993).
52) K. Niikura, et al., *ChemBioChem*, **9**, 2623 (2008).
53) H. Akita, et al., *Biomaterials*, **30**, 2940 (2009).
54) A. H. Schapira, *Lancet*, **379**, 1825 (2012).
55) E. Zhang, et al., *Drug. Discov. Today*, **16**, 140 (2011).
56) Y. Yamada, H. Harashima, *Adv. Drug. Delivery Rev.*, **60**, 1439 (2008).
57) R. A. Smith, et al., *Eur. J. Biochem.*, **263**, 709 (1999).
58) A. M. James, et al., *J. Biol. Chem.*, **282**, 14708 (2007).
59) M. Tanaka, et al., *J. Biomed. Sci.*, **9**, 534 (2002).
60) M. Seibel, et al., *Biol. Chem.*, **380**, 961 (1999).
61) A. Flierl, et al., *Mol. Ther.*, **7**, 550 (2003).
62) T. Endo, Y. Nakayama, M. Nakai, *J. Biochem. (Tokyo)*, **118**, 753 (1995).
63) R. I. Owen, et al., *Hum. Gene Ther.*, **11**, 2067 (2000).
64) L. Tranebjaerg, et al., *J. Med. Genet.*, **32**, 257 (1995).

65) A. Sharma, et al., *Biomacromolecules*, **13**, 239 (2012).
66) B. Feldhaeusser, et al., *Nanoscale*, **7**, 13822 (2015).
67) M. Lee, et al., *J. Drug Target.*, **15**, 115 (2007).
68) P. M. Keeney, et al., *Hum. Gene. Ther.*, **20**, 897 (2009).
69) S. Jash, T. Chowdhury, S. Adhya, *Mitochondrion*, **12**, 262 (2012).
70) V. Weissig, G. G. M. D'Souza, V. P. Torchilin, *J. Controlled Release*, **75**, 401 (2001).
71) V. Weissig, *Pharm. Res.*, **28**, 2657 (2011).
72) Y. Yamada, et al., *Biochim. Biophys. Acta, Biomembr.*, **1778**, 423 (2008).
73) Y. Yamada, H. Harashima, *Handb. Exp. Pharmacol.*, **240**, 457 (2017).
74) G. G. M. D'Souza, et al., *J. Controlled Release*, **92**, 189 (2003).
75) G. G. M. D'Souza, et al., *J. Drug Target.*, **16**, 578 (2008).

6.2節
1) E. Schena, P. Saccomandi, Y. Fong, *J. Funct. Biomater.*, **8**, (2017).
2) R. Baskar, et al., *Int. J. Med. Sci.*, **9**, 193 (2012).
3) D. Cranston, *Ultrason. Sonochem.*, **27**, 654 (2015).
4) O. Sanli, et al., *Nat. Rev. Dis. Primers*, **3**, 17022 (2017).
5) J. P. Celli, et al., *Chem. Rev.*, **110**, 2795 (2010).
6) M. A. Schmidt, G. S. Payne, *Phys. Med. Biol.*, **60**, R323 (2015).
7) P. Agostinis, et al., *CA Cancer J. Clin.*, **61**, 250 (2011).
8) R. L. Moss, *Appl. Radiat. Isot.*, **88**, 2 (2014).
9) M. J. Luderer, P. de la Puente, A. K. Azab, *Pharm. Res.*, **32**, 2824 (2015).
10) O. K. Harling, K. J. Riley, "Neutron Capture Therapy," Springer (2012), pp. 19-40.
11) S. Yano, et al., *J. Photochem. Photobiol., C*, **12**, 46 (2011).
12) A. Master, M. Livingston, A. Sen Gupta, *J. Controlled Release*, **168**, 88 (2013).
13) H. L. Lu, et al., *J. Controlled Release*, **155**, 458 (2011).
14) N. Solban, et al., *Cancer Res.*, **66**, 5633 (2006).
15) B. Q. Spring, et al., *Nat. Nanotechnol.*, **11**, 378 (2016).
16) H. Nakamura, et al., *J. Controlled Release*, **165**, 191 (2013).
17) J. Fang, et al., *Future Sci. OA*, **1**(3), FSO4 (2015).
18) M. Zelzer, et al., *Biomater. Sci.*, **1**, 11 (2013).
19) X. Pang, et al., *J. Controlled Release*, **222**, 116 (2016).
20) G. Saravanakumar, J. Kim, W. J. Kim, *Adv. Sci. (Weinh)*, **4**, 1600124 (2017).
21) C. H. Huang, et al., *ChemMedChem*, **12**, 19 (2017).
22) T. Nomoto, et al., *Biomater. Sci.*, **4**, 826 (2016).
23) Y. Kakizawa, K. Kataoka, *Langmuir*, **18**, 4539 (2002).
24) Y. Kakizawa, S. Furukawa, K. Kataoka, *J. Controlled Release*, **97**, 345 (2004).
25) Y. Kakizawa, et al., *Adv. Mater.*, **16**, 699 (2004).
26) F. Pittella, et al., *Biomaterials*, **32**, 3106 (2011).
27) P. Mi, et al., *J. Controlled Release*, **174**, 63 (2013).
28) Y. Maeda, et al., *Macromol. Rapid Commun.*, **35**, 1211 (2014).
29) F. Pittella, et al., *J. Controlled Release*, **178**, 18 (2014).
30) M. Yoshimura, et al., *Mater. Sci. Eng., C*, **24**, 521 (2004).
31) A. Høgset, et al., *Adv. Drug. Deliverey Rev.*, **56**, 95 (2004).
32) K. Berg, et al., *Photochem Photobiol. Sci.*, **10**, 1637 (2011).
33) H. C. Yen, et al., *ACS Nano*, **8**, 11591 (2014).
34) N. Nishiyama, et al., *Nat. Mater.*, **4**, 934 (2005).
35) N. Arnida, et al., *J. Controlled Release*, **115**, 208 (2006).
36) N. Nishiyama, et al., *J. Drug Target.*, **14**, 413 (2006).
37) K. Miyata, N. Nishiyama, K. Kataoka, *Chem. Soc. Rev.*, **41**, 2562 (2012).

38) T. Nomoto, *et al.*, *Nat. Commun.*, **5**, 3545 (2014).
39) K. Ono, *et al.*, *Int. J. Radiat. Oncology Biol. Phys.*, **34**, 1081 (1996).
40) D. A. Feakes, *et al.*, *Proc. Natl. Acad. Sci. U. S. A.*, **91**, 3029 (1994).
41) D. A. Feakes, K. Shelly, M. F. Hawthorne, *Proc. Natl. Acad. Sci. U. S. A.*, **92**, 1367 (1995).
42) M. F. Hawthorne, K. Shelly, *J. Neurooncol.*, **33**, 53 (1997).
43) H. Nakamura, *et al.*, *Chem. Commun.*, **2004**, 1910.
44) Y. Miyajima, *et al.*, *Bioconjugate Chem.*, **17**, 1314 (2006).
45) T. J. Li, J. Hamdi, M. F. Hawthorne, *Bioconjugate Chem.*, **17**, 15 (2006).
46) J. D. Lee, *et al.*, *Org. Lett.*, **9**, 323 (2007).
47) M. Ueno, *et al.*, *Biorg. Med. Chem.*, **18**, 3059 (2010).
48) H. Nakamura, *et al.*, *Org. Biomol. Chem.*, **10**, 1374 (2012).
49) H. Koganei, *et al.*, *Bioconjugate Chem.*, **24**, 124 (2013).
50) P. J. Kueffer, *et al.*, *Proc. Natl. Acad. Sci. U. S. A.*, **110**, 6512 (2013).
51) E. M. Heber, *et al.*, *Proc. Natl. Acad. Sci. U. S. A.*, **111**, 16077 (2014).
52) P. Mi, *et al.*, *J. Controlled Release*, **254**, 1 (2017).
53) Z. Y. Gao, *et al.*, *Biomaterials*, **104**, 201 (2016).
54) S. Kikuchi, *et al.*, *J. Controlled Release*, **237**, 160 (2016).
55) D. Alberti, *et al.*, *Nanomedicine*, **11**, 741 (2015).
56) L. Menichetti, *et al.*, *Appl. Radiat. Isot.*, **67**, S351 (2009).

◆ **DDS 研究 最前線** ◆

ゲノム編集とDDS

　ゲノム編集はゲノム上の目的遺伝子配列を選択的に改変することができる新規のバイオテクノロジーである．医療応用においては，従来の遺伝子治療では不可能であった疾患遺伝子の不可逆的な破壊あるいは修復という究極的な根本治療が実現する可能性を秘めている．標的のDNA配列が切断されると非相同末端結合による再結合が行われるが，修復エラーによって切断部位に塩基の挿入あるいは欠損が生じると，標的DNAがエクソン内の場合はフレームシフト変異により高効率でその遺伝子をノックアウトする．ドナーDNAを同時に導入した場合，相同組み換え修復機構などによって切断部位にドナーDNAが挿入され，遺伝子ノックインが実現する．ゲノム編集技術の第一世代として，特定のDNA配列を認識するzinc finger proteinと制限酵素FokIとを融合させたZFN（zinc finger nuclease）がある．ZFNの構築は非常に複雑であり，一般には普及しなかった．第二世代として，キサントモナス属の細菌がコードするDNA結合タンパク質からデザインされたTALEN（transcription activator-like effector nuclease）が2011年に報告され，デザインが比較的容易なこともあり，さまざまな動物種への応用が広がった．第三世代として，細菌の獲得免疫システムであるCRISPR-Cas 9（clustered regularly interspaced short palindromic repeat（CRISPR）-CRISPR-associated protein 9（Cas 9））の哺乳類への応用が2013年に報告された[1,2)]．これはCas 9タンパク質がガイドRNA（gRNA）と複合体（RNP）を形成し，ゲノム配列特異的に標的ゲノムを切断する．標的ゲノム配列に相補的なgRNAの一部の配列（20塩基程度）を変更することで任意のゲノム配列を標的とすることが可能であり，非常にデザインが容易な技術であるため，ゲノム編集が一気に身近な技術へと変貌した．

　ゲノム編集酵素はDNA，mRNAあるいはリボ核タンパク質（ribonucleoprotein：RNP）として細胞へ導入することが可能である[3)]．ウイルスベクターなどによりゲノム編集酵素をDNAとして導入する場合，遺伝子発現が長時間持続することによるオフターゲット変異（標的としていないゲノム部位の塩基の挿入・欠損）の確率が高まる懸念がある．望ましくないゲノム改変の影響は改変された細胞が生きている限り続くことになるため，これまでの遺伝子治療で望まれていた長期間・高発現するベクターはゲノム編集には不向きであると考えられる．一方で，mRNAやRNPの形で導入し，一過性にゲノム編集を行う手法が有効であると考えられている．とくに，RNPとして導入する手法は，① 遺伝子発現などの細胞機能に依存しない点，② 細胞内におけるCas 9とgRNAとの複合体化プロセスを要さない点，③ ゲノム編集酵素の作用時間がもっとも短い点から，もっとも高効率かつオフターゲット変異を生じにくい方法であると考えられている．しかし，現状ではRNP送達技術は核酸送達技術のように確立されていると

はいえない.培養細胞系においてはエレクトロポレーションによる導入例が報告されている.また,RNPは約100塩基長のgRNAを含み,全体としては負に帯電しているため,カチオン性脂質との親和性がある.カチオン性脂質をベースとしたトランスフェクション試薬(たとえばLipofectamine® RNAiMAX)を用いて培養細胞へRNPを導入した例や,in vivoにおいては内耳への局所投与による遺伝性難聴治療が報告されている[4,5].全身投与可能なRNP送達技術に関する報告はなく,その開発が今後の課題であろう.mRNAとしての導入に関しては,脂質ナノ粒子製剤を用いた報告が複数なされている.siRNA送達用に最適化された脂質ナノ粒子にmRNAを搭載した報告や,mRNA送達用に新たにカチオン性脂質を開発した報告が存在する[6,7].mRNAはsiRNAと比較して長鎖であり,一本鎖ゆえに柔軟であり,電荷密度や生体内安定性も異なることから,mRNA送達に求められるキャリアの特性はsiRNAのそれと異なる.Cas9タンパク質をコードしたmRNA搭載脂質ナノ粒子とgRNAおよびドナーDNAをコードしたAAVを組み合わせることで遺伝性高チロシン血症Ⅰ型(HT1)モデルマウスの治療が報告されており,6%以上の肝実質細胞において遺伝子修復が認められた[7].ゲノム編集技術に関する研究の大部分は核ゲノムを標的としているが,ミトコンドリアゲノムを標的とした研究も報告されている. (佐藤 悠介,山田 勇磨)

引用文献
1) L. Cong, et al., Science, **339**, 819 (2013).
2) P. Mali, et al., Science, **339**, 823 (2013).
3) H. Yin, et al., Nat. Rev. Drug Discov., **16**, 387 (2017).
4) A. Z. John, et al., Nat. Biotechnol., **33**(1), 73 (2015).
5) X. Gao, et al., Nature, **553**(7687), 217 (2018).
6) J. D. Finn, et al., Cell Rep., **22**(9), 2227 (2018).
7) H. Yin, et al., Nat. Biotechnol., **34**(3), 328 (2016).

7

キャリアを利用したDDS製剤のレギュラトリーサイエンス

7.1 医薬品開発の流れ

7.1.1 医薬品とは

　医薬品の定義は，"医薬品，医療機器等の品質，有効性及び安全性の確保等に関する法律"（以下"医薬品医療機器法"という）に記載されている[1]．医薬品医療機器法に記載の"医薬品"とは，「① 日本薬局方に収められている物，② 人又は動物の疾病の診断，治療又は予防に使用されることが目的とされている物であって，機械器具等でないもの（医薬部外品及び再生医療等製品を除く．），③ 人又は動物の身体の構造又は機能に影響を及ぼすことが目的とされている物であって，機械器具等でないもの（医薬部外品，化粧品及び再生医療等製品を除く．）」を指す[1]．"日本薬局方"とは，学問・技術の進歩と医療需要に応じて，わが国の医薬品の品質を適正に確保するために必要な規格・基準および標準的試験法等を示す公的な規範書である[2]．

　医薬品医療機器法第十四条において，「医薬品を製造販売しようとする者は，品目ごとに申請書に臨床試験の試験成績に関する資料その他の資料を添付してその製造販売について申請を行い，名称，成分，分量，構造，用法，用量，使用方法，効能，効果，性能，副作用その他の品質，有効性及び安全性に関する事項について，審査を受け，厚生労働大臣の承認を受けなければならない」と定められている[1]．

　新有効成分含有医薬品に関しては，① 起原または発見の経緯および外国における

使用状況等に関する資料，② 製造方法ならびに規格および試験方法等に関する資料，③ 安定性に関する資料，④ 薬理作用に関する資料，⑤ 吸収，分布，代謝，排泄に関する資料，⑥ 急性毒性，亜急性毒性，慢性毒性，催奇形性その他の毒性に関する資料，⑦ 臨床試験の成績に関する資料，そして⑧ 添付文書等記載事項に関する資料，の添付が求められる[3]．

7.1.2 医薬品開発について

　一つの薬の開発には 9～17 年，開発費用は途中で断念した場合の費用も含めて，1,000 億円近くを要するともいわれている[4]．図 7.1 には，一般的な医薬品の開発ステージを記載した．

　第一段階は，医薬品の探索段階である．新規物質の創製や候補物質の選択（スクリーニング），物理的化学的性状の研究の段階である[4,5]．

　第二段階では，第一段階で見出された開発候補品が医薬品として必要とされる品質を確保するための方策を構築するとともに，非臨床試験や臨床試験により有効性・安全性を有することを立証し，その評価成績を承認申請書としてまとめる．その後，国の承認審査を受けて承認を取得する．臨床試験は，第一相試験（少数の健康人が対象），第二相試験（少数の患者が対象），第三相試験（多数の患者が対象）と順を追って実施される．

　第三段階は，承認された医薬品が市販される段階である．この段階では，臨床試験の被験者数に比べ非常に多くの患者に医薬品が使用されるため，臨床試験では検出できなかった有害事象が現れる恐れがある．したがって，製造販売後も引き続き医薬品の有効性，安全性について調査し監視していくための市販後調査が実施される．また，承認事項の変更が必要になった場合は，国への承認または届出の必要がある．

　医薬品開発の過程，とくに，上記第一段階，第二段階において，特性解析，製造工程の確立が行われる．また，第三相試験までに，規格・試験方法が確立される必要がある（図 7.1 の"化学，製造および品質管理"）．

　キャリアを利用した DDS 製剤（以下"DDS キャリア製剤"という）の多くは，有

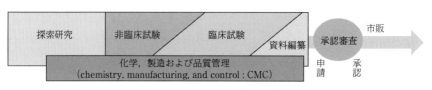

図 7.1　医薬品開発の一般的な流れ

効成分の体内動態を制御するようにデザインされているため，処方設計が，有効成分の薬物動態や毒性，薬効発現と直結している．したがって，臨床試験後期における処方や製造工程の変更は，程度により医薬品開発の遅延の原因となり得るため，臨床試験のできるだけ早い段階で確立されていくことが好ましい．

7.2 革新的DDSキャリア製剤のレギュラトリーサイエンス

7.2.1 医薬品におけるレギュラトリーサイエンス

わが国における"レギュラトリーサイエンス"という言葉は，内山充・元国立衛生試験所（現国立医薬品食品衛生研究所）所長により1980年に提唱され[1]，レギュラトリーサイエンスを「科学技術の進歩を，真に人と社会に役立つ，最も望ましい姿に調整（レギュレート）するための，評価・判断の科学」とした[2]．

日本薬学会レギュラトリーサイエンス部会が平成27年に作成した"レギュラトリーサイエンスに係る教材や教育方法の開発に関する調査研究教材案"では，医薬品のレギュラトリーサイエンスを「医薬品開発および育薬/ライフサイクルマネジメントにおいて必要とされる，医薬品の品質，有効性，安全性の的確な予測，評価，判断を支える科学である」と説明している[3]．

7.2.2 DDSキャリア製剤の開発におけるレギュラトリーサイエンスの役割

DDSキャリア製剤のようにさまざまな技術を駆使して創製する医薬品には，製剤あるいは原薬に工夫を凝らし，溶解性，生物学的利用能，生体内分布などの改善，副作用軽減を目的とした製剤がある．最先端技術を用いた医薬品の品質・有効性・安全性を適切に評価するために，新たな医薬品評価法の開発に資する科学的研究が不可欠である．これらの研究を通して，開発にさいして考慮が必要な要件をまとめることや，機能評価法を開発・標準化すること，評価法ガイドライン案などを作成することが重要であり，先端的医薬品の臨床応用を早期に実現するうえで大きな推進力になると考えられる．

先端的医薬品の迅速な実用化をはかるうえでのレギュラトリーサイエンス研究の重要性に言及したはじめての科学技術政策に関わる公式文書は，"第4期科学技術基本計画"[4]（平成23年8月）である．一方，厚生労働省では，レギュラトリーサイエンスの推進のために，"革新的医薬品・医療機器・再生医療製品実用化促進事業（平成24年から平成28年度）"が実施され[5]，DDS製剤関連では，北海道大学，東京大学，国立がん研究センターにより"ナノテクノロジーを基盤とした革新的医薬品に関する

評価方法"が採択された[6]．

そして，平成26年5月に成立した"健康・医療戦略推進法"[7]の第十三条の2項には「国は，医療分野の研究開発の成果の実用化に際し，その品質，有効性及び安全性を科学的知見に基づき適正かつ迅速に予測，評価及び判断することに関する科学の振興に必要な体制の整備，人材の確保，養成及び資質の向上その他の施策を講ずるものとする」とあり，"レギュラトリーサイエンス"の文言は使用されていないが，同義の科学の振興がわが国の法律に定められることとなった．

7.3 DDSキャリア製剤に関連したガイドライン，リフレクションペーパー

平成21年より，国際的なナノ医薬品の規制専門家会議が開催されており，日本も参画している．平成23年には，ナノ医薬品の品質，有効性，安全性を確保するために必要なガイドライン案の検討，また上記国際専門家会議での議論に対する国内意見調整などを行うために，産官学の専門家からなる厚生労働省の検討会"ナノ医薬品に関する勉強会"が設置された．ナノ医薬品勉強会における原案作成，および海外規制当局との対話を通し，表7.1に示す三つの規制文書が厚生労働省より発出された．表7.1には，それぞれの文書の適用範囲となる有効成分を記載した．ブロック共重合体ミセル医薬品およびリポソーム製剤の開発に関する文書では，低分子化学合成品，核酸，またはペプチドやタンパク質などの生物起源もしくはバイオテクノロジーを利用して産生された成分を適用範囲としている[1,2]．一方，核酸（主としてsiRNA）医薬品に焦点をあて作成された文書が"核酸（siRNA）搭載ナノ製剤に関するリフレクションペーパー"（以下"核酸リフレクションペーパー"という）である[3]．

表7.1 厚生労働省から発出されているナノ医薬品関連ガイドラインなど

名称	適用範囲となる有効成分（当該文書より引用）	発出年
ブロック共重合体ミセル医薬品の開発に関する厚生労働省／欧州医薬品庁の共同リフレクションペーパー	低分子化学合成品，核酸，又はペプチドやタンパク質等の生物起源若しくはバイオテクノロジー由来成分	2014 日欧同日
リポソーム製剤の開発に関するガイドライン	低分子化学合成品，核酸，又はペプチドやタンパク質などの生物起源若しくはバイオテクノロジーを利用して産生された成分	2016
核酸（siRNA）搭載ナノ製剤に関するリフレクションペーパー	siRNA（その他の核酸についても参考となるであろう）	2016

7.3.1 ブロック共重合体ミセル医薬品の開発に関するリフレクションペーパー

親水性ポリマーと疎水性ポリマーからなるブロック共重合体を薬物キャリアとした医薬品の開発が国内外で行われている[4]．ポリマーの精密設計により，有効成分の生体内での安定性や徐放性を有する製剤化技術として，その開発が国際的に急速に展開されている．このような背景のもと，厚生労働省と欧州医薬品庁（European Medicines Agency：EMA）は，ブロック共重合体ミセル医薬品の開発に関する共同のリフレクションペーパーの作成に着手した．厚生労働省とEMAにおける意見公募を経て，平成26年1月に日欧同日に"ブロック共重合体ミセル医薬品の開発に関する厚生労働省／欧州医薬品庁の共同リフレクションペーパー"（以下"ミセルリフレクションペーパー"という）が発出された[1]．

表7.2に，ミセルリフレクションペーパーの目次を示した．ミセルリフレクション

表7.2 "ブロック共重合体ミセル医薬品の開発に関する厚生労働省／欧州医薬品庁の共同リフレクションペーパー"目次

1．序文
2．適用範囲
3．考察
　3.1．化学，製造，及び品質管理
　　3.1.1　医薬品品質
　　3.1.2　組成・性状
　　3.1.3　品質の特性解析
　　3.1.4　製造工程及び工程管理
　　3.1.5　製品規格
　　3.1.6　安定性
　　3.1.7　開発段階における製法の変更
　3.2．非臨床試験
　　3.2.1　概論
　　3.2.2　非臨床薬物動態
　　3.2.3　非臨床薬力学
　　3.2.4　安全性薬理試験
　　3.2.5　毒性試験
　3.3．ヒト初回投与試験において考慮すべき事項
4．結論
5．用語集
付属文書　各地域のガイドライン

["ブロック共重合体ミセル医薬品の開発に関する厚生労働省／欧州医薬品庁の共同リフレクションペーパーの公表等について"，平成26年1月10日，厚生労働省医薬食品局審査管理課長通知，薬食審査発0110第1号]

ペーパーは，内包されたまたはブロック共重合体に結合した有効成分の in vivo での薬物動態，安定性および体内分布に作用するように創製されたブロック共重合体ミセル製剤について，① 品質および非臨床評価について配慮すべき事項，② はじめてヒトに投与する試験に先だって確認しておくべき事項，をとりまとめたものである．

化学，製造，および品質管理における留意点は，ブロック共重合体を含む成分（またはブロック共重合体と有効成分のコンジュゲート体）と，ミセル化した製剤の両観点から考慮すべき点が記載されている．"3.1.3 品質の特性解析"の項では，ブロック共重合体を含む成分（またはブロック共重合体と有効成分のコンジュゲート体）と，ミセル化した製剤の代表的な特性が列挙されている．ブロック共重合体では，その化学構造や不純物プロファイルなどが想定される．ブロック共重合体の不純物としては，高分子不純物が考えられ，たとえば，2種類の異なるポリマーが連結したタイプのブロック共重合体における片方のみからなるポリマー，重合度（分子量）が規格値を外れるブロック共重合体，合成過程で生じた表示の化学構造と異なる不純物などがあげられる[5]．最終製品であるミセル製剤の品質特性の代表例には，サイズや形態，ブロック重合体の会合数などがあげられる．また，製剤の代表的な特性として in vitro 放出試験も重要である．pH の変化に応答して薬物を放出する製剤など，製品により放出特性が異なるため，製品特性に応じて適切な試験法を設定することが重要である．

ミセルリフレクションペーパーでは，品質特性の項に「ブロック共重合体の成分自体（有効成分ではない）が臨床上の有効性や安全性に影響するような生物活性を有している場合は，その生物活性に重要な力価及び物理的化学的性質について，品質の特性解析の一部として評価すること」との記載がある．また，非臨床試験の項にも，「ブロック共重合体ミセル製剤の成分が，たとえばP糖タンパク質のような膜トランスポーターの機能に影響を与えるなど，薬物間相互作用を引き起こす懸念がある場合は，適切な評価を慎重に行う必要がある」との記載がある．臨界会合濃度（critical association concentration：cac）が比較的高い特定のブロック共重合体からなるミセルで，解離後のブロック共重合体が，P糖タンパク質などのトランスポーターの機能に影響を与えるよう設計されている事例などが想定される[6]．

ブロック共重合体ミセル製剤のように，革新的な医薬品をヒトにはじめて投与するさいには，安全性の確保はとくに重要である．ミセルリフレクションペーパーでは，医薬品全般に適用されるヒト初回投与試験に関するガイドライン記載の留意点に加え[7]，ブロック共重合体ミセル医薬品でとくに留意すべき点を，① ヒト初回投与前に非臨床試験において確認すべき事項，および ② ヒト初回投与時に留意すべき事

項，に整理し記載されている．

7.3.2 リポソーム製剤の開発に関するガイドライン

"リポソーム製剤の開発に関するガイドライン"（以下"リポソームガイドライン"という）で適用範囲としているリポソームは，有効成分の生体内安定性，組織移行性プロファイルなどの薬物動態，細胞内分布などに影響するように設計され，製造されたリポソーム製剤である．つまり，開発コンセプトは，ブロック共重合体ミセル医薬品と同様である．したがって，国際的な調和の観点から，ブロック共重合体ミセル医薬品に関するEMAとの共同リフレクションペーパーの内容もふまえ，本ガイドラインはリポソーム製剤の開発と評価に対する基本的な考え方を整理した文書である．表7.3にリポソームガイドラインの目次を示した．

リポソームガイドラインの特徴として，脂質などのリポソーム構成成分の品質がリポソーム製剤全体の品質に影響を及ぼす可能性があることから，"3.4 リポソーム構成成分の管理"の項が設けられた点がある．また，製法変更時に留意すべき事項の内

表7.3 "リポソーム製剤の開発に関するガイドライン"目次

1．はじめに
2．適用範囲
3．化学，製造及び品質管理
　3.1．組成・性状
　3.2．製剤設計及び特性解析
　3.3．リポソーム製剤の製造工程及び品質管理
　3.4．リポソーム構成成分の管理
　3.5．リポソーム製剤の管理
　3.6．安定性
　3.7．製法の変更
4．非臨床試験
　4.1．概論
　4.2．非臨床薬物動態
　4.3．非臨床薬力学
　4.4．安全性薬理試験
　4.5．毒性試験
5．ヒト初回投与試験において考慮すべき事項
6．用語集
付属文書：関連するガイドライン等
補遺（Appendix）：製法変更時の同等性／同質性評価

［「「リポソーム製剤の開発に関するガイドライン」について"，平成28年3月28日，厚生労働省医薬・生活衛生局審査管理課長通知，薬生審査発0328第19号］

容は，ミセルリフレクションペーパーの考え方をふまえているが，さらに"補遺（Appendix）：製法変更時の同等性／同質性評価"が設けられ，製法変更時に留意すべき事例がより詳細に記載されている．さらに，標的指向性の向上を企図して，リガンド（標的素子）・抗体を用いて修飾されたリポソーム製剤を開発・評価するさいの留意点が，品質および非臨床試験の章全体にわたり記載されている．たとえば，作用機構を考察するための試験をデザインするさいに考慮すべき要素として，リポソーム表面にリガンド（標的素子）・抗体などを結合させた場合は，標的分子や標的細胞への結合の評価などがあげられている．また，標的分子や標的細胞への結合に関して動物種差がある場合は，用いるモデル動物の選択へ留意が必要であることが記されている．

毒性試験については，すでに有効成分単独での毒性評価が終了している同一投与経路の場合の評価，有効成分が新規な場合の評価，添加剤としてのリポソーム構成成分の安全性評価の留意点が記載されている．より具体的な事例はガイドラインに対する質疑応答集が参考になる[8]．リポソーム製剤に特異的な非臨床安全性の評価は，リポソームの特性や，有効成分の薬理学的特性など，リポソーム製剤の特性に応じて試験の実施を考慮する必要性が記載されており，具体的な事例は解説論文が参考となる[9]．

7.3.3 核酸（siRNA）搭載ナノ製剤に関するリフレクションペーパー

近年，核酸医薬の開発が進んでおり，日本発の核酸医薬の誕生が期待される．siRNAは二本鎖RNA分子であり，高いmRNA分解活性を有し配列特異性を有することから，医薬品開発への応用が期待されている．一方，siRNAは低分子化学合成品と比較し，高分子量であること，負電荷を有すること，さらに高い親水性を有することなど，その物理的化学的特性から標的となる細胞への取込効率の向上が課題となっている[10]．さらに，siRNAを単独で血中に投与すると，酵素により速やかに分解されることや，腎排泄されやすいことにより，血中から速やかに消失することも医薬品応用への課題となってきた．これらの課題を克服するための手法として，リポソームや高分子ミセルをはじめとするナノテクノロジーを応用したキャリアの利用など，多くの送達技術が開発中である．このような背景のもと，厚生労働省は核酸リフレクションペーパーを発出した[3]．核酸リフレクションペーパーには，主としてsiRNA搭載ナノ製剤の開発において留意すべき点が記されているが，本文にあるとおり，当該文書の考え方はsiRNA以外の核酸を搭載したナノ製剤の開発のさいにも参考となるであろう．

核酸リフレクションペーパーは，体内動態（細胞内動態を含む），安全性の観点から，品質および非臨床試験における留意点を整理したものである（表7.4）．"3-2 安

7.3 DDSキャリア製剤に関連したガイドライン，リフレクションペーパー

表 7.4 "核酸（siRNA）搭載ナノ製剤に関するリフレクションペーパー"目次

1．はじめに
2．適用範囲
3．品質に関わる留意事項
　3-1　体内動態や細胞内への送達に関わる品質上の留意事項
　　3-1-1　体内動態に関わる留意事項
　　3-1-2　細胞内への送達に関わる留意事項
　3-2　安全性に関わる品質上の留意事項
　　3-2-1　キャリア構成成分の最適化
　　3-2-2　製剤の特性最適化
　　3-2-3　標的指向化
4．非臨床試験に関わる留意事項
　4-1　非臨床薬物動態試験
　4-2　非臨床毒性試験
　　4-2-1　siRNAに由来する毒性
　　4-2-2　キャリアに由来する毒性
5．ヒト初回投与試験における留意事項
参考文献

[""「核酸（siRNA）搭載ナノ製剤に関するリフレクションペーパー」について"，平成28年3月28日，厚生労働省医薬・生活衛生局審査管理課，事務連絡]

全性に関わる品質上の留意事項"には，キャリアに由来する安全性上のリスクを低減するために，キャリア構成成分の最適化，製剤の特性最適化，標的指向化，について，その留意事項の事例が記載されている．一方，非臨床試験の項では，非臨床薬物動態試験の留意点，および非臨床毒性試験の留意点（siRNAに由来する毒性およびキャリアに由来する毒性の観点から）が記載されている．

リポソームやブロック共重合体ミセルなど，各キャリアに特有の留意事項は，各キャリアに関連したガイドラインなど[1,2]が参考になる．

7.3.4　評価試験標準化の動向

一般に，DDSキャリア製剤は，従来の製剤と比較し複雑な構造を有しているため，その開発や評価において，標準となる評価試験法の構築が，製剤開発や審査の促進という観点から重要になる．

日本薬局方が「医薬品の品質分野での規範書としての役割を果たすため」の課題の一つに，「最新の学問・技術を積極的に導入して内容の質的向上を図ること」がある[11]．そこで日本薬局方は，5年ごとの大改正，およびその間2回の追補改正が行われている．日本薬局方は通則，生薬総則，製剤総則，一般試験法および医薬品各条

からなり，製剤総則のなかに，広く一般に用いられている剤形を示した"製剤各条"がある．"製剤各条"は剤形の定義，製法，試験法，容器，包装および貯法を示すものである．製剤各条における試験法に関する記述は基本的な要求事項であり，また，製法は一般的な製法を示したものである[12]．現在，代表的な DDS キャリア製剤である"リポソーム注射剤"の原案作成が行われている[13]．

さらに，日本薬局方の一般試験法には，レーザー回折測定法が"3.06 レーザー回折・散乱法による粒子径測定法"のタイトルで収載されている[14]．一方，動的光散乱法は，参考情報"動的光散乱法による液体中の粒子径測定法"として掲載されており[12]，2017 年末現在において測定法の国際調和が日米欧三薬局方調和検討会議（PDG）で進行中である[15]．

7.4 DDS キャリア製剤の品質特性解析について

表 7.5 は，リポソームガイドラインのなかで記載されている代表的な品質特性の事例をまとめたものである．多くの特性はブロック共重合体ミセル医薬品にも共通している．また，リポソーム製剤では脂質，ブロック共重合体ミセル製剤ではブロック共重合体の特性解析も重要である．

表 7.5 リポソーム製剤のおもな物理的化学的特性評価

おもな品質特性	解析手法事例など
粒子径・粒度分布	動的光散乱測定，レーザー回折測定
形態・構造	透過型電子顕微鏡，低温電子顕微鏡，原子間力顕微鏡，小角 X 線散乱測定法
表面電荷（ゼータ電位）	電気泳動光散乱測定法（レーザードップラー法）
リポソーム膜の熱力学的特性	示差走査熱量測定法 脂質膜挿入型蛍光プローブの蛍光スペクトル特性における温度依存性測定
有効成分の in vitro 放出試験	生理的条件を適切に反映した試験法 性能変化に対する識別性を有する試験法
浸透圧	調整後の薬液（約 280 mOsm kg^{-1}）
pH	分散液（外相液）の pH
凝集体の存在	濁度
有効成分の封入率	リポソームに封入された有効成分と遊離有効成分を分離後，有効成分を定量
不純物	不純物の事例：原料に由来する不純物，製造工程に由来する不純物，目的物質由来不純物（リポソーム凝集体や変化物など），経時的分解物

[「リポソーム製剤の開発に関するガイドライン」について，平成 28 年 3 月 28 日，厚生労働省医薬・生活衛生局審査管理課長通知，薬生審査発 0328 第 19 号]

7.4 DDSキャリア製剤の品質特性解析について

以下にDDSキャリア製剤の代表的な品質特性を解析するうえでの留意点を記す[1]．

7.4.1 粒度分布

粒度分布は平均値または中央値とともに，分布を図や多分散指数などの定量的な指標で示す．試験法には，動的光散乱測定が主として用いられるが，粒子径が大きい製剤ではレーザー回折測定も用いられる．いずれの試験法も日本薬局方に収載されている[2,3]．ナノサイズのDDSキャリア製剤では，動的光散乱測定が主として利用されているが，動的光散乱測定を行う場合，解析モードにより算出されたサイズが異なることがあるため，解析に用いた分布表示（個数基準分布や体積基準分布など）を明記することが重要である．

7.4.2 形態・構造

画像解析手法として透過型電子顕微鏡，低温電子顕微鏡，原子間力顕微鏡，小角X線散乱測定などがある．粒子の凝集状態や，リポソームではラメラ構造の確認などに用いられる．

7.4.3 表面電荷

DDSキャリア製剤の表面電荷は，組織分布，細胞内への取込，体外へのクリアランスに影響を及ぼすため重要な品質特性である．水溶液中の対イオンによって粒子表面に形成される電気二重層の影響で，粒子の表面電荷を直接測定することはできないことから，一般的にはゼータ電位を評価検討する．試験法としては，電気泳動光散乱測定法（レーザードップラー法）が主として用いられる．なお，測定に使用する溶媒の種類，pH，電気伝導度などによりゼータ電位は変動し得るため，試験条件を特定することが重要である．

7.4.4 薬物放出

DDSキャリア製剤が一貫した生体内安定性および有効成分の放出特性を有していることを保証するために，生理的条件を適切に反映した試験液中で*in vitro*放出試験法を確立することが重要である．緩衝液やヒト血漿などの適切な溶媒を用い，必要に応じて撹拌しながらDDSキャリア製剤からの有効成分の放出を測定する．リポソームガイドラインに記載のように，標的組織またはエンドソームでの環境変化（pH変化など）に応答して有効成分を放出する製剤においては，生理的環境を反映した製剤からの有効成分の放出プロファイルを，また，温度変化や外部刺激によって有効成分

を放出する製剤においては，想定した温度変化や外部刺激による製剤からの有効成分の放出プロファイルを示すことが重要である[1]．

7.5 DDS キャリア製剤の薬物動態測定

多くの DDS キャリア製剤は，有効成分の生体内安定性，組織移行性プロファイルをはじめとする薬物動態，細胞内動態などの改善を目的として設計されている．したがって，新規リポソーム製剤の有効かつ安全な用法・用量を確立するためには，組織移行性プロファイルなどの薬物動態を明らかにすることが不可欠である[1]．そのためには，適切な分析手法を確立することが重要である．

ブロック共重合体ミセル医薬品は，リポソームのようなベシクルタイプの製剤と異なり，内封型有効成分あるいは結合型有効成分と遊離の有効成分を明確に区別して測定することが難しく，多くの中間状態が存在する[2]．したがって，血中では，遊離の有効成分濃度と総濃度，また臓器や組織中では総濃度を測定することが推奨される[3]．

有効成分を測定するためには，たとえば採取した生体試料中の有効成分をゲル濾過や限外濾過法などで分離後，バッチまたはオンラインで検出する．検出手法は，有効成分の特性により，紫外可視吸光光度計，蛍光分光光度計，誘導結合プラズマ質量分析計（ICP-MS）などを利用することができる[2]．

7.6 DDS キャリア製剤の非臨床安全性評価

ICH ガイドラインは，"International Council for Harmonisation of Technical Requirements for Pharmaceuticals for Human Use（医薬品規制調和国際会議）"において，科学的・技術的な観点から作成・国際調和された医薬品規制ガイドラインである[1]．DDS キャリア製剤の非臨床試験は，基本的に，臨床適応される製剤を用いてICH 安全性ガイドライン，およびICHM3(R2) ガイドラインに基づいて毒性試験を実施すべきである[2,3]．ただし，動物種の選定や試験デザインなどについては，有効成分や投与経路などでさまざまなケースが想定されるために，それぞれの条件に応じて柔軟に対応すべきである[4]．ミセルリフレクションペーパー[2]やリポソームガイドライン[3]のほかに，質疑応答集[5,6]や解説論文[4,7]の内容も試験法設定の参考になる．

多くの DDS キャリア製剤は，ナノサイズの静脈注射製剤である．通常の低分子化学合成医薬品と異なり，静脈内に投与後も，約 100 nm のサイズを維持した状態で全身を循環するため，有効成分単独で静脈内投与される場合とは，血中の細胞やタンパ

ク質，免疫システムなどとの反応性が異なると考えられる．したがって，その反応性に起因する有害事象発生の可能性を考慮する必要がある．現在まで認められている事象として，血液毒性，免疫毒性，免疫原性の可能性が報告されている[8,9]．リポソーム製剤で事例が報告されているインフュージョンリアクションなど，ナノサイズのDDSキャリア製剤に特有の有害事象に留意が必要である[4]．

7.7 おわりに

　医療分野におけるレギュラトリーサイエンスの振興がわが国の法律に定められ，先端的製剤技術を用いた代表的なDDSキャリア製剤の開発および評価に関する規制文書が速やかに整えられたことは意義深い．今後は，評価手法の標準化が課題であり，国内外の規制当局者間の情報共有，日本薬局方などにおける試験法の整備が進行中である．このような取り組みが，わが国における先端的DDSキャリア製剤のさらなる研究開発・実用化に結実することが期待される．

引用文献

7.1節
1) "医薬品，医療機器等の品質，有効性及び安全性の確保等に関する法律"，昭和35年8月10日法律第145号（最終改正：平成28年12月16日法律第108号）．
2) "第十八改正日本薬局方作成基本方針"，平成28年10月19日，厚生労働省医薬・生活衛生局医薬品審査管理課，事務連絡．
3) "医薬品の承認申請に際し留意すべき事項について"，平成26年11月21日，厚生労働省医薬食品局審査管理課長通知，薬食審査発1121第2号．
4) "平成29年版 厚生労働白書 資料編"，厚生労働省，http://www.mhlw.go.jp/wp/hakusyo/kousei/17-2/dl/all.pdf〈2018.7.10〉．
5) 村川武雄，"創薬論 プロセスと薬事制度"，京都大学学術出版会（2007）．

7.2節
1) 内山 充，"Regulatory Science"，衛研支部ニュース（全厚生職員労働組合国立衛生研究所支部），1987(272), 1.
2) 内山 充，レギュラトリーサイエンス学会誌，1(1), 3 (2011).
3) 日本薬学会，"レギュラトリーサイエンスに係る教材や教育方法の開発に関する調査研究教材案"，http://www.pharm.or.jp/kyoiku/pdf/regsci150708.pdf〈2018.7.10〉．
4) "第4期科学技術基本計画"（平成23年8月19日閣議決定），http://www.mext.go.jp/component/a_menu/science/detail/__icsFiles/afieldfile/2011/08/19/1293746_02.pdf〈2018.7.10〉．
5) "革新的医薬品・医療機器・再生医療製品実用化促進事業について"，厚生労働省，http://www.mhlw.go.jp/stf/seisakunitsuite/bunya/kenkou_iryou/iyakuhin/kakushin/index.html〈2018.7.10〉．
6) 原島秀吉 ほか，*Drug Delivery System*, 29(3), 217 (2014).
7) "健康・医療戦略推進法"，平成26年5月30日法律第四十八号（最終改正：平成27年9月11日法律第66号）．

7.3節
1) "ブロック共重合体ミセル医薬品の開発に関する厚生労働省／欧州医薬品庁の共同リフレクショ

ン・ペーパーの公表等について"，平成26年1月10日，厚生労働省医薬食品局審査管理課長通知，薬食審査発0110第1号．
2）"「リポソーム製剤の開発に関するガイドライン」について"，平成28年3月28日，厚生労働省医薬・生活衛生局審査管理課長通知，薬生審査発0328第19号．
3）"「核酸（siRNA）搭載ナノ製剤に関するリフレクションペーパー」について"，平成28年3月28日，厚生労働省医薬・生活衛生局審査管理課，事務連絡．
4）K. Sakai-Kato, et al., J. Controlled Release, 210, 76 (2015).
5）"ブロック共重合体ミセル医薬品の開発に関する厚生労働省／欧州医薬品庁の共同リフレクションペーパー質疑応答集について"，平成26年1月10日，厚生労働省医薬食品局審査管理課，事務連絡．
6）J. W. Valle, et al., Invest. New Drugs., 29, 1029 (2011).
7）"「医薬品開発におけるヒト初回投与試験の安全性を確保するためのガイダンス」について"，平成24年4月2日，厚生労働省医薬食品局審査管理課長通知，薬食審査発0402第1号．
8）"「リポソーム製剤の開発に関するガイドライン質疑応答集（Q&A）」について"，平成28年3月28日，厚生労働省医薬・生活衛生局審査管理課，事務連絡．
9）加藤くみ子 ほか，医薬品医療機器レギュラトリーサイエンス，47(5)，333 (2016).
10）S. F. Dowdy, Nat. Biotechnol., 35, 222 (2017).
11）"第十八改正日本薬局方作成基本方針について"，平成28年10月19日，厚生労働省医薬・生活衛生局医薬品審査管理課，事務連絡．
12）"第十七改正日本薬局方"，平成28年3月7日，厚生労働省告示第64号．
13）日本薬局方フォーラム，27(1)，21 (2018)，3.1.4 リポソーム注射剤．
14）"第十七改正日本薬局方第一追補"，平成29年12月1日，厚生労働省告示第348号．
15）"Pharmacopoeial Discussion Group Meeting 日米欧三薬局方検討会議議事要旨"，http://www.pmda.go.jp/files/000212581.pdf〈2018.7.10〉．

7.4節
1）"「リポソーム製剤の開発に関するガイドライン」について"，平成28年3月28日，厚生労働省医薬・生活衛生局審査管理課長通知，薬生審査発0328第19号．
2）"第十七改正日本薬局方"，平成28年3月7日，厚生労働省告示第64号．
3）"第十七改正日本薬局方第一追補"，平成29年12月1日，厚生労働省告示第348号．

7.5節
1）"「リポソーム製剤の開発に関するガイドライン」について"，平成28年3月28日，厚生労働省医薬・生活衛生局審査管理課長通知，薬生審査発0328第19号．
2）加藤くみ子 ほか，医薬品医療機器レギュラトリーサイエンス，44(12)，968 (2013).
3）"ブロック共重合体ミセル医薬品の開発に関する厚生労働省／欧州医薬品庁の共同リフレクション・ペーパーの公表等について"，平成26年1月10日，厚生労働省医薬食品局審査管理課長通知，薬食審査発0110第1号．

7.6節
1）ICH official website, http://www.ich.org/home.html〈2018.7.10〉．
2）"ブロック共重合体ミセル医薬品の開発に関する厚生労働省／欧州医薬品庁の共同リフレクション・ペーパーの公表等について"，平成26年1月10日，厚生労働省医薬食品局審査管理課長通知，薬食審査発0110第1号．
3）"「リポソーム製剤の開発に関するガイドライン」について"，平成28年3月28日，厚生労働省医薬・生活衛生局審査管理課長通知，薬生審査発0328第19号．
4）加藤くみ子 ほか，医薬品医療機器レギュラトリーサイエンス，47(5)，333 (2016).
5）"ブロック共重合体ミセル医薬品の開発に関する厚生労働省／欧州医薬品庁の共同リフレクションペーパー 質疑応答集について"，平成26年1月10日，厚生労働省医薬食品局審査管理課，事務連絡．
6）"「リポソーム製剤の開発に関するガイドライン質疑応答集（Q&A）」について"，平成28年3月28日，厚生労働省医薬・生活衛生局審査管理課，事務連絡．

7) 加藤くみ子 ほか, 医薬品医療機器レギュラトリーサイエンス, **44**(12), 968 (2013).
8) H. Y. Xue, S. Liu, H. L. Wong, *Nanomedicine* (*London*, U. K.)., **9**, 295 (2014).
9) J. Szebeni, *Eur. J. Nanomed.*, **4**, 33 (2012).

索 引

[和 文]

あ行

アシアロ糖タンパク質受容体　34, 37
アジュバント　152
アデノシン三リン酸（ATP）　73
アニマルスケールアップ　16
アブラキサン　195
アルコール希釈法　101
アルツハイマー病（MD）　28

イオントフォレシス　85
"医薬品，医療機器等の品質，有効性及び安全性の確保等に関する法律"　203
医薬品開発　204
医薬品評価法　205
インスリン受容体（IR）　31
インテグリン　74
インフュージョンリアクション　215

ウイルスベクター　104

液性免疫　159
エクストルージョン法　118
エクソソーム　24, 119, 120
エタノール注入法　118
エピトープペプチド　150
エピルビシン　53
エマルション　4
エレクトロポレーション法　159
エンドサイトーシス　18, 155, 166
エンドソーム脱出　21, 55, 69, 113, 166

欧州医薬品庁（EMA）　207
オクタアルギニン　157
オストワルト熟成　101
オルガネラターゲティング　165
音響穿孔法（ソノポレーション）　160

か行

温度感受性ポリマー　131
温熱治療　129

化学，製造および品質管理　204
核医学検査　8
核移行シグナル（NLS）　22, 58, 165, 171
核酸（siRNA）搭載ナノ製剤　210
獲得免疫　144
核内輸送受容体　23
核への輸送　21
核　膜　21
核膜孔複合体（NPC）　21, 171
活性酸素種（ROS）　76
ガドリニウム　185
カベオラ経路　19
が　ん　29
がん幹細胞　48
還元環境　71
がん細胞の増殖速度　14
間　質　117
感受性　14
環状 GMO-AMP シンターゼ（cGAS）　159
環状 RGD ペプチド（cRGD）　53, 74
緩衝能　57
肝星状細胞　38
感度解析　14
がん免疫　148
がん免疫サイクル　148
がんワクチン　148

希土類含有セラミックスナノ粒子　137
キメラ抗原受容体導入T細胞（CAR-T）　149
吸収促進剤　3
吸収の制御　1, 3
虚血性脳梗塞　28

近赤外領域　*128*
近赤外線イメージング　*8*
金ナノケージ　*129*
金ナノシェル　*129*
金ナノスター　*128*
金ナノプレート　*128*
金ナノ粒子　*127*
銀ナノ粒子　*132*
金ナノロッド　*8,128*

クッパー細胞　*38*
クラスリン経路　*18*
グリオブラストーマ　*28*
グルタチオン　*71*
クロスプレゼンテーション　*146,150, 156*
グロビュール状構造　*64*

経口徐放化製剤　*2*
経口投与法　*84*
経粘膜投与法　*85*
経皮吸収型製剤　*2*
経皮治療システム（TTS）　*2*
経皮投与法　*85*
血液脳関門（BBB）　*30,62*
血液脳腫瘍関門（BBTB）　*42*
血管内皮細胞増殖因子（VEGF）　*40*
血中滞留性　*13*
血中動態と腫瘍内動態の連結　*9*
ゲノム編集　*200*
ケミカルサージェリー　*183*

コアシェル型DDSキャリア　*94*
抗菌活性　*133*
抗原提示経路　*145*
抗原提示細胞　*144*
抗酸化剤　*77,86*
抗酸化作用　*76*
抗腫瘍効果のPD-モデリング　*12*
光線力学療法（PDT）　*184*
高分子キャリア　*7*
高分子ミセル　*6,50*
固体脂質ナノ粒子（SLN）　*6*
個別化医療　*91*
ゴルジ体　*24*

コレステロール-siRNAコンジュゲート　*115*
コントロールドリリース　*1*
コンパートメントモデル　*9*

さ行

細胞質DNAセンサー　*144*
細胞傷害性T細胞（CTL）　*146*
細胞性免疫　*146,159*
細胞内小器官（オルガネラ）　*165*
細胞内動態制御法　*17*
細胞内取込　*121*
細網内皮系（RES）　*38,8*
サブユニットワクチン　*147*
酸解離定数（pK_a）　*110,169*

脂質ナノ粒子（LNP）　*6*
脂質膜水和法　*97*
脂質ラフト　*19*
シスプラチン　*54*
ジスルフィド結合　*71,106,170*
自然免疫　*142*
持続長　*64*
脂肪　*29*
種差　*44*
樹状細胞　*144,155,157*
受動的標的化法　*27*
腫瘍移行クリアランス　*15*
腫瘍関連抗原（TAA）　*151*
主要組織適合遺伝子複合体（MHC）　*144*
消失速度定数　*9*
小腸　*33*
小胞体　*24*
小胞体シグナル配列　*24*
静脈内投与法　*84*
初回通過効果　*3*
腎糸球体　*36*
新有効成分含有医薬品　*203*

水熱合成　*188*
スカベンジャー受容体クラスBタイプ1（SR-B1）　*32*
スクィーズ　*60*

製剤各条　212
セラノスティクス　140
セラミックスナノ粒子　137
せん断応力　61

相転移能　111
ソノフォレシス　85

た行

体液性免疫　147
体内動態　121
多機能性エンベロープ型ナノ構造体
　（MEND）　96,99
ターゲティング　1
単一光子放射断層撮影（SPECT）　8
単純水和法　117

注射型放出制御製剤　2
中性子捕捉療法（NCT）　185
中性ナノ粒子　105
超音波処理（ソニケーション）　118
超音波によるイメージング　7

ディッセ腔　37
テトラスパニン　120
電子スピン共鳴（ESR）　78
デンドリマー　7

トランスサイトーシス　20,30,62
トランスフェリン受容体（TfR）　31
トランスポーター　75

な行

"ナノ医薬品に関する勉強会"　206
ナノゲル　6
ナノ構造脂質ナノ粒子（NLP）　6
ナノトキシコロジー　133
生ワクチン　147

2-ニトロベンゼンスルホン酸アミド結合
　71
日本薬局方　203,211

ネオアンチゲン　157
粘膜関連リンパ組織（MALT）　151
粘膜適用型放出制御製剤　2

脳　28,30
脳腫瘍　28
能動的標的化法　27,28

は行

肺　29
バイオイメージング　130
バイオシグナル　68
ハイスループットスクリーニング　108
バイセルパッチワーク法　100
パーキンソン病（PD）　29
パターン認識受容体（PRRs）　142

光音響イメージング（PAI）　130
光干渉断層法（OCT）　130
光増感剤　184
ヒト初回投与試験　208
ヒトミトコンドリア転写因子 A タンパク質
　（TFAM）　182
ヒドラゾン結合（シッフ塩基）　53
評価試験の標準化　211
標的指向性の制御　1,4
表面プラズモン共鳴（SPR）　128
微粒子性キャリア　4
非臨床安全性評価　210,214
品質特性　208
品質特性解析　212

ファゴサイトーシス　18,155
フェネストラ　116
フォトサーマル効果　129
不活化ワクチン　147
不純物　208
フトラフール®　3
プラスミド DNA（pDNA）　55
不連続型毛細血管　35
ブロック共重合体　208
"ブロック共重合体ミセル医薬品の開発に関
　するリフレクションペーパー"　207
ブロック共重合ミセル医薬品　207

プロドラッグ　3
プロトンスポンジ効果　169
プロヒビチン　29

ヘキサゴナルⅡ相構造　167
ヘルパーT細胞　146

放射線保護剤　83
放出速度定数　10
放出の制御　1
ホウ素　185
ポジトロン断層法（PET）　8
ポリイオン交換反応　61
ポリイオンコンプレックス（PIC）　55,69
ポリエチレンイミン（PEI）　169
ポリエチレングリコール（PEG）　7
ポリプレックス　55,169
ポリプレックスミセル　55,59
ボロン酸　73
ボロン酸エステル　73

ま行

マイクロインジェクション　171
マイクロニードル　85
マイクロバブル（MB）　7
マイクロベシクル　120
マイクロ流路　101
マイクロ流路法　118
膜透過性ペプチド　57
マグネタイト　134
マクロピノサイトーシス　19
マッシュルーム　60
マトリックスメタロプロテアーゼ（MMP）　40,75
魔法の弾丸　4
マレイン酸アミド結合　72,74

ミトコンドリア　24,174
ミトコンドリア移行性ペプチド（MTS）　177,178
ミトコンドリア移行シグナル（MTS）　24,165

ムコ多糖　56

免疫　141
免疫記憶　144
免疫チェックポイント阻害療法　148
免疫療法　163

毛細血管　35

や行

薬物速度論（PK）　8
薬物動態測定　214
薬物放出システム　130
薬物放出速度　13

有窓型毛細血管　35

ら行

リソソーム　21,25
リピッドエマルション　4
リピッドマイクロスフェア　4
リポソーム　4,93
リポソームガイドライン　209
リポソーム構成成分の品質　209
"リポソーム製剤の開発に関するガイドライン"　209
リポソーム膜融合法　98
リポプレックス　93
リュープリン®　2
量子ドット　137
臨界ミセル濃度（CMC）　50,59
リング状構造　65
リン酸カルシウム　188
臨床試験　204

レーベル遺伝性視神経症（LHON）　177
レギュラトリーサイエンス　205
レプチン受容体　32
連続型毛細血管　35

ロッド状構造　64

わ行

ワクチン　147

[欧文]

ギリシャ文字

α線　*185*
γ線　*185*

A

active targeting　*28*
antibody-drug conjugate（ADC）　*121*

B

BBB　*30, 62*
BBTB　*42*
L-*p*-boronophenylalanine（BPA）　*186*

C

C型レクチン受容体（CLR）　*142, 143*
CALAA-01　*34*
chimeic antigen receptor T（CAR-T）　*149*
clustered regularly interspaced short palindromic repeat（CRISPR）-CRISPR-associated protein 9（Cas 9）　*200*
Coenzyme Q10　*177*
CpG 配列　*154, 158*
cRGD　*53, 74*
critical micelle concentration（CMC）　*50*
C-type lectin receptor（CLR）　*142, 143*
cytotoxic T lymphocyte（CTL）　*146*

D

DDS の PK/PD-モデリング　*8*
Diels-Alder 環化付加体　*130*
1,2-dioleoyl-3-dimethylaminopropane（DODAP）　*168*
1,2-dioleoyl-*sn*-glycero-3-phosphoethanolamine（DOPE）　*166*
DNA 分解酵素　*62*
DNA ワクチン　*155, 159*
double-lamellar MEND（DMEND）　*99*

Doxil®　*5*
DQA　*182*

E

electron paramagnetic resonance（ESR）　*78*
enhanced permeability and retention effect　*27*
EPR 効果　*27, 43, 62*
European Medicines Agency（EMA）　*207*

F

^{18}F-BPA　*196*
flexible nano carrier（FNC）　*103*

G

GalNAc　*34*
GalNAc-siRNA　*34*
GALA　*168*
Galectin-8　*114*

H

hemagglutinin 2（HA2）　*167*

I

idebenone　*177*
IgA 抗体　*151*
IR　*31*

K

KALA　*157*
KDEL 配列　*24*

L

LDL 受容体（LDLR）　*32*
LDL 受容体様タンパク質　*32*
Leber's herebitary optic neuropathy

(LHON) 177
Leigh 病 180
lipid nanoparticle (LNP) 6
lipid raft 19
lipidoid 107
lipophilic triphenylphosphonium cation (TPP) 177
lipoplex 93
liposome 4, 93

M

magnetic resonance imaging (MRI) 7
major histocompatibility complex (MHC) 145
MALT 151
MB 7
mercaptoundecahydrododecaborate (BSH) 186
MHC クラス I 分子 146
MHC クラス II 分子 146
mitochondrial targeting signal (MTS) 165
MMP 41, 75
mononuclear phagocytic system (MPS) 27
multifunctional envelope-type nano device (MEND) 96, 99

N

NanoAssemblr® 101
nanostructured lipid particle (NLP) 6
NARP 180
NCT 185
NOD 様受容体 (NLR) 142, 144
nuclear import receptor 23
nuclear localization signal (NLS) 22, 58, 165
nuclear pore complexes (NPC) 21, 171
nucleotide binding-oligomerization domain (NOD)-like receptor (NLR) 142, 144

O

optical coherence tomography (OCT) 130

P

passive targeting 27
patch work MEND (PMEND) 100
pattern-recognition receptors (PRRs) 142
PD-モデル 13
pDNA 55
——の折りたたみ 64
PDT 184
PEI 169
pharmacokinetics (PK) 8
photoacoustic imaging (PAI) 130
photochemical internalization (PCI) 58, 189
pH 感受性カチオン性脂質 109
PK/PD-モデリング 13
polietylene glycol (PEG) 7
polylactic acid (PLA) 160
poly(lactic-co-glycolic acid) (PLGA) 150, 160
polyinosinic polycytidylic acid (polyI:C) 154
positron emission tomography (PET) 8
PRRs 142

R

reactive oxygen species (ROS) 76
reticuloendothelial system (RES) 8, 27
retionic acid-inducible gene-I (RIG-I)-like receptor (RLR) 142
RIC 1 182
RIG-I 様受容体 (RLR) 142, 143

S

sensitivity analysis 14
single photon emission computed tomogra-

phy (SPECT) *8*
small interfering RNA (siRNA) *6, 69, 210*
SMANCS® *7*
solid lipid nanoparticle (SLN) *6*
SPR *128*
SR-B1 *32*
SS-cleative and PH-activated lipid-like material (ssPalm) *106*
stabilized plasmid lipid particle (SPLP) *94*
stable nucleic acid lipid particle (SNALP) *94*
stimulator of IFN genes (STING) *144, 159*

T

TANK-binding kinase 1 (TBK1) *159*
targeted stabilized nanoparticles (tsNPs) *94*
TEMPO *77*
tetra-lamellar MEND (TMEND) *99*
TFAM *182*

TfR *31*
TIM複合体 *24*
TLR9 *158*
TLRアゴニスト *154*
toll 様受容体 (TLR) *142*
toll-like receptor (TLR) *142*
TOM複合体 *24*
transcription activator-like effector nuclease (TALEN) *200*
transdermal therapeutic system (TTS) *2*
translocator of mitochondrial outer membrane (TOM) *179*
tumor associated antigen (TAA) *151*

V〜Z

VEGF *41*

Warburg 効果 *54*
wrapped liposome *94*

zinc finger nuclease (ZFN) *200*

ドラッグキャリア設計入門
DDS からナノマシンまで

平成 31 年 1 月 30 日　発　行

編　者　　片　岡　一　則
　　　　　原　島　秀　吉

発行者　　池　田　和　博

発行所　　丸善出版株式会社
〒101-0051　東京都千代田区神田神保町二丁目17番
編集：電話(03)3512-3265 ／ FAX(03)3512-3272
営業：電話(03)3512-3256 ／ FAX(03)3512-3270
https://www.maruzen-publishing.co.jp

© Kazunori Kataoka, Hideyoshi Harashima, 2019

組版印刷・創栄図書印刷株式会社／製本・株式会社 星共社

ISBN 978-4-621-30365-8　C 3047　　　　Printed in Japan

JCOPY 〈(社)出版者著作権管理機構 委託出版物〉

本書の無断複写は著作権法上での例外を除き禁じられています．複写される場合は，そのつど事前に，(社)出版者著作権管理機構(電話 03-5244-5088, FAX 03-5244-5089, e-mail：info@jcopy.or.jp)の許諾を得てください．